床旁即时重症超声

POINT-OF-CARE ULTRASOUND IN CRITICAL CARE

主编　[英] 卢克 · 弗劳尔（Luke Flower）

　　　[英] 普拉迪普 · 玛迪瓦塔南（Pradeep Madhivathanan）

主译　王　云　薛建军

北方联合出版传媒（集团）股份有限公司

辽宁科学技术出版社

图书在版编目（CIP）数据

床旁即时重症超声 / (英) 卢克 · 弗劳尔 (Luke Flower), (英) 普拉迪普 · 玛迪瓦塔南 (Pradeep Madhivathanan) 主编；王云, 薛建军主译. -- 沈阳：辽宁科学技术出版社, 2025. 3. -- ISBN 978-7-5591-4078-4

Ⅰ. R459.7

中国国家版本馆CIP数据核字第20253F28P4号

出版发行：辽宁科学技术出版社
（地址：沈阳市和平区十一纬路25号　邮编：110003）
印 刷 者：河南瑞之光印刷股份有限公司
经 销 者：各地新华书店
幅面尺寸：210mm × 285mm
印　　张：16.75
插　　页：4
字　　数：320 千字
出版时间：2025 年 3 月第 1 版
印刷时间：2025 年 3 月第 1 次印刷
出 品 人：陈　刚
责任编辑：丁　一
封面设计：许琳娜
版式设计：袁　舒
责任校对：赵淑新　刘　庶

书　　号：ISBN 978-7-5591-4078-4
定　　价：298.00 元

投稿热线：024-23284363
邮购热线：024-23284502
E-mail:191811768@qq.com
http://www.lnkj.com.cn

主译简介
Chief Translators

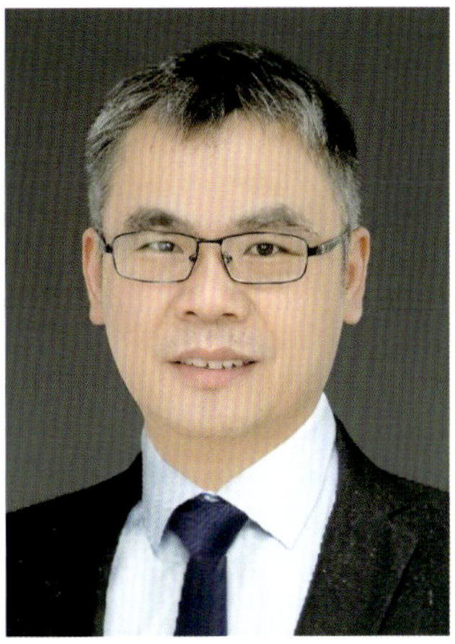

王　云，首都医科大学附属北京友谊医院麻醉手术中心主任，主任医师，教授，博士生导师。2010年教育部新世纪优秀人才，2017年获北京医学会首届“树人麻醉医师奖”。现任中华医学会麻醉学分会超声学组副组长、中国医促会区域麻醉与疼痛医学分会副主任委员、中国超声医学工程学会麻醉与疼痛分会副主任委员。以第一和通讯作者发表SCI论文80余篇。研究工作获10余项国家自然科学基金和北京市自然科学基金项目资助。长期致力于床旁超声技术在麻醉、重症和疼痛治疗领域的创新和推广工作。2018年在国内高校最早开设《超声在麻醉、疼痛和重症医学中的应用》研究生课程。主译《Waldman疼痛超声诊断图解》，参编《临床科室超声技能分册》《精确麻醉与超声》等书籍。提出了弓上系列阻滞技术、“驼峰航线”椎管内穿刺、超声-压力双引导胸椎旁阻滞、腰方肌-腰大肌隐窝、环腰肌阻滞、筋膜平面肩胛上神经阻滞、C2背根节“安全隧道”阻滞等多项区域麻醉和疼痛治疗创新技术和概念，并发表相关研究论文。

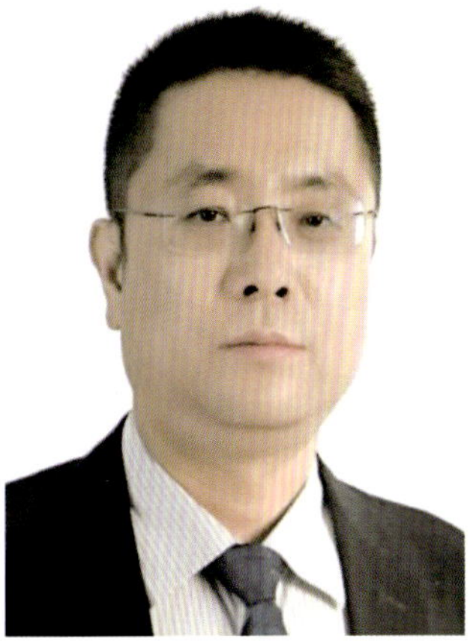

薛建军，甘肃省中医院麻醉疼痛医学中心主任，主任医师，硕士研究生导师。甘肃省领军人才（第一层次），甘肃省第十三届政协委员，甘肃省中西医结合麻醉临床医学研究中心主任，甘肃省中医药研究院中西医结合循证麻醉研究所所长，甘肃省中西医结合麻醉专业委员会主任委员，甘肃省医学会麻醉学分会副主任委员，中国中西医结合麻醉专业委员会常务委员，国家中医药标准咨询专家，临床麻醉学杂志编委。长期致力于老年危重症麻醉、中西医结合麻醉与循证研究、针刺围术期应用研究。领衔制订《穴位刺激辅助治疗术后疼痛临床实践指南》《中西医结合防治术后胃肠功能紊乱临床实践指南》。主持或参与国家级、省厅市级科研项目20余项，发表SCI及国家级论文70余篇。获甘肃省科技进步三等奖、兰州市科技进步二等奖及甘肃省皇甫谧中医药科技二等奖等。

副主译简介
Associated Translators

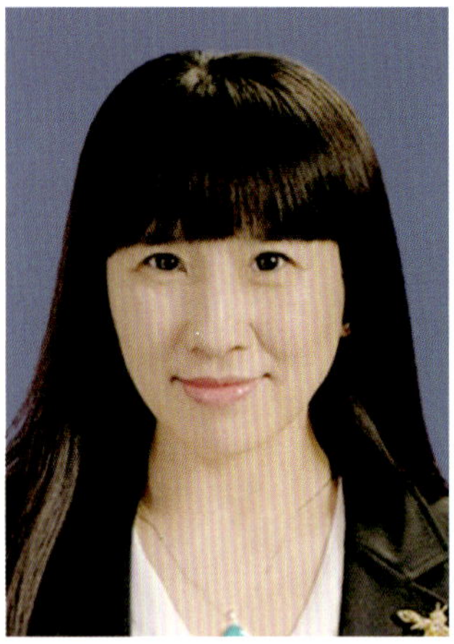

安立新，首都医科大学附属北京友谊医院麻醉手术中心副主任。医学博士，主任医师，教授，博士研究生导师。

现任中国中西医结合学会麻醉专业委员会第四届常务委员、中华医学会麻醉学分会中西医结合学组秘书、北京市住院医师规范化培训麻醉专业委员会委员、中国心胸血管麻醉学会日间手术麻醉分会常务委员、中国心胸血管麻醉学会围术期康复委员会常务委员、北京中西医结合学会麻醉与镇痛专业委员会委员。承担国家重点基础研究发展研究（973专项）、首都特色专项、首都卫生发展研究专项、北京市中医药科技项目、教育教学课题等省部级、国家级项目九项，发表SCI文章19篇，中文核心期刊文章35篇。主要研究方向：全身麻醉药的神经毒性作用；中西医结合麻醉在围术期的器官功能保护。荣获2020年度首都医科大学教学奖，2020、2022、2024年度首都医科大学教育教学成果奖二等奖等。

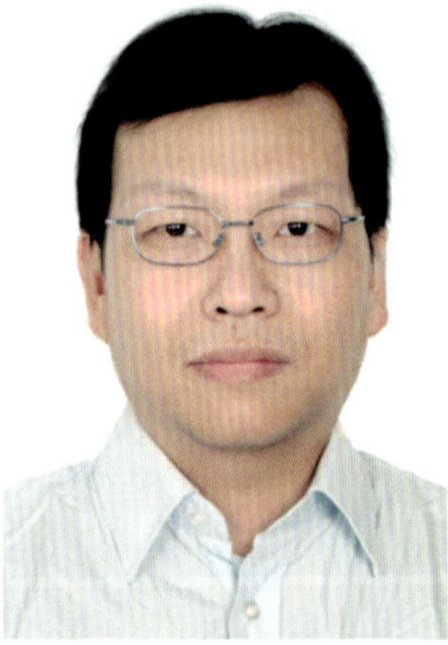

温　洪，首都医科大学附属北京朝阳医院麻醉科，副主任医师，中国医疗保健国际交流促进会区域麻醉与疼痛医学分会委员。发表论文多篇，参与多本麻醉与疼痛相关著作的翻译、整理和校对工作。长期从事麻醉科临床、教学和科研工作，研究方向主要为器官移植麻醉和围术期超声的临床应用，包括超声在区域阻滞麻醉、疼痛治疗、创伤和重症患者评估方面的应用，以及围术期经食道超声心动图评价心功能方面的课题。擅长老年和复杂、危重患者麻醉管理，目前为朝阳医院麻醉科区域阻滞亚专业组的负责人之一。

审译者名单
Translators

主　审

岳　云　首都医科大学附属北京朝阳医院

田　鸣　首都医科大学附属北京友谊医院

主　译

王　云　首都医科大学附属北京友谊医院

薛建军　甘肃省中医院

副主译

安立新　首都医科大学附属北京友谊医院

温　洪　首都医科大学附属北京朝阳医院

译校人员

邵沛琪　首都医科大学附属北京友谊医院

徐松超　首都医科大学附属北京友谊医院

蔡成惠　首都医科大学附属北京友谊医院

李慧莉　首都医科大学附属北京友谊医院

刘邵华　首都医科大学附属北京友谊医院

郭瑞娟　首都医科大学附属北京友谊医院

万　磊　首都医科大学附属北京友谊医院

李　丽　首都医科大学附属北京友谊医院

程　怡　首都医科大学附属北京友谊医院

兰浩宁　首都医科大学附属北京友谊医院

王　芳　首都医科大学附属北京友谊医院

郝文文　首都医科大学附属北京友谊医院

陈沛杉　首都医科大学附属北京友谊医院

刘栩铭　首都医科大学附属北京友谊医院

常新璐　首都医科大学附属北京友谊医院

蒋添雨　首都医科大学附属北京友谊医院

齐雨萱　首都医科大学附属北京友谊医院

马丹旭　首都医科大学附属北京友谊医院

崔凌利　首都医科大学附属北京友谊医院

张雨洁　首都医科大学附属北京友谊医院

朱欣艳　首都医科大学附属北京友谊医院

苏　凯　首都医科大学附属北京友谊医院

陈东升　首都医科大学附属北京友谊医院平谷医院

徐尚军　首都医科大学附属北京友谊医院平谷医院

林佳鹤　首都医科大学附属北京友谊医院平谷医院

蒋　嘉　首都医科大学附属北京朝阳医院

温　洪　首都医科大学附属北京朝阳医院

时　蓉　首都医科大学附属北京朝阳医院

程　灏　首都医科大学附属北京地坛医院

关　雷　首都医科大学附属北京佑安医院

张　丽　中国中医科学院西苑医院

周泓倚　北京市通州妇幼保健院

肖建民　山东大学齐鲁医院德州医院

李　清　湖北医药学院附属太和医院

王贤裕　湖北医药学院附属太和医院

杨昌明　湖北省荆门市中心医院

陈治军　湖北省武汉市第一人民医院

夏　瑞　湖北省长江大学附属医院

王恒林　中国人民解放军总医院第六医学中心

王　雷　北京市海淀妇幼保健院

华　震　国家卫健委北京医院

王　庚　北京积水潭医院

王东红　甘肃省中医院

本书的出版受到了以下项目资助：

· 北京市医管局临床技术创新项目（项目编号：XMLX202106）；

· 北京市卫生健康科技成果和适宜技术推广项目（项目编号：BHTPP2024）；

· 甘肃省中医特色优势专科建设项目；

· 甘肃省中西医结合麻醉临床医学研究中心项目。

编者名单
Contributors

Jonathan Aron – *Consultant in General and Cardiothoracic Intensive Care Medicine and Anaesthesia, St George's University Hospitals NHS Foundation Trust, London, UK*

Dan Aston – *Consultant in Cardiothoracic Anaesthesia and Critical Care, Royal Papworth Hospital NHS Foundation Trust, Cambridge, UK*

Zdenek Bares – *Clinical Fellow in Critical Care, University College London Hospitals NHS Foundation Trust, UK*

Rosie Baruah – *Consultant in Critical Care and Anaesthesia, Western General Hospital, Edinburgh, UK*

Jim Buckley – *Consultant in Critical Care, Royal Free Hospital NHS Foundation Trust, London, UK*

Alejandra Ceballos – *Clinical Fellow in Cardiothoracic Anaesthesia, Royal Papworth Hospital, Cambridge, UK*

Sam Clark – *Consultant in Anaesthesia and Critical Care, University College London Hospitals NHS Foundation Trust, London, UK*

John Dick – *Consultant in Anaesthesia and Clinical lead for Obstetric Anaesthesia, University College London Hospitals NHS Foundation Trust, London, UK*

Richard Fisher – *Consultant in Intensive Care Medicine, King's College Hospital, London, UK*

Luke Flower – *Clinical Research Fellow in Critical Care and Trainee in Anaesthesia, Central London School of Anaesthesia, London, UK*

Luna Gargani – *Senior Researcher, Italian National Research Council, Pisa, Italy*

Stuart Gillon – *Consultant in Critical Care, Royal Infirmary Edinburgh, Edinburgh, UK*

David Hall – *Defence Military Services, Consultant in Anaesthesia and Critical Care, Royal Infirmary of Edinburgh, UK*

Charlotte Hateley – *Clinical Research Fellow, Imperial College London, London, UK*

Abhishek Jha – *Senior Clinical Fellow in Cardiothoracic Intensive Care, Royal Papworth Hospital, Cambridge, UK*

Tim Keady – *Clinical Fellow in Anaesthesia and Critical Care, Royal Papworth Hospital, Cambridge, UK*

Angus McKnight – *Specialty Registrar in Anaesthesia and Intensive Care Medicine, Royal Infirmary Edinburgh, Edinburgh, UK*

Maryam Khosravi – *Specialist Registrar in Nephrology and Intensive Care Medicine, Barts NHS Trust, London, UK*

Chuen Khwan – *Specialist Registrar in Respiratory Medicine, Royal Free Hospital NHS Foundation Trust, London, UK*

Luigi La Via – *Consultant in Critical Care, University AOU Policlinico–Vittorio Emanuele, University of Catania, Catania, Italy*

Pradeep Madhivathanan – *Consultant in Anaesthesia and Intensive Care Medicine, Royal Papworth Hospital, Cambridge, UK*

Kay Mak – *Research Fellow in Obstetric Anaesthesia, University College London Hospitals NHS Foundation Trust, London, UK*

Ashley Miller – *Consultant in Intensive Care, Shrewsbury and Telford Hospital NHS Trust, Shrewsbury, UK*

Dipak Mistry – *Consultant in Emergency Medicine, University College London Hospitals NHS Foundation Trust, London, UK*

Sarah Morton – *Core Trainee in Anaesthesia, St George's University Hospitals NHS Foundation Trust, London, UK*

Colum O'Hare – *Consultant Interventional Radiologist, Royal Infirmary of Edinburgh, UK*

Olusegun Olusanya – *Consultant in Intensive Care Medicine, Barts Heart Centre, London, UK*

Sunil Patel – *Specialist Registrar in Respiratory and Intensive Care Medicine, London, UK; Clinical Research Fellow in Anaesthesia, Pain Medicine and Intensive Care, Imperial College London, UK*

Gianluca Paternoster – *Consultant in Critical Care, San Carlo Hospital, Potenza, Italy*

Marcus Peck – *Consultant in Anaesthesia and Intensive Care Medicine, Frimley Park Hospital, Surrey, UK*

Zudin Puthucheary – *Clinical Senior Lecturer, Queen Mary University of London, Consultant in Intensive Care Medicine, Royal London Hospital, London, UK*

Julian Andres Rios Rios – *Clinical Fellow in Cardiothoracic Anaesthesia, Royal Papworth Hospital, Cambridge, UK*

Ashraf Roshdy – *Consultant in Intensive Care Medicine, North Middlesex University Hospital, London, UK; Lecturer of Critical Care Medicine, Faculty of Medicine, Alexandria University, Egypt*

Filippo Sanfilippo – *Consultant in Critical Care, AOU Policlinico–Vittorio Emanuele, University of Catania, Catania, Italy*

Arun Sivananthan – *Clinical Research Fellow, Imperial College Healthcare NHS Trust, London, UK*

Elliot Smith – *Clinical Scientist and Lead Echocardiographer, St George's Hospital NHS Foundation Trust, London, UK*

Hatem Soliman-Aboumaire – *Consultant in Cardiothoracic Intensive Care, Harefield Hospital, London; King's College, London, UK*

Manni Waraich – *Consultant in Neurocritical Care, National Hospital for Neurology and Neurosurgery, University College London Hospitals NHS Foundation Trust, UK*

Jonny Wilkinson – *Consultant in Anaesthesia and Critical Care, Northampton General Hospital NHS Trust, Northampton, UK*

Adrian Wong – *Consultant in Anaesthesia and Intensive Care Medicine, King's College Hospital, London, UK*

Pablo Rojas Zamora – *Core Trainee in Anaesthesia, Royal Papworth Hospital NHS Foundation Trust, Cambridge, UK*

序
Preface

近年来，床旁即时超声（POCUS）的应用彻底改变了临床医疗实践，作为编辑也亲身经历了这一变革。通过与经验丰富的导师学习、查阅文献著作以及与同人探讨交流，关于POCUS的知识储备也得到了极大的扩充。尽管在这个过程中获益良多，但这个方法对很多人来说不仅效率低下，而且又难以开展。实际上，在这段学习旅程中，我们一直渴望有一本核心参考书可以作为指导。正是这一愿望激起了我们邀请一些全球最杰出的POCUS专家共同创作了本书的念头，并在深思熟虑后，终于付诸了实践。

本书最初计划出版的时间受到了一场堪称可与现代历史上任何一场流行病相匹敌的流行病的干扰，这场流行病更加突显了POCUS在临床实践中的关键作用。尽管困难重重，但在我们的坚持不懈以及诸多作者的大力支持下，我们仍然成功地完成了这本著作。我们为能够邀请到世界知名的超声专家共同合作而感到无比自豪，他们的专业领域涵盖了从脑灌注到下肢血栓形成的方方面面，可以说是POCUS领域的全方位覆盖。

虽然本书主要面向重症管理专业的临床医生，但书中所介绍的技能可以在任何地方应用，包括路边、急诊科、内科/外科病房、手术室以及重症监护室等。

我们由衷希望读者能像我们创作本书时一样，从书中找到阅读的乐趣和学习的收获。

Luke Flower

Pradeep Madhivathanan

李慧莉 译　王　云 校

我们整理了一系列视频片段来配合第7、8、9、10、11、16和22等章的学习，这些可以在以下网址查看：www.scionpublishing.com/POCUS –点击“资源”选项卡访问。

中文序一
Preface

近年来，我欣喜地看到，可视化重症超声技术能够及时地帮助麻醉医师了解患者的病理生理状态，并迅速地做出麻醉决策。重症超声技术的发展，正在急剧地改变传统的麻醉管理范式。可以设想，在不远的未来，每个手术间都将配备一台便携式超声仪，麻醉医师使用它不仅仅做神经阻滞、血管穿刺，更重要的是使用它及时了解患者的容量状态、肾脏灌注状态、心功能状态、肺功能状态，甚至脑功能状态。重症超声的发展如火如荼，一日千里。新时代从事重症工作的医师（麻醉医师、急诊科医师、重症医学科医师等）必须认识到这个新时代的发展特点，积极掌握重症超声知识和技能，这样才能跟上时代的发展。

麻醉医师掌握了重症超声知识，就能够及时地了解重症患者的第一手资料，把主动权掌握在自己手里，而不是像过去一样依赖于患者病历里的报告单。尤其是针对急诊手术，患者进入手术间后，可能还缺乏很多重要的检查，麻醉医师往往面临两难境地；掌握重症超声知识和技能后，麻醉医师自己就能立刻了解患者的心功能状态、容量状态、腹腔是否有游离液体、心包是否有积液等信息，从而做出正确的决策。

要使重症超声这样一项好的技术为从业者熟练掌握，从而造福患者，还需要做大量的工作。首先是要做好科普宣传，提高医疗管理者和患者对重症超声的了解和重视，及时把重症超声的各项评估检查纳入收费项目；其次是要普及推广重症超声的使用，培训大量掌握重症超声知识的合格人才，使重症超声技术生根发芽。第三是要积极推动大样本多中心临床科研，为使用重症超声的临床获益提供大量理论证据。我国幅员辽阔，医疗卫生事业发展不平衡，重症超声在中国的发展道阻且长，行则将至；行而不辍，未来可期！

目前国内全面介绍重症超声的专业书籍比较匮乏。有鉴于此，王云、薛建军、安立新和温洪等四位教授组织同行专家翻译了《床旁即时重症超声》一书。通过阅读该书，读者会对重症超声的基本理论、基本知识和基本技术有个全面的了解。该书的出版将为重症超声的临床普及和教学提供珍贵的参考资料，成为我国重症超声领域里的一本不可多得的参考书。

祝贺《床旁即时重症超声》中文版的出版！

岳　云

教授，博士生导师

首都医科大学附属北京朝阳医院

中文序二
Preface

重症超声能够对重症患者的容量状态、器官功能、创伤程度等进行全面综合评估，给从事重症工作的临床医师（麻醉医师、急诊科医师和重症科医师等）增添了一件重要的工具，提高了工作效率和治疗水平。然而，国内从业者获取重症超声知识的途径仍然有限，得到规范的重症超声培训的机会更少，因此亟需一本系统全面介绍重症超声基本知识、基本理论和基本技术的案头丛书。有鉴于此，王云、薛建军、安立新和温洪等教授在辽宁科学技术出版社的大力支持下，组织翻译了《床旁即时重症超声》一书。该书通过大量的超声图片以及示意图，将局部解剖与超声解剖联系起来，让读者理解重症超声的概貌。本书具有以下三个特色，第一是具有全面性，几乎涵盖了重症超声的全部理论知识，深入浅出地介绍了每一种重症超声技术的背景、解剖结构和注意事项等各方面；第二是注重将重症超声和患者的病理生理相结合，强调重症超声的发现应由临床医师结合患者的其他症状体征加以分析后再做出临床决策；第三是强调了在各种紧急临床情景下（如心跳骤停、休克、创伤等），如何综合使用重症超声知识对患者进行规范的评估，有利于读者对重症超声知识融会贯通。

重症超声的发展方兴未艾！特别是近年来人工智能技术的发展，将进一步提升重症超声的临床应用水平。令人欣喜的是，人工智能技术已经在重症超声中得到应用。可以设想，未来的超声仪器将会内嵌大量的智能分析模块，使得临床医师在数分钟内即可获得重要的参数数据，从而迅速做出决策。

相信《床旁即时重症超声》中文版一书将为重症超声技术在我国的推广和普及提供珍贵的学习资料，成为从事重症工作的临床医师不可多得的一本案头工具书。

田　鸣
教授，博士生导师
首都医科大学附属北京友谊医院麻醉手术中心

前言
Foreword

在为这本振奋人心的新书撰写序言时，我回顾了自己的医学生涯，实际上我的专业发展轨迹与医学超声成像临床实用性的日益增加这一过程密切相关。回溯过往我上医学院的时光，当时任何一个孕妇在怀孕期间不接受持续的超声诊断和监测都难以想象。也许在那个年代，同样无法设想未来医生会随身携带一个便携式超声仪进行查房。然而当下，随着医学科技的进步，超声已然成为急诊/病房中重要的诊断和监测工具。

作为超声技术的早期应用者，我对这种新型成像工具所带来的机遇深感激动，这一强大的成像工具可以在越来越小、越来越灵活的平台上提供服务。如今，新一代医疗专业人士正在引领一个不再受专业限制的时代。其中，超声的使用不受专业身份的限制，而是针对一些前瞻性的问题发出关键提问：我们需要超声解决哪些医学问题？哪些人群可以接受超声培训？超声培训的内容以及培训后的能力要求如何？

在这个开明的时代来临之前，包括我本人在内的超声用户似乎都追求同一目标：以安全负责的方式使用超声。尤其对于一些特定的患者群体，当医生很难从临床医学的角度进行准确判断时，这一目标显得尤为重要。因此，我们正在迅速接近一个变革的时间节点，也许未来在诊疗过程中，未对患者进行超声评估，至少对于那些情况不稳定的患者，或在择期和急诊干预期间未能从清晰的重要结构影像中获益的临床诊疗过程都显得不足。

如果我们要充分推动这场变革，就不应畏惧袒露实情。无论学习声波速度还是解剖声窗，我们都应该秉承简化但不过于简单的第一原则，学生必须愿意花费时间去努力掌握声波成像的技巧及解读。就在不久前，那些试图支持超声技术发展的声音几乎被对现状感到满意的人群淹没。然而，如今由临床医师和超声医师共同编写的这本著作将在许多致力于提高患者医疗效果及体验的专业人士中受到热烈欢迎。

David Walker教授

伦敦大学

麻醉、围术期管理和危重症医学顾问

2022年6月

李慧莉 译　王　云 校

译者前言
Foreword

近二十年来，便携式超声仪逐步进入临床各专科使用，给临床实践带来了极大的变化，如麻醉医师使用超声进行神经阻滞、深静脉穿刺，泌尿科医生使用超声进行经皮肾穿刺，妇科医生使用超声定位宫内环的位置，风湿科医生使用超声进行关节腔穿刺给药并评估疗效等。令人振奋的是，近年来，床旁超声在重症患者中的应用越来越普遍，有力地提高了重症患者的治疗效率和治疗水平。目前床旁重症超声已经形成了完整的知识体系，并在麻醉科、急诊科和重症医学科发挥着重要的作用，极大地拓展了这些学科的发展领域。

床旁重症超声内容十分广泛，包括肺超声、聚焦心脏超声、创伤超声、腹部超声、容量超声、血管超声、神经超声、气道超声等，在特殊临床场景下需要使用这些重症超声知识对重症患者进行全面评估并做出决策。可见，对于从事重症工作的临床医师（麻醉医师、急诊科医师和重症科医师等），想要掌握重症超声的理论知识并在临床实践中熟练使用重症超声并不是一件容易的事情。我国疆域辽阔，广大基层医师和青年医师获取重症超声知识的途径有限，得到规范的重症超声培训的机会更少，亟需一本系统全面介绍重症超声基本知识、基本理论和基本技术的案头书。有鉴于此，我们在辽宁科学技术出版社的大力支持下组织麻醉学领域从事重症超声工作的青年医师和专家，翻译了《床旁即时重症超声》一书。本书是一本介绍重症超声知识的临床著作，收录了大量典型的医学解剖图、超声图像。本书通过大量的超声图片以及示意图，将局部解剖与超声解剖联系起来，让读者理解重症超声的精髓。仔细阅读该书将大大提高读者对重症超声的认识，最终惠及患者。

作为主译和副主译，我们深感肩上责任重大。从翻译专家和团队的选择、译稿的审校等方面，我们都做了很多细致的工作，尽可能保证翻译质量。成书之际，我们衷心感谢参与《床旁即时重症超声》的每一位翻译者和审校专家，是大家的辛勤劳动和共同努力促成了这本参考书的出版。我们也祝愿这本书能为对重症超声感兴趣的麻醉科、急诊科、重症医学科和超声科医师带来更多的新知识和新技术，能为重症超声在中国的发展添砖加瓦。当然，由于译者水平不一，理解有差异，译文难免存在谬误，望读者批评指正。

本书可以作为麻醉学、急诊医学和重症医学专业的研究生教材，也可以作为从事重症治疗的青年临床医生和基层医师的案头书和培训教材。我们期待阅读该书的读者们逐步成长为国内重症超声领域里的精英骨干！

主　译：王　云　薛建军
副主译：安立新　温　洪

致谢
Acknowledgments

首先，要衷心感谢本书强大的作者团队，感谢他们的辛勤工作和奉献精神。没有他们，这本书的编写工作将无法顺利开展。

其次，还应感谢Carlos Corredor博士、Jonny Wilkinson博士，以及Olusegun Olusanya博士，感谢三位博士慷慨地提供丰富的图像库资源。

特别感谢Jonathan Ray博士和Scion Publishing的团队成员，感谢他们在这段充满挑战的时期内给予我们的大力支持和充分的工作弹性。

最后，我们要向我们的家人表示深深的感谢！感谢他们在这个项目的高潮和低谷时给予我们的鼓励，他们的存在始终是我们职业生涯灵感的源泉。在此，我们想把本书献给他们：Rachel，Richard，Jake，Maxim，S Madhivathanan博士和Josephine Jessy女士。

李慧莉 译　王　云 校

缩略语
Abbreviations

A2Ch	apical two-chamber view	心尖部2腔心切面
A4Ch	apical four-chamber view	心尖部4腔心切面
A5Ch	apical ffve-chamber view	心尖部5腔心切面
AAA	abdominal aortic aneurysm	腹主动脉瘤
ACA	anterior cerebral artery	大脑前动脉
AKI	acute kidney injury	急性肾损伤
AMVL	anterior mitral valve leaffet	二尖瓣前叶
AR	aortic regurgitation	主动脉瓣反流
ARDS	acute respiratory distress syndrome	急性呼吸窘迫综合征
aSAH	aneurysmal subarachnoid haemorrhage	动脉瘤蛛网膜下腔出血
ASD	atrial septal defect	房间隔缺损
AV	aortic valve	主动脉瓣
BSA	body surface area	体表面积
BSE	British Society of Echocardiography	英国心脏超声学会
CABG	coronary artery bypass grafting	冠状动脉旁路移植
CBD	common bile duct	胆总管
CBF	cerebral blood flow	脑血流
CFD	colour ffow Doppler	彩色血流多普勒
CFV	common femoral vein	股总静脉
CHS	cerebral hyperperfusion syndrome	脑高灌注综合征
CKD	chronic kidney disease	慢性肾疾病
CNB	central neuraxial block	椎管内阻滞
CO	cardiac output	心输出量
COPD	chronic obstructive pulmonary disease	慢性阻塞性肺疾病
CPP	cerebral perfusion pressure	脑灌注压
CPR	cardiopulmonary resuscitation	心肺复苏
CSA	cross-sectional area	横截面积
CSE	combined spinal epidural	腰麻-硬膜外联合麻醉
CSF	cerebral spinal ffuid	脑脊液
CT	computed tomography	计算机断层扫描
CVC	central venous catheter	中心静脉导管
CVP	central venous pressure	中心静脉压
CWD	continuous wave Doppler	连续波多普勒
Cx	circumflex	回旋
CXR	chest X-ray	胸部X线
DDU	Diploma of Diagnostic Ultrasound	超声诊断证书
DEX	diaphragmatic excursion	膈肌迁移
DPAP	diastolic pulmonary artery pressure	肺动脉舒张压
DTF	diaphragm thickening fraction	膈肌增厚分数
DTG	deep trans-gastric	深部经胃
DVT	deep vein thrombosis	深静脉血栓
ECG	electrocardiogram	心电图
ED	Emergency Department	急诊科
EDEC	European Diploma in Echocardiography	欧洲心脏超声证书
EDV	end-diastolic velocity	舒张末流速
EF	ejection fraction	射血分数
eFAST	Extended Focused Assessment with Sonography for Trauma	扩展的创伤聚焦超声评估
ELS	echocardiography in life support	心脏超声在生命支持中的应用
ETT	endotracheal tube	气管内导管
EVLW	extravascular lung water	血管外肺水
FAC	fractional area change	面积变化分数
FAFF	focused assessment of free fluid	游离液体聚焦评估
FAST	focused assessment with sonography for trauma	创伤聚焦超声评估

FCU	focused cardiac ultrasound	聚焦心脏超声
FEEL	focused echocardiography in emergency life support	聚焦心脏超声在紧急生命支持中的应用
FICE	focused intensive care echocardiography	聚焦心脏超声在重症监护中的应用
FR	fluid responsiveness	液体反应性
FRC	functional residual capacity	功能残气量
FUSIC	focused ultrasound for intensive care	聚焦超声评估在重症监护中的应用
GLS	global longitudinal strain	整体纵向应变
GSV	great saphenous vein	大隐静脉
IAS	interatrial septum	房间隔
ICA	internal cerebral artery	脑内动脉
ICC	intra/inter–class correlation coefficient	组内/组间相关系数
ICM	intercostal muscles	肋间肌
ICP	intracranial pressure	颅内压
ICS	Intensive Care Society	重症医学学会
ICU	intensive care unit	重症监护室
ICUAW	intensive care unit acquired weakness	重症监护室获得性衰弱
IJV	internal jugular vein	颈内静脉
IVC	inferior vena cava	下腔静脉
IVS	interventricular septum	室间隔
LA	left atrium	左心房
LAA	left atrial appendage	左心耳
LAD	left anterior descending	左前降支
LAP	left atrial pressure	左房压
LAX	long–axis	长轴
LCC	left coronary cusp	左冠状窦
LCx	left circumflex artery	左回旋支
LMS	left main stem	左主干
LRV	left renal vein	左肾静脉
LUS	lung ultrasound	肺超声
LV	left ventricle	左心室
LVEDP/V	left ventricular end–diastolic pressure/volume	左室舒末压/容量
LVEF	left ventricular ejection fraction	左室射血分数
LVOT	left ventricular outflow tract	左室流出道
MAPSE	mitral annular plane systolic excursion	二尖瓣环平面收缩期迁移
MCA	middle cerebral artery	大脑中动脉
ME	mid–oesophageal	食管中段
ME2Ch	mid–oesophageal two–chamber	食管中段2腔心
ME4Ch	mid–oesophageal four–chamber	食管中段4腔心
ME5Ch	mid–oesophageal ffve–chamber	食管中段5腔心
MELAX	mid–oesophageal long–axis	食管中段长轴
MPAP	mean pulmonary artery pressure	肺动脉平均压
MR	mitral regurgitation	二尖瓣反流
MV	mitral valve	二尖瓣
NBE CCE	National Board of Echocardiography Critical Care Echocardiography	国家心脏超声委员会重症心脏超声分会
NCC	non–coronary cusp	无冠瓣
ONSD	optic nerve sheath diameter	视神经鞘直径
PA	pulmonary angiography	肺动脉造影
PASP	pulmonary artery systolic pressure	肺动脉收缩压
PAT	pulmonary acceleration time	肺动脉加速时间
PDA	posterior descending artery	后降支
PDT	percutaneous dilatational tracheostomy	经皮扩张气管切开术
PE	pulmonary embolism	肺动脉栓塞
PEA	pulseless electrical activity	无脉电活动

PEEP	positive end-expiratory pressure	呼气末正压
PICC	peripherally inserted central catheter	外周置入的中心静脉导管
PLAX	parasternal long-axis view	胸骨旁长轴切面
PMVL	posterior mitral valve leaffet	二尖瓣后叶
POCUS	point-of-care ultrasound	床旁超声
PR	pulmonary regurgitation	肺动脉瓣反流
PSAX	parasternal short-axis view	胸骨旁短轴切面
PSV	peak systolic velocity	收缩期峰速度
PV	pulmonary valve	肺动脉瓣
PVR	pulmonary vascular resistance	肺血管阻力
PWD	pulsed wave Doppler	脉搏波多普勒
PZT	piezoelectric material (lead zirconate titanate)	压电材料
RA	right atrium	右心房
RaCeVA	rapid central vein assessment	快速中心静脉评估
RCA	right coronary artery	右冠状动脉
RCC	right coronary cusp	右冠状动脉窦
RF	rectus femoris	股直肌
RRI	renal resistive index	肾阻力指数
RV	right ventricle	右心室
RVEDV/P	right ventricular end-diastolic pressure/volume	右室舒末压/容积
RVEF	right ventricular ejection fraction	右室射血分数
RVFAC	right ventricular fractional area change	右室面积变化分数
RVOT	right ventricular outflow tract	右室流出道
RVSP	right ventricular systolic pressure	右室收缩压
RWMA	regional wall motion abnormality	局部室壁运动异常
SAAG	serum-ascites albumin gradient	血清-腹水白蛋白浓度梯度
SAM	systolic anterior motion	前壁收缩运动
SAX	short-axis	短轴
SBP	spontaneous bacterial peritonitis	自发性细菌性腹膜炎
SC4Ch	sub-costal four-chamber	剑突下四腔心
SCM	spontaneous cardiac movement	心脏自主运动
SFV	superffcial femoral vein	股浅静脉
SMA	superior mesenteric artery	肠系膜上动脉
STE	speckle tracking echocardiography	斑点追踪超声心动图
SV	stroke volume	每搏量
SVC	superior vena cava	上腔静脉
SVR	systemic vascular resistance	全身血管阻力
SVV	stroke volume variation	每搏量变异度
TAM	time average mean flow velocity	时间平均流速
TAPSE	tricuspid annular plane systolic excursion	三尖瓣环收缩期位移
TCCD	transcranial colour-coded duplex	经颅彩色多普勒超声
TCD	transcranial Doppler	经颅多普勒
TDI	tissue Doppler imaging	组织多普勒成像
TEE	transesophageal echocardiography	经食管超声心动图
TG	trans-gastric	经胃
TG2Ch	trans-gastric two-chamber view	经胃2腔心切面
TGC	time gain compensation	时间增益补偿
TGLAX	trans-gastric long-axis	经胃长轴
TR	tricuspid regurgitation	三尖瓣反流
TTE	transthoracic echocardiography	经胸心脏超声
TV	tricuspid valve	三尖瓣
VExUS	venous excess ultrasound	静脉充盈超声
VIDD	ventilator-induced diaphragm dysfunction	通气诱导的膈肌功能紊乱
VSD	ventricular septal defect	室间隔缺损
VTE	venous thromboembolism	静脉血栓栓塞
VTI	velocity-time integral	速度时间积分
VV-ECMO	veno-venous extracorporeal membrane oxygenation	静脉-静脉体外膜肺氧合

王 云 译 王恒林 校

目录
Contents

血管超声

神经超声

气道超声

情景超声

超声教学

标有*的章节附有视频片段，可以在以下网址查看这些内容：www.scionpublishing.com/POCUS点击“资源”选项卡进行访问。

超声简介

01

第1章

重症超声的发展

Luke Flower & Pradeep Madhivathanan

近年来，床旁超声（point-of-care ultrasound，POCUS）在重症监护、围术期医学、急危症医学领域的应用正急剧上升。合理使用下，POCUS可以其无与伦比的能力为重症患者提供快速、无创和全面的评估。POCUS的使用已经扩展到包括重症医学领域的许多专业。目前，这些专业的培训课程已经包含一些基本的POCUS相关使用内容。

1.1 POCUS的简史

人类对声波声学特性的认识可以追溯到古希腊。在泰坦尼克号沉没和第一次世界大战中使用声呐导航之后，声学开始广泛为人类使用。

20世纪40年代，奥地利医生卡尔·西奥多·杜西克（Karl Theodore Dussik）首次发现了超声在诊断识别肿瘤组织方面的潜在优势。超声心动图发明于20世纪50年代，日本医生里村茂夫（Shigeo Satomura）首先将其用于评估心脏瓣膜的运动。

随着医学科技的进步，超声也在进步。随着更先进的扫描模式和探头的出现，它的应用范围得以扩大。于1965年研发出的第一台实时超声扫描仪Vidoson，每秒可以显示15张图像。从此开始，人们关注到超声在快速诊断危及生命的病情方面的潜在用途。这导致了20世纪70年代创伤超声重点评估（Focused Assessment with Sonography for Trauma，FAST）方案的发展，并在20世纪90年代末被纳入了高级创伤生命支持的流程中。自从20世纪80年代中期丹尼尔·利希滕斯坦（Daniel Lichtenstein）研发了肺部超声（以前被认为是不可能的）之后，超声在评估多个器官系统方面的应用得以飞速发展。

随着医学科技的进步，探头变得更便宜、尺寸更小（包括手持式探头的开发），POCUS的使用持续增长。包括重症监护在内的多个专业已经建立了大量的培训和认证途径。在英国，最被认可的是重症重点评估超声（Focused Ultrasound for Intensive Care，FUSIC）认证，其模块涵盖了从神经POCUS到深静脉血栓扫描的所有内容。其他全球认证包括澳大利亚的诊断超声证书（Diploma of Diagnostic Ultrasound，DDU）、欧洲超声心动图证书（the European Diploma in Echocardiography，EDEC）和国家超声心动图委员会重症监护超声心动图认证（National Board of Echocardiography Critical Care Echocardiography accreditation，NBE CCE）等。

1.2 何时应用POCUS

POCUS为临床医生提供了一种独特的能力，可以在床旁以相对无创的方式快速评估危重患者的多个器官系统。随着POCUS被广泛推荐为评估休克患者病情的一线诊断工具，在经过正规训练的使用者手中，它具有巨大的潜力。

有些人将超声探头描述为下一代的听诊器，的确，我们在医学院看到关于POCUS的教学正在增加。然而重要的是我们也必须认识到POCUS的局限、误诊的潜在危险以及严格的临床管理和持续的技术保持的重要性。

1.3 总结

虽然听诊器可能还不能完全被当作“喘鸣探测器”，但至关重要的是，重症医学界承认我们在医学成像方面取得的进步。不接纳POCUS就是忽视了这其中的一些进展以及它为患者带来的益处。

郝文文 译 安立新 校

第2章

基础超声物理学

02

Abhishek Jha & Pablo Rojas Zamora

超声波是一种高频声波，可以实时对组织进行非侵入性成像。超声波被认为是纵向机械波，其频率高于人类无辅助下的听觉上限（20 000kHz）。典型的诊断超声频率范围为1～20MHz，并根据不同的组织选择频率[1]。

超声波有两个基本参数可以帮助描述其特性——波长和频率。

- **波长（Wavelength）**：指一个周期发生的距离，即从一个周期开始到结束的距离。
- **频率（Frequency）**：频率是每秒的周期数，以赫兹（Hz）为单位来表示。成像深度和分辨率成反比关系，这意味着我们需要一些权衡：频率越高，图像越清晰，但深度越浅；而较低的频率可以对更深的结构进行成像，但分辨率较差。常用的频率包括：
  - 腹部：3～5MHz。
  - 超声心动图：1.5～7.5MHz。
  - 浅表和肌肉骨骼结构：10～15MHz。

当交流电流通过换能器的压电材料［通常是锆钛酸铅（PZT）］时，换能器会产生超声波。通过改变压电材料的厚度，可以将电压转化为机械波（即超声波）[1,2]。反过来，它们还能将接收到的机械波转换为电信号。

为了创建图像，超声波通常以短脉冲形式发射并穿过组织。但当它们遇到两种具有不同声阻抗的物质交接处时，超声波会被反射，其中一些反射波会被换能器中的压电晶体接收（当压电晶体不发射脉冲时），从而形成图像。

2.1 声波特性

声波是基于粒子间的弹力，通过介质（例如组织）从一个粒子传输到下一个粒子的一系列压力变化［压缩波（高压）和稀疏波（低压）］。这些压力变化会形成正弦波，其可以通过时间和幅度参数来定义（图2.1）。

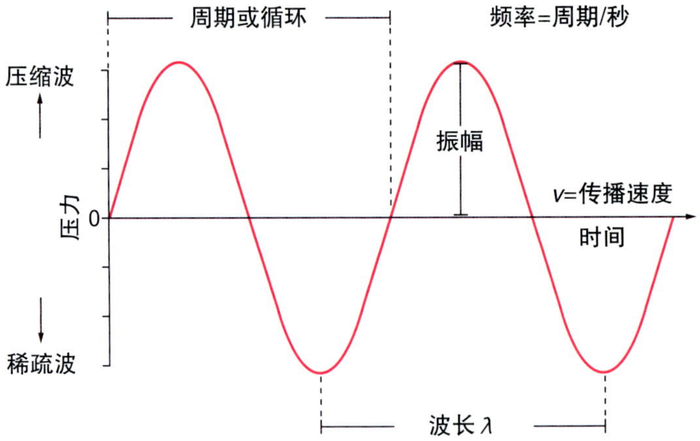

图2.1 声波特性。

2.1.1 时间参数

- **频率（Frequency，*f*）**：指1秒内发生的循环次数。其仅受声源的影响，以赫兹（Hz）为单位进行测量。
- **周期（Period，*T*）**：指声波完成一个周期的时间。以微秒为单位测量，与频率成反比关系。
- **波长（Wavelength，*λ*）**：指一个周期发生的距离，即从一个周期开始到结束的距离。它与频率成反比关系，其倍增会影响超声波在介质中的传播速度。以米为单位。
- **传播速度（Propagation speed，*v*）**：指声音在介质中传播的速度（米/秒，m/s）。它受传播介质特性的影响，尤其是刚度和密度。其在软组织中的传播速度约为1540m/s，在较致密的组织中可达4100m/s。

频率、波长和传播速度之间的关系可用以下公式描述：

$$v = f \cdot \lambda$$

2.1.2 幅度参数

- **振幅（Amplitude，*A*）**：指超声波的高度，即从超声波的平均值到峰值的距离。以米（m）为单位。
- **强度（Intensity，*I*）**：指声束横截面上的总功率。它对超声的生物效应有重要影响。声束中心的强度较高，外周较低。
- **功率（Power，*P*）**：指单位时间内产生的能量。在实际设置中，功率越高，晶体的振动就越高，产生的图像就更明亮。

2.2 超声的相互作用

当超声波遇到人体组织时，会经历一个衰减的过程，当它们传播得越深，其振幅就会越小。较高的频率和较深的组织往往对声波的衰减最大。衰减主要有四种产生方式：反射、折射、吸收和散射[3]。

2.2.1 反射（Reflection）

当声波入射到具有不同声学特性的组织交界处时，一些原始波会被反射，其余声波则传输到下一介质。反射指的是声束被发送回其来源介质的过程，被反射的声束称为反射波。

反射波的数量与两种介质之间的声阻抗差（超声波通过时的阻力）成正比。声阻抗差越大，反射越强，因此衰减越高。

例如，空气和软组织之间的声阻抗差很大，因为空气具有极低的相对声阻抗，导致超声波反射很强。这就是我们为什么必须在换能器和皮肤之间涂抹声耦合剂（即导电凝胶）的原因。

反射强度还取决于超声波进入第二介质的角度。超声探头应垂直于目标才能获得清晰的图像，而角度倾斜，反射会减弱[3,4]。

2.2.2 折射（Refraction）

折射指的是传输的声波穿过交界处时所经历的方向变化。折射角取决于其在组织交界处远端介质中的速度。入射角取决于在第二介质中的传播速度，如果声波在第二介质中的传播速度比第一介质慢，则折射角较小[3,4]。

2.2.3 吸收（Absorption）

吸收是造成衰减的主要原因。它是声能向热能转化的过程，主要受波频、组织成分和结构的影响。当超声波穿透组织时，介质中的微粒开始振动。在波频较低时，微粒会适应波的振动，因此吸收率较低；在波频较高时，微粒无法以相同的速度振动，因此介质会保留部分能量[3,4]。

2.2.4 散射（Scattering）

散射指的是超声波束在撞击小于超声波本身波长的界面后分散的过程。当声束遇到粗糙表面时也会发生这种情况。利用散射可以观察到特定组织内不同的回声结构。散射量与入射波的频率成正比。

可以通过放大接收的回声信号来补偿衰减，虽然这也会放大我们不想要的背景噪声。放大的程度称为增益。时间增益补偿（time gain compensation，TGC）是机器调整增益以克服吸收所致超声波衰减的能力，从而确保图像均匀密集。例如，在检测到第一个返回波时，因为这些脉冲返回波从浅表组织返回后几乎没有衰减，所以增益最初较低，但随着时间推移，为补偿从更深组织处返回的幅度较低的脉冲，增益会逐渐增加。

2.3 分辨率

在超声背景下，分辨率主要分为三种类型：空间分辨率、时间分辨率和对比度分辨率。

2.3.1 空间分辨率（Spatial Resolution）

空间分辨率指超声机器区分两个相邻物体的能力。空间分辨率低意味着超声机器能更精确地分辨距离较近的物体。又可分为轴向分辨率和横向分辨率：

- **轴向分辨率（axial resolution）**：指可以区分与声束平行（纵向）的两个物体之间的最小距离。较短的脉冲和较高的频率可提高精度。
- **横向分辨率（lateral resolution）**：指垂直于声束的两个结构之间可检测到的最小距离。较窄的超声波束可提高横向分辨率。值得注意的是，超声换能器在轴向上比在横向上更准确。

2.3.2 时间分辨率（Temporal Resolution）

时间分辨率指超声机器观察运动的能力，为从一帧开始到下一帧开始的时间。其可通过高帧速率来提高，而高帧速率可以通过减少穿透深度、减少焦点数量以及使用更窄的帧来实现。

2.3.3 对比度分辨率（Contrast Resolution）

对比度分辨率指识别相邻组织之间回声差异的能力。当遇到两个回声相似的组织（例如脾脏和肾脏）时，对比度分辨率便变得尤为重要。它可以在图像处理的各个阶段，通过压缩、图像存储和使用造影剂而产生变化。

2.4 探头类型

重症监护病房中的现代超声机器通常有三种不同的换能器，它们的发射波频率和形状各不相同。探头的选择取决于所观察结构的深度和性质：

- **线阵换能器：**通常用于表面结构，如神经、血管。它的频率范围通常为6～15MHz。
- **曲阵换能器：**通常用于更深的组织。其频率范围通常低于6MHz。
- **相控阵换能器：**因其声学足迹小，通常用于心脏成像。使用频率通常为1.5～7.5MHz。

2.5 超声图像模式

2.5.1 A型超声

A型超声是最古老的超声模式。它由垂直峰值与时间的一维图形显示组成，是返回波每次遇到组织界面时的振幅。每个振幅峰值之间的距离表示相遇时的深度。该模式下的换能器只发射单个脉冲。

2.5.2 B型超声

B型超声是一种二维模式，通过将A型超声扫描的峰值转换为不同灰度亮度的点来创建解剖图像。亮度代表回声的强度，二维图像体现组织中的真实距离。

2.5.3 M型超声

M型超声是一种一维模式，体现组织运动在不同时间的变化情况。移动结构用曲线表示，静态结构用直线表示。它通常用于超声心动图、肺部超声检查和下腔静脉的评估。

2.5.4 多普勒超声

多普勒超声模式基于多普勒效应（Doppler effect），多普勒效应是指固定声源可以检测到反射声波频率因反射物体运动而发生变化的现象。频率差（Δf）称为多普勒频移，其随着移动物体速度的增加而增加。分析血管时可以观察到两种频移：当红细胞向换能器移动，且多普勒频率高于发射的超声波的频率时，会出现正频移；当红细胞移走时，多普勒频率低于发射的超声波频率，会出现负频移。

多普勒频移受物体速度、物体运动方向与观察者之间的角度、声速和发射频率的影响，可由如下多普勒方程进行描述[4,5]。根据该公式，如果角度为90°，则不会检测到移动，因为cos 90°为0。

$$F_{\mathrm{d}}=\frac{2\cdot F_{\mathrm{t}}\cdot \nu\cdot \cos\theta}{c}$$

式中F_{d}为多普勒频移，F_{t}为发射的超声波的频率，ν代表组织中的声速，θ为入射波束与运动方向间的角度。

从公式中可以看到频率与速度成反比。因此，当使用多普勒模式时，将频率设置较低时才能测量运动速度快的物体。在实际应用中，该模式通常用于检测血管或血流（图2.2）。

2.5.5 彩色血流多普勒

在彩色血流多普勒中，回声由与血流方向相关的不同颜色表示。如果血流向声源移动，则接收的声波具有更高的频率，以红色表示。如果血流远离声源，频率将降低，以蓝色表示。血流的强度以不同的亮度表示。

2.5.6 能量多普勒

能量多普勒可以显示信号的幅度，提供比标准彩色血流多普勒更详细的血流细节。然而，它不能提供关于血流流动方向和速度的信息[4,5]。

2.5.7 脉冲波多普勒

在脉冲波多普勒模式下，用户可以定义图像内感兴趣的区域，并仅记录该区域内的多普勒频移。它是通过PZT传输脉冲的冲力来实现的，通过PZT还可以检测反射波。这种模式下可以记录“特定点”信

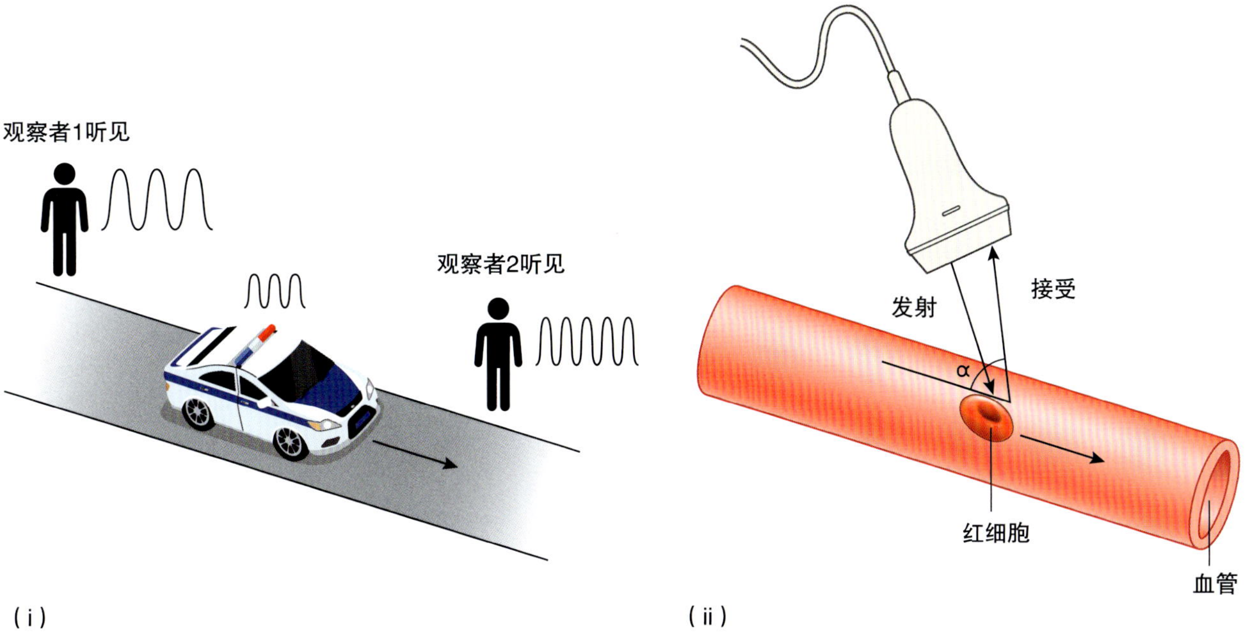

图2.2 多普勒效应的图示。（i）展示了多普勒效应在日常生活中的例子。如果警笛的声音逐渐远离观察者（观察者1），则其听见的音调将逐渐降低；而当车辆朝观察者（观察者2）移动时，其听见的警笛音调会逐渐增高。（ii）在超声中，用于评估红细胞运动的多普勒效应。

息。然而，在较高流速（1.5～1.7m/s）下使用该模式易出现混叠现象，因此在这些情况下最好避免使用该模式[4,5]。

2.5.8 连续波多普勒

连续波多普勒模式下可以检测整个超声声束路径的速度。它是通过使用单独的发射和检测压电材料来实现的。与脉冲波多普勒相比，它可以可靠地记录高速血流，但不能明确它们的来源[4,5]。

2.6 伪像（Artefacts）

伪像是错误的超声图像；换句话说，它不是真实组织、形状或器官的成像。这些误差成像是由于非解剖反射造成的，这些非解剖反射会调整超声机器对声束所做的假设。尽管如此，从伪像中还是可以获取有价值的信息的[4,5]。我们将在第3章对其进行更详细的讨论。

2.6.1 混响伪像

当超声波到达两个强声学组织的交界，且声波在返回换能器之前在它们之间反弹时，就会出现这种伪像。这种现象创造出沿着一条射线的多条等距离回声的图像。

2.6.2 镜面伪像

当超声束从光滑的反射器强反射进另一组织中时，就会出现这种伪像。镜面伪像会产生一个比原始结构更深的复制品。

2.6.3 边缘声影

当一个弧形界面折射超声波时就会产生边缘声影，即弧形结构的边缘出现一个低回声的区域。

2.6.4 回声增强

当超声束穿透一个与邻近组织相比，拥有更低衰减率的组织时，便会发生这种现象。这会使反射组织拥有异常高的亮度。声影增强常见于导管和囊肿。

2.6.5 声影

当超声声束遇到强衰减介质时就会出现这种情况：几乎所有声波都能被反射，因此在介质下方会形成一个低回声区域。这种现象可在胆结石中见到。

2.7 总结

了解超声波使用的基本原理至关重要。它可帮助用户优化图像，准确地说出发现，并解释所看到的任何伪像。

刘栩铭 译　安立新 校

第3章

图像优化与伪影

03

Elliot Smith

无论进行有重点的或全面的超声评估，了解图像优化和常见的伪影都是必不可少的。优化的图像可以更好地显示解剖结构和相关病理，从而使患者获得更好的诊断、治疗和预后。相反，优化不当的图像和（或）对伪影的错误解读可能导致误诊、不必要的进一步调查，增加相关风险以及医疗成本。本章将讨论图像优化、超声仪器控制的基本原理，以及一些最常见的图像伪影。虽然我们将主要关注超声心动图，但讨论的许多概念也适用于其他部位的超声。

3.1 超声优化和仪器控制

为了优化超声图像，了解仪器控制是很重要的。可用的控件和设置种类将取决于以下几个因素：

1. **机器供应商**——不同的供应商可能对相同的控件有不同的命名或按钮位置。
2. **机器型号**——与便携式机器相比，更大的机器往往有更先进的软件、设置和成像探头。
3. **机器年代**——较新的机器版本通常配备了“自动优化”技术，旨在简化优化过程。

因此，在第一次学POCUS时，获得科室所有超声仪器的实际操纵经验是很重要的。考虑到POCUS的紧急性，浪费在寻找正确控件上的时间可能会对患者产生潜在的负面影响。如果你不确定某种控件或设置在哪里，请及时询问资深同事或超声医生。

3.1.1 分辨率

考虑优化超声图像以提高图像分辨率。超声心动图主要有两种分辨率类型：

1. **空间分辨率**——区分空间中接近的两个对象的能力，分为两个子类型：
   - 纵向分辨率——沿超声波束的点（垂直）。
   - 横向分辨率——彼此相邻的点（水平）。
2. **时间分辨率**——检测随时间移动的能力。

在优化超声图像时，一定要记住这些类型的分辨率，以及以下的控件会如何影响它们。

3.1.2 增益

通常被描述为2D增益或总增益，这个控件调整所有返回超声探头的信号的振幅。进行超声心动图操作时，应调整增益使血管呈黑色，心肌组织呈灰色。增加增益使反射性差的组织显影更清晰，降低增益使强反射性组织显影更清晰。

然而，要注意，缺乏经验的超声医生容易操作出过度增益的图像。过度增益会降低空间分辨率，使结构看起来比实际更厚，这可能导致误诊，例如钙化主动脉瓣的错误诊断。

3.1.3 时间增益补偿（TGC）

与总增益一样，TGC控制可以调整返回信号的振幅，但它是在不同的深度进行调整，而不是针对整体图像。这有助于抵消衰减的影响，衰减意味着超声波能量在体内传播与组织发生相互作用时会丢失。衰减随成像深度的增加呈指数增长，导致较深结构返回较低振幅信号。因此，可以操纵TGC滑块，以确保在衰减最大的远场中增益更高（图3.1）。请注意，现代便携式机器通常有触摸屏TGC，而不是物理滑块。

3.1.4 焦点

由于超声波束由换能器产生时，超声脉冲在更深的深度（远场）向外发散之前会稍微向内收聚（近场）。超声脉冲向外开始发散的点就是脉冲最集中的点，因此具有最佳的空间分辨率。该区域称为焦点区域，其位置通常可以由超声医生调整，以优化特定深度的分辨率（图3.2）。病灶区域应位于焦点区域（例如，心尖视图中，在左室顶部评估血栓）。注意：一些现代的超声仪有自动对焦软件，因此可能没有焦点控件。

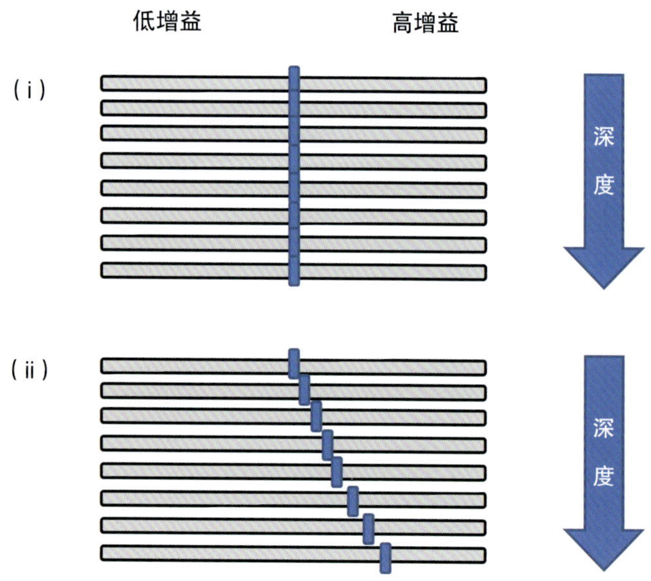

图3.1 TGC控件通常由一系列放置在水平栏中的滑块组成，各水平栏呈垂直排列。每个水平栏都代表不同的成像深度，顶部代表近场，底部代表远场。越往左推，该成像深度的增益越低。相反，滑块越向右，该深度的增益就越高。

（i）所有成像深度的TGC滑块都在一个水平，导致整个超声图像的增益相同。根据标准的探头设置，远场中的结构可能由于衰减而增益不足。

（ii）调整TGC滑块以补偿衰减的影响——增益在远场增加。

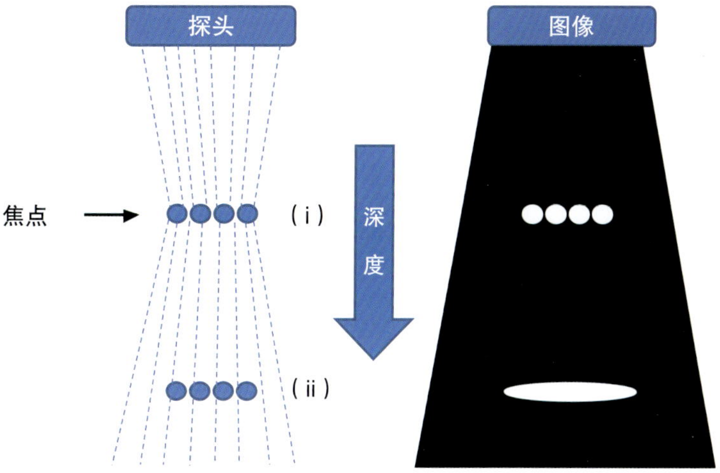

图3.2 在焦点区域水平上，更大的横向分辨率可以让图像上显示四种不同的结构（i）。然而，如果相同的四个结构位于光束未聚焦的远场，那么空间分辨率将会变差，四个结构可能无法被分开显示（ii）。

3.1.5 扇区宽度和深度

这两个控件都影响时间分辨率，也称为帧率。我们需要高帧率来评估快速移动结构（如心脏瓣膜）的异常情况（图3.3）。当创建二维图像时，换能器会在屏幕上扫出一系列平行的扫描线[1]。扇区宽度越宽，机器在开始新的扫描之前必须生成的扫描线越多，因此帧率越低。同样，机器采样越深，在生成新脉冲之前，等待上一个脉冲返回的时间越长。因此，为了优化时间分辨率，扇区宽度和深度都应保持在最小值（图3.3）。

3.1.6 频率

由于波长较短，超声波束频率更高时图像的分辨率更高。然而，与低频探头相比，高频探头在更大深度（穿透）的成像更差。成人超声心动探头的成像频率范围（2～5MHz）低于儿童探头（5～10MHz）。因为成人通常有更多的组织，超声必须通过这些组织传播才能生成图像。如果扫描一个身材高大的患者，可以考虑降低探头频率以获得更好的穿透力。相反，如果扫描身材矮小的患者，尝试增加频率或选择一个高频探头。

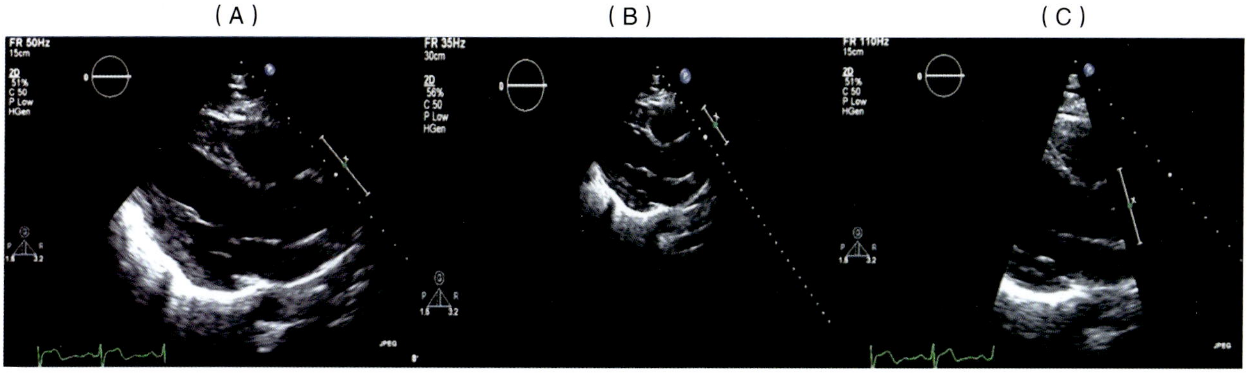

图3.3 三幅胸骨旁长轴图像显示了扇区宽度和深度对时间分辨率（Hz）的影响。（A）良好优化的深度（15cm）和最大扇区宽度（90°）使图像获得合理的时间分辨率（50Hz）。（B）成像深度加到30cm，时间分辨率降低到35Hz。（C）对扇区宽度和深度进行了优化，在显示主动脉瓣和二尖瓣时得到的时间分辨率为110Hz。

3.1.7 探头操控

正确操控超声探头对于图像优化也是至关重要的。即使上述所有控件得到优化，图像分辨率也将始终在焦点区域的光束中心最高。因此，应始终保持感兴趣的结构在图像中心。这可以通过一系列探头移动来实现，依赖于成像窗口：

- 上下移动一个肋间隙。
- 向中心或侧边移动探头。
- 顺时针或逆时针旋转探头。
- 倾斜探头——向上（尾部向下，探头面向上）或向下（尾部向上，探头面向下）。
- 向左或向右摆动探头（图3.4）。

3.2 超声伪影

伪影可以定义为在超声图像上看到的实际在体内不存在的结构，或存在但在超声图像上无法显示的结构[1]。原因可能包括仪器设置、患者的解剖结构和假体材料。在超声心动图中会遇到一些不同类型的伪影，下面将对其中几种进行讨论。

3.2.1 声影

当超声波光束遇到一个非常强的反射体时，就会发生这种情况。大部分光束被反射回换能器，导致该结构远端没有回声（阴影）。这种伪影通常由严重钙化的瓣膜、人工瓣膜或起搏器/植入式心脏转复除颤器引起（图3.5）。声影也可能限制彩色多普勒和频谱多普勒对瓣膜功能的评估[2]。

3.2.2 反射伪影

当超声波束遇到两个邻近的、反射性强的、通常有很大平面的平行反射体时（例如胸骨旁长轴上的

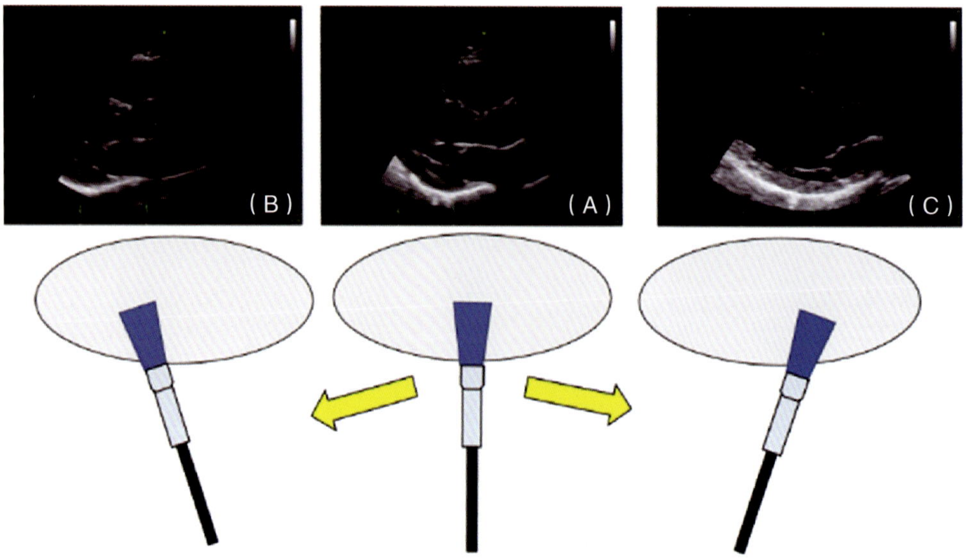

图3.4 三张胸骨旁长轴图片展示了“摆动”探头对移动不同结构到最高分辨率区域的效果。（A）探头平置于胸部，可以看到标准胸骨旁长轴视图。（B）通过摆动探头面朝向患者右肩，可以看到更多的左心房、近端主动脉和右心室流出道。（C）将探头面摆动朝向左肩，可以看到更多的左心室中段至顶壁。

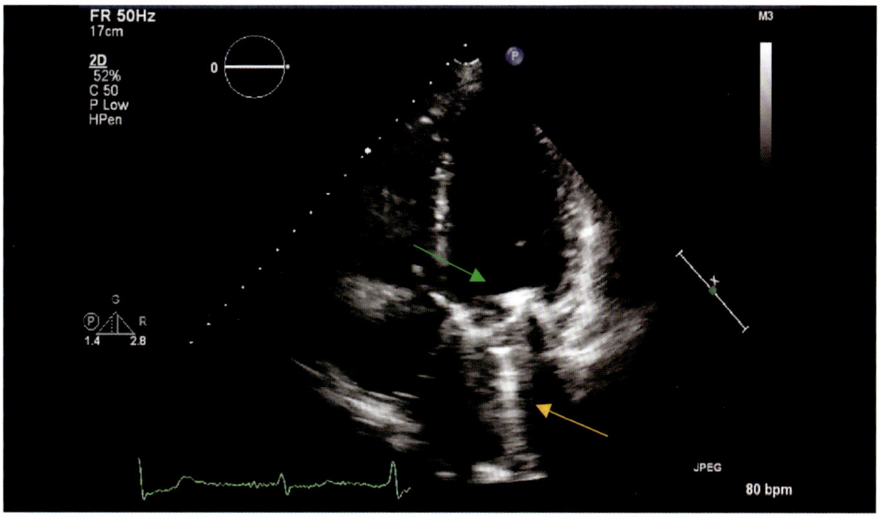

图3.5 心尖四腔视图显示了由金属二尖瓣（绿色箭头）引起的声影（橙色箭头）。

近端主动脉两壁），就会发生这种情况。如果反射的超声波脉冲在返回换能器时遇到另一个强反射体，一些超声波将返回换能器，而少量的超声波将远离换能器。这个过程不断重复，但每次反射回换能器的超声波将逐渐减少。在超声图像上，这表现为规律间隔的线性回声，其强度逐渐减弱至消失，由两个反射器之间的特定距离分隔开[3]。

3.2.3 镜像伪影

镜像伪影与反射伪影的过程类似，当超声波光束以一定角度反射出一个强的平面反射体，然后遇到另一个结构时，就会发生镜像。然后，它返回到原平面反射体，再传回传感器。超声仪器将其解释为两个相同的结构，一个在反射体上方的真实结构和一个在反射体下方等间距的虚假结构（图3.6）。

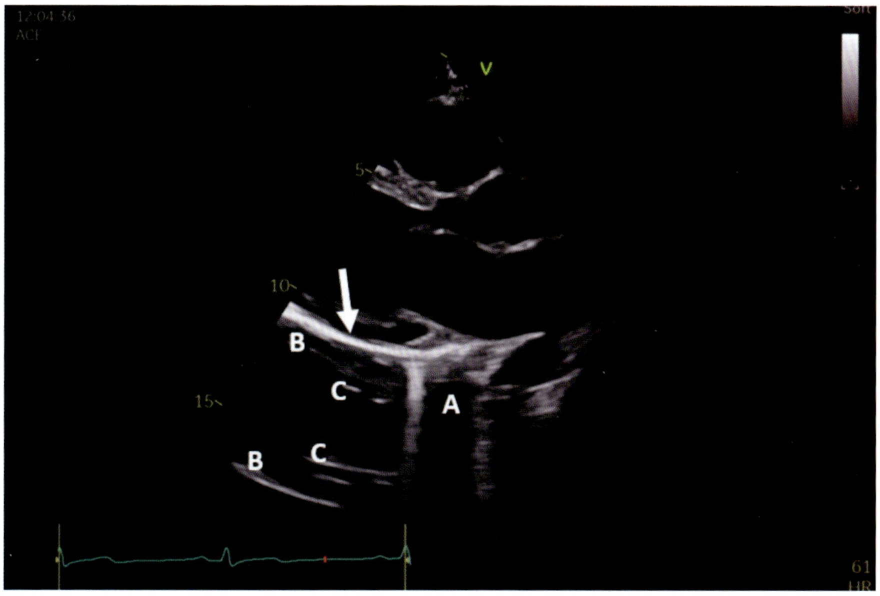

图3.6 胸骨旁长轴图像显示了增厚的心包回声（箭头），造成两个独立的伪影。（A）处为声影——心包反射了所有回声，使得在这一点以下无回声。在明亮的心包下，左室壁（B）和二尖瓣瓣叶（C）处可见镜像伪影。这可能被错误地诊断为左侧胸膜积液。

3.2.4 伪影还是真实显像?

从真实的解剖中确定一个伪影是具有挑战性的。当试图区分这两者时，可参考以下提示。

- **优化图像**——使用前面提到的控件；许多伪影是由过度增益和强反射体造成的。
- **可以在多个图像平面上看到该结构吗**？如果该结构只能从一个窗口看到，而从POCUS其他视图看不到，它更可能是伪影。如果该结构在几个成像平面上都可见，则它更可能是真实结构。
- **识别伪影产生原因，**如强反射体，并尝试使用一个可以避免看到这些的成像窗口。
- **该结构的运动是否与其他心脏结构的运动相匹配**？伪影的运动通常与任何引起它运动的物体一致。例如，一个酷似主动脉夹层瓣的反射伪影将与PLAX视图中明亮的主动脉壁的运动一致。而真实的结构如夹层瓣，往往相对其周围结构有独立的运动。
- **该结构的外观是否反映了其他心脏结构的外观**？镜像伪影与一个强反射体旁的真实心脏结构具有相同的外观和运动。伪影和反射体之间的距离也与反射体和真实结构之间的距离一致。
- **询问资深同事/使用正规的超声心动图**——有经验和认可度的超声医生可以更好地从伪影中辨别出真实结构。

3.3 总结

无论进行有重点的还是全面的研究，优化图像和识别伪影都是必不可少的。调整基本控件如增益、焦点、扇区宽度和深度可以提高图像分辨率，从而提高解剖的可视化效果。了解常见的伪影以及如何将它们与真正的解剖结构区分开，可以减少误诊和帮助进一步成像检查。

常新璐 译　安立新 校

第4章 聚焦与高级超声心动图

04

Angus McKnight & Stuart Gillon

尽管由有资质的临床医生或心血管病专家开展的正式心脏超声在急诊患者救治中起着重要作用，但床旁聚焦心脏超声（focused cardiac ultrasound，FCU）所扮演的角色日益重要，其影响日益深远。本章将探讨这些技术手段之间的差异，并重点关注其适应证。

4.1 FCU的定义

美国超声心动图学会将FCU描述为是临床医生行心血管系统检查中的一种辅助手段[1]。这种检查类似于传统的体格检查，旨在识别一些特征性的诊断指标，也被称为床旁即时超声（POCUS）。

FCU通常在床边就可以实施，所需时间较短，比正式心脏超声检查更迅速。该技术开展所需的设备规格一般较小，如手持式扫描仪，因此可能缺失正式心脏超声检查所需的高级参数（如频谱多普勒）。虽然其一些功能的实现也需要一些基本的测量参数，FCU通常依赖于对心脏功能的视觉评估（定性测量）而不是定量评估。通常情况下，FCU仅能够分析简单的二元问题，例如特定异常的存在或不存在，但对于其观察到的任何异常却不能进行进一步深入分析。由于FCU的获取实时便捷，因此可用于评估一些特定治疗（例如液体或升压药物输注）的治疗效果。

很多部门发布了有关FCU扫描应采集哪些图像的相关标准，包括重症监护ICS（Intensive Care Society）发布的FUSIC（重症监护中的聚焦超声心动图）、英国复苏委员会制定的FEEL（应急生命保障系统中的聚焦超声心动图）和英国超声心动图学会制定的更高级别的1级认证标准（表4.1）[2,3]。

尽管流程上存在细微差异，但所有FCU指南的目标都是识别在急诊患者中可能具有重要意义的关键病变。正如ICS FUSIC Heart模型报告所示，这个流程是基于几个二元问题：

- 左心室功能是否明显受损?
- 左心室是否扩张?
- 右心室是否扩张或功能严重受损?
- 是否存在心包积液?
- 是否存在低血容量的证据?
- 是否存在胸膜腔积液?

表4.1 英国FCU认证方案的比较

认证方案	责任机构	培训时长	评估结构	所需完成病例数	结业形式
应急生命保障系统中的聚焦超声心动图（FEEL）	英国复苏委员会	1天	左心室、右心室大小、功能、下腔静脉及心包的视觉评估	50例（导师直接指导25例）	由当地所属机构导师签字
英国超声心动图学会1级认证	英国超声心动图学会	不需要	左心室、右心室和下腔静脉的视觉和基本定量评估；视觉与彩色多普勒瓣膜评估；主动脉根部、心房和心包的视觉评估	75个特定病例组合的病例	由外部中心进行实践评估
重症监护中的聚焦超声心动图	欧洲重症监护医学会	1～2天	左心室、右心室大小、功能、下腔静脉及心包的视觉评估	50例（直接指导下完成10例）	由当地主管部门评估

这些问题均可以通过四个标准视图找到答案：胸骨旁长轴、胸骨旁短轴、心尖四腔和剑突下声窗。

4.2 FCU与全面心脏超声之间的差异

与FCU相比，全面心脏超声是一种使用超声波对心脏进行全面检查的技术手段，主要适用于病情稳定的慢性病患者，也适用于急诊患者。该技术的开展需要专业的设备，一个高性能的相控阵探头以及一个单独的多普勒探头。全面的操控既能优化操作人员获得的图像并可以将超声波束引导到目标区域。操作人员可以是医生或超声技师，将超声扫描作为独立的检查开展，而不参与患者的临床护理。

一份符合英国超声心动图学会Level 2最低数据集标准的正式心脏超声报告包括60多个单独的图像，并且除了2D视图之外，还包括使用多种超声技术获取的图像，包括M模式、脉冲波和连续波多普勒以及组织多普勒成像[4,5]。如果发现异常，还可以采集额外的图像。美国超声心动图学会已制定了一个类似的最低数据采集，涵盖了在全面心脏超声检查中建议采集的一系列的图像[6]。

在图像采集后，应具备离线分析图像和生成报告的设备。一份涵盖最低数据集的全面心脏超声检查从开始到报告完成需大约一个小时的时间。

“局限性心脏超声”是指与完整或全面心脏超声相同执行标准的心脏超声检查，但采集的图像较少，主要集中在心脏的特定区域。美国学会间认证委员会建议，只有在近期做了全面的心脏检查且不太可能出现目标区域之外的病变时，才考虑进行局限性心脏超声[7]。

4.2.1 FCU的适应证

FCU具有广泛的适应证：

- 合并有不明原因低血压、休克或有胸痛、呼吸困难等症状的急症患者。
- 心脏骤停期间快速评估心脏。
- 评估干预措施的效果，如对身体不适的患者进行液体复苏或启动正性肌力药物治疗。
- 怀疑心血管病变导致的急性疾病，例如疑似肺栓塞、心包填塞、左心室或右心室功能障碍。

FCU对需要快速提供诊断信息的急诊患者的评估具有最重要的价值。

4.2.2 FCU提供的信息

从第4.1节的二元问题列表中可以看出，FCU可以回答关于心脏功能的各种问题，这些问题对临床医生而言都很感兴趣。该技术对病情恶化或休克患者的评估尤为重要，并有助于确诊病因（表4.2）。

左心室功能是一项重要的评估内容。既往有研究比较了FCU和正式心脏超声对左心室收缩功能的评估。由Johnson等主导的一项前瞻性观察性研究分析了一组由接受过短期床旁培训的医生采集的FCU扫描结果[8]，该研究所纳入的患者多样，不乏一些在扫描技术上具有挑战性的慢性阻塞性肺病或肥胖患者的检查。这些医生对左心室功能的评估与全面超声心动图所见及心血管病专家分析的射血分数相关性好。

左心室聚焦超声扫查可以识别左心室收缩功能受损的患者，并可评估其严重程度，从而提示医生给予改善左心室功能的治疗，并可监测治疗效果。因此，这可能识别出有泵衰竭的患者，并有助于区分休克的病因。

FCU在评估循环状态方面非常有用，在危重患者中使用传统体格检查往往很难对这部分内容进行评估。在休克患者中观察到的高动力循环状态表明患者体内血容量可能不足。下腔静脉塌陷提示中心静脉压降低（有关这一主题的更多详细内容，请参见第24章）。这有助于医生做出是否给予扩容或者使用升压药的选择。这种实时评估对循环不稳定的患者非常有价值。

右心室FCU对影响右心、肺和肺血管的各种疾病都有帮助。可发现肺栓塞患者所存在的右心扩张。虽然FCU本身对于诊断肺栓塞的敏感性及特异性不足，但它能够提示需要进一步检查以明确诊断。

在下壁心肌梗死后发现右心室收缩功能受损。呼吸功能受损的患者可能因肺动脉压升高而继发右心扩张。因此，可将超声发现的右心室异常与临床症状结合起来考虑，以帮助诊断或指导进一步检查（有关右心室评估的更多内容，请参阅第8章）。

表4.2 FCU和正式超声心动图获得信息的比较

		FCU	正式超声心动图
左心室	收缩功能	只进行定性评估；通常只关注严重的功能障碍，可能会错过更细微的异常	包括射血分数在内的定量评估；能够识别细微变化
	舒张功能	通常不进行评估，尽管一些方案会评估左心房大小和房间隔运动情况	通过定量方法进行评估，并将舒张功能障碍分为不同等级
	大小	视觉测量或单平面测量	使用辛普森双平面圆盘法等方法进行三维体积测量
	局部室壁运动异常	仅定性视觉印象	例如使用标准的17段模型进行分类
右心室	大小	只进行定性评估	二维测量，如收缩期和舒张期的面积
	收缩功能	只进行定性评估或单一功能测量（例如三尖瓣瓣环收缩期位移）	纵向和径向功能评估
心脏瓣膜		虽然包含一些视觉和彩色多普勒评估的模式，但通常不进行评估	通过彩色、脉冲波和连续波多普勒评估瓣膜结构和功能；对瓣膜病变进行准确分类
心包		心包病变的视觉印象，例如心包积液	在多个回声切面上测量心包积液大小；识别限制性或缩窄性病变

FCU还可以识别心包积液或胸膜积液，休克患者出现大量心包积液提示心包填塞的可能性。此外，单侧或双侧胸膜积液可能提示诸如胸部外伤之类的病变。在检查过程中拍摄的所有图像都应结合临床表现进行解释，并注意患者的血液动力学情况。

4.2.3 FCU的缺陷

必须牢记聚焦超声检查的误区。由于通常不会对瓣膜功能进行详细评估，因此在解读疑似瓣膜性心脏病患者的聚焦超声检查时必须谨慎。在聚焦超声检查中发现左心室收缩功能受损的患者，其潜在病因可能是主动脉瓣狭窄，而该扫描却不能发现。同样，高动力心室也可能是由于瓣膜功能不全造成的。如果怀疑存在瓣膜病变，则可能需要进行正式的超声心动图检查。细微病变，如区域性室壁运动异常或心室不同步，也可能被聚焦超声检查遗漏。

此外，FCU检查所见也可能是慢性疾病所致，而非急性病变。例如，在FCU中观察到右心室扩张的患者可能患有潜在的慢性肺部疾病，而不是新发的急性事件如肺栓塞。

进行聚焦超声检查临床医生必须意识到这些局限性，并且具备将超声心动图的检查结果与临床病史相结合的能力。选择哪种检查方法取决于要回答的问题以及检查的紧迫性和可用性。临床医生必须了解何时转诊以行全面检查。

4.2.4 全面心脏超声检查可提供的信息

全面心脏超声检查是慢性器质性心脏病诊断的首选方法，因为它是对心脏所有结构的评估和所发现异常的分级。急性不适的患者可能有潜在的慢性器质性心脏病，这也是导致他们患病的一个因素。全面心脏超声检查的指征包括但不限于瓣膜病变的评估、左右心室功能的详细评估以及对心包、主动脉和大血管的评估（表4.2）[9]。并可以对患有心内分流或先天性心脏病的患者进行鉴别诊断。经胸心脏超声检查（TTE）可用于检查可疑的心内肿块或血栓以及疑似感染性心内膜炎。

全面的超声心动图除了能捕捉到心脏各个部位的详细图像外，还能通过定量和可视化的测量方法来识别心脏任何部位的病变。例如，在评估左心室时，有多种方法可以测量其大小和功能并计算心腔容积。全面的超声心动图还可以测量射血分数，用于指导治疗或评估预后（有关左心室评估的更多细节，请参阅第7章）。

在瓣膜病变的评估中，全面心脏超声检查涉及使用多普勒测量瓣膜间的血流速度。可以在不同视图中进行多次测量，并且可以将狭窄和反流性瓣膜病变分为轻度、中度或重度。病变的分类是标准化和可重复的，而且心脏超声检查提供的信息可以用来确定任何可能需要的干预措施的时机（有关瓣膜评估的更多细节，请参阅第9章）。

TTE并非没有局限性，如果经胸检查获得的图像质量不足以回答临床问题，可能需要进行经食管超声检查（TOE）。

4.3 管理与培训

在英国的大多数医疗机构中，进行全面超声心动图检查的临床医生都要接受相当长一段时间的正规培训。而且，他们需要参加正规考试来获得认证证书。英国超声心动图学会经胸超声心动图Level 2证书要求申请人完成理论和实践考试，以及250个病例记录。临床医生须不断地更新自己的实践技能，并在一段时间后（通常每5年）重新进行认证。超声心动图培训中采集的部分图像会被作为医疗记录永久保存下来。并且确立多学科讨论审查这些图像的相应制度。

聚焦超声的培训计划，比如ICS的FUSIC项目，旨在促进培训和规范行业培训标准。聚焦超声的认证包括为期1～2天的短期培训课程，然后由经验丰富的临床医生进行为期一段时间的督导实践和床旁评估。同样重要的是，医疗机构应建立能存储和回顾这些培训的系统，并在有需要时能够联系到可以实施正式超声心动图检查的临床医生[10]。

在欧洲一些地方有关于短期培训班概念的介绍。Breitkreutz等[11]介绍了混合式学习课程的实施情况，该课程由基于网络的电子学习材料和为期一天的课程组成。作者表示，这是一种教授基本技能的有效方法，这些技能可以在实践中得到进一步提高。

4.4 对临床决策的影响

有人研究了FCU对临床决策的影响。Hall等[12]分析了在重症监护病房进行扫描的一系列病例，发现FCU为68%的病例提供了新的诊断信息，改变了其中47%的患者的治疗方案。在类似的研究中，评估正式TTE和TEE对混合重症监护人群临床决策的影响，结果显示51%的患者受其影响[13]。重症监护中根据扫描结果采取的干预措施包括开始或更换静脉输液、利尿剂和升压药的使用[14]。

德国进行了一项前瞻性研究，探讨了在院前环境中使用FCU的情况。超过200名心脏骤停或休克状态的患者被纳入研究。实施FCU的急诊医生记录了他们的检查发现以及据此出现的决策改变。作者发现，超声检查结果改变78%患者的临床管理策略。

尽管这些研究结果令人鼓舞，但目前还没有任何随机对照试验将FCU的使用与常规护理进行比较。在Heiberg等[15]发表的系统性综述中，作者认为不断有新的证据支持这一技术，但还需要进一步的研究将FCU的使用与患者预后联系起来。

4.5 总结

FCU是临床医生的一种有用工具，可在床边迅速提供诊断信息。新的证据显示，在对急性不适患者进行临床决策时，它是对其进行体格检查的重要辅助手段。

李　丽 译　王　云 校

05

第5章

经胸心脏超声基础

Richard Fisher

21世纪前20年是床旁超声（POCUS）在重症领域的迅速发展的时期，目前重症专业规培生要求能够运用心脏超声综合评估重症患者[1]。现已颁布大量的即时心脏超声方案来辅助医务人员。由于不可能纳入所有方案，因此本章将重点讨论由英国专业机构颁布的两个方案：英国重症医学学会的FUSIC心脏方案（重症医学即时超声）和英国超声心动图学会的Level 1（BSE L1）方案[2,3]。我们将重点讲述图像获取方法和在重症患者中的应用。关于特定解剖部位相关的指南方案将在后续的章节中讲解。

5.1　即时心脏超声的适应证

欧洲重症医学学会建议将超声心动图作为休克患者评估的“首选模式”，尤其是对休克原因不明的患者。非侵入性的经胸心脏超声（transthoracic echocardiography，TTE）可以快速应用于几乎所有环境中的患者，并根据实时情况重复操作。

需要即刻处理的危及生命的病理状态是即时心脏超声的最强适应证。与常规超声检查不同，即时超声方案不会进行对心脏进行全面详尽的检查，因此可能会漏掉一些细微的异常，并且不包含对患者正常解剖结构和功能评估。FUSIC心脏方案和BSE L1方案均提供了结构化报告模板以指导超声医生。两者均包含心室大小和收缩功能的粗略评估，以及心包积液和胸腔积液的评估。此外，BSE L1方案在二维超声的基础上增加了彩色多普勒，以评估重度瓣膜狭窄（主要基于瓣膜的二维超声表现）或反流。

了解即时心脏超声的优势和局限，就能很好地理解其临床适应证，包括：休克以及原因不明的低血压；排查创伤导致的心包填塞；感染性休克导致的心肌功能障碍；评估机械通气患者可能的肺源性心脏病；识别导致心脏骤停的可逆因素[4]。

5.2　检查前准备

应根据具体情况决定检查前准备内容。尽管以下准备工作可能会花费时间和精力，但会最终让患者获益。

常规输入并保存患者的信息，最好上传到中央服务器。这样有利于对患者进行系统追踪和管理。

5.2.1 患者体位

如果条件允许，在进行左侧肋间和心尖位置声窗检查时，最好让患者左侧卧位以让心脏接近胸壁。可在患者的背后垫置枕头或卷毯等支撑物，以稳定患者最佳体位。让患者和超声医师均处于舒适的体位尤为重要。因为意识清楚的患者不适时移动会导致图像采集困难，而医务人员体位不合适会导致精力不集中而影响判读能力。在保证患者舒适和隐私的前提下，移除包括心电图（ECG）在内的所有胸前物品。尽可能使用超声系统配备的ECG，以便于在超声图像和视频中识别心动周期。但应注意以下两点：

- 感染防控患者应避免使用ECG（如高传染性感染患者）。
- 心脏骤停时，床旁活动会导致ECG伪差。

5.3 即时心脏超声方案

尽管没有标准的心脏超声切面扫查顺序，但若每次遵循相同顺序可减少关键图像和测量的漏查风险。FUSIC心脏方案和BSE L1方案的扫查顺序，均是从胸骨旁声窗开始，然后移至心尖声窗，最后检查剑突下。紧急情况下的原则是，重点检查临床问题相关的切面。这类患者很少所有的声窗都很清晰。因此，如果患者的肋间声窗质量较差，应重点扫查其他较好的声窗，以尽可能提供更多的诊断信息。如果时间允许，可再返回到胸骨旁声窗检查。

TTE使用的是在尾部内置压电晶片阵列的相控阵矩形探头。探头一侧的方向标识对应超声图像的右侧。

5.4 基本探头移动方式

从放置探头起始位置调整以获得正确的切面。我们将采用以下四个术语描述探头运动（图5.1）。

- **滑动**是唯一一种探头与患者之间的接触点发生变化的移动方式。探头可以在垂直或水平方向上滑动。当近场结构对远场结构存在声影遮挡（如透过肋骨成像）时，滑动可能是绕过遮挡的最有效的方式。
- **旋转**指以探头中心顺时针或逆时针的移动，这是在长轴和短轴视图之间切换的移动方式。
- **摇摆**探头是与探头标记点所指方向平行的移动，扫查的组织结构保持不变，但显示的超声图像上左侧和右侧进行“摆动”。
- **倾斜**是垂直于探头标记点方向的移动。倾斜探头的目的是通过倾斜观察超声切面前后的组织。

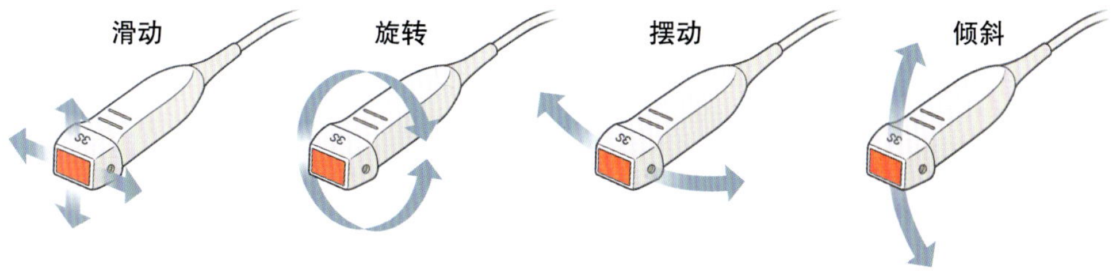

图5.1 探头的操作。

5.5 超声检查操作

5.5.1 胸骨旁长轴（PLAX）

探头应放置在胸骨左侧，通常在第二、第三或第四肋间，探头标记指向患者右肩。PLAX的示例见图5.2a。可通过上下肋间隙移动寻找标准切面。标准切面为左心室（left vebtricle，LV）的下外侧壁与超声束平行。对于肺功能残气量（FRC）升高的患者（例如患有阻塞性肺疾病或进行机械通气时使用呼气末正压），往往无法获取标准切面。这是因为心脏随着膈肌下移，导致LV外侧壁移位，而较难与超声速平行。

这种情况下，应该旋转探头，以保证LV前侧壁平行于超声扇面。左肺的遮挡是难以获得这个切面最大的屏障。因肺组织会从上方或者侧方阻挡超声束到达心脏，因此尽可能向内侧滑动探头（直到胸骨，但应避免越过胸骨成像），然后向下缓慢滑动探头，直到心脏显现。标准的切面仅显示基底部和LV中部段，不包含心尖。

同胸部X线的解读方法一样，对于超声图像的解读应该按照一定的顺序。建议PLAX切面从远场到近场进行解读。

心包

首先识别胸主动脉降段短轴。这是区分心包腔和胸膜腔积液的重要标识。位于胸主动脉远端的是左侧胸腔积液（积液位于胸主动脉后方，因为这是胸膜腔的边缘），而位于主动脉和左心房（left atrium，LA）间的积液为心包积液。

左心房

下一步评估LA。图像右侧依次为：右心室流出道（right ventricular outflow tract，RVOT），主动脉根部和左心房。在PLAX切面，这三个结构的正常直径大致相等。因病理状态导致上述结构缩小的情况极为罕见，因此如果其中一个或两个结构大于其他的结构，则考虑其存在扩张。尽管原发性左心房扩张较少，但它能为二尖瓣疾病、左室充盈压力升高或房颤等疾病提供间接证据。

二尖瓣

接下来评估二尖瓣（mitral valve，MV）。超声扇面的近场为二尖瓣前叶（anterior mitral valve leaflet，AMVL），远场为二尖瓣后叶（anterior mitral valve leaflet，PMVL）。AMVL面积比PMVL面积大，而在这个切面中会显得更大。评估内容包括瓣叶厚度和是否有赘生物，并评估收缩期（瓣叶对合点在瓣环的心室侧，而不是脱到心房侧）和舒张期（瓣叶开放，血流从LA流入LV）的运动情况。舒张早期，AMVL打开，与室间隔（interventricular septum，IVS）的间距小于5mm。AMVL靠近IVS受阻，可能是由于结构性MV病变引起的开放受限，偏心性主动脉反流（aortic regurgitation，AR）斜穿过AMVL的心室面，或者是左心室射血分数（left ventricular ejection fraction，LVEF）降低导致的心输出量减少所致。

左心室

顺着血流方向，下一步评估LV。由于PLAX切面的超声束与LV壁垂直，因此该切面是评估全心动周期室壁厚度和增厚率的理想切面。在这个切面，能观察十七节段中的四个部分，包括基底段（LV近MV的1/3）、下侧壁的中间段和前间壁。室壁增厚可能是慢性LV后负荷升高（例如，慢性高血压或主动脉瓣狭窄）、肥厚型心肌病或浸润性心肌病的表现。评估舒缩期LV室壁的运动和增厚率。正常室壁在收缩期应增厚约50%（与舒张末期相比）。增厚率减少被称为运动障碍，而不增厚（或几乎不增厚）则称为无运动。由于相邻心肌会带动无运动室壁被动运动，因此须同时评估室壁的运动和增厚率。

视觉评估LV舒张期内径，而BSE L1方案还包括基本数据测量。通过心电图和二维图像（主动脉瓣关闭，MV关闭初期）确定舒张末期后，冻结图像。测量基底段前间隔和下侧壁之间的垂直距离。不同机构规定的正常值参考范围略有不同，英国BSE规定正常上限男性为56mm，女性为51mm[5]。评估舒张末期到收缩期LV内径的变化（视觉评估或测量计算收缩分数）。由于这是对三维结构的线性测量，所以如果LV有节段性室壁运动异常将会导致测量误差，如takotsubo应激性心肌病（心碎综合征）时，基底段运动过度，而心尖段运动严重抑制。

主动脉瓣和主动脉

接下来是评估主动脉瓣（aortic valve，AV）和主动脉根部。如果是三叶AV，近场为右冠窦（right coronary cusp，RCC）瓣叶，远场为左冠窦（left coronary cusp，LCC）或无冠窦（non-coronary cusp，NCC）瓣叶。AV的评估内容与MV相同，包括瓣叶厚度、赘生物以及在瓣叶开放（收缩期）和关闭（舒张期）时的运动情况。即时超声心动图不包括多普勒超声，因此其不能对瓣叶狭窄程度进行定量评估。但若瓣叶增厚或钙化的瓣膜合并开放受限，则应怀疑存在狭窄并进行全面评估。排查根部是否存在扩张（通过与LA和RVOT的比较进行视觉评估）或者夹层。

右心室

最后我们应该评估近场中右心室（right ventricle，LV）的一小部分，即RVOT。与LV一样，评估内容包括室壁厚度、腔径大小和室壁增厚率及运动情况。尽管RV游离壁一般在剑突下切面评估（上限为5mm），但若在胸骨旁切面就发现其明显增厚，就应怀疑是否存在慢性肺高压导致的肥厚。通过与主动脉根和LA进行比较，以及IVS后移程度评估RV大小。RV的收缩包括纵向收缩和横向收缩，在这个切面评估的是横向收缩功能。

彩色流多普勒

BSE L1方案中，二维超声后应进行彩色流多普勒超声检查。首先，将彩色采样框放置在主动脉根、AV、LVOT和LV基底部（图5.2b）。观察的主要内容包括LVOT内的湍流（收缩期），这表明存在瓣膜狭窄或LVOT动力性梗阻；以及主动脉反流（舒张期），它表现为从AV到LV的高速射流。

彩色采样框应包含MV和LA（图5.2c），以评估是否存在二尖瓣反流。同其他瓣膜的彩色多普勒检查一样，检查过程中应缓慢倾斜探头，在几个心动周期里对瓣膜下缘到上缘全方位扫查。偏心性反流容易被低估或者漏诊。确诊存在反流后，应进一步描述其反流容积（反流束与LA的比值）以及反流方向（中心性或者偏心反流，能为病因提供线索）。

5.5.2 胸骨旁短轴（parasternal short-axis，PSAX）

优化PLAX切面后，顺时针旋转探头约90°是获得PSAX切面最简单方法。由于需要旋转探头，所以探头标记点会指向锁骨中线和左肩之间（具体位置会因患者而异）。但PSAX切面的中心位置依然与原PLAX切面相同。FUSIC心脏方案中PSAX只包含LV中段这一个切面，而BSE L1方案还包含AV水平（或大血管水平）、MV水平（或基底部水平），以及最外侧的LV心尖部水平。本章节中，我们将对上述从内到外的四个切面均进行讲解。

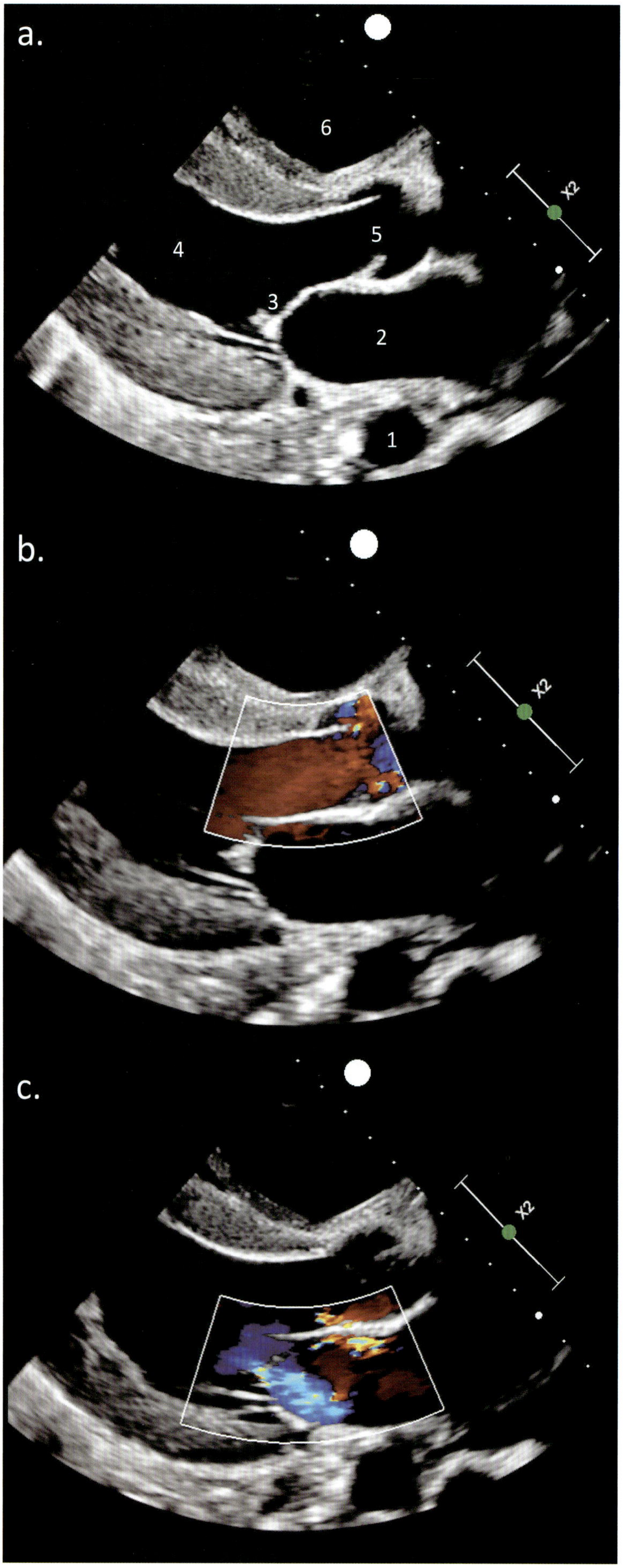

图5.2 （a）PLAX：1-降主动脉；2-LA；3-MV；4-LV；5-AV；6-RVOT。（b）PLAX，收缩期AV和LVOT的彩色多普勒血流信号。（c）PLAX，收缩期MV和LA的彩色多普勒血流信号，显示二尖瓣反流。

主动脉瓣

PSAX AV切面（图5.3a）以AV为中心，周围环绕着LA（远场），RA（图像左下方），三尖瓣（tricuspid valve，TV；AV左侧），RVOT（近场）以及肺动脉瓣（pulmonary valve，PV；AV右前方）。由于LV位于AV的侧下方，因此该切面无法观察到LV。这个切面是即时心脏超声检查中观察AV最有用的切面。三叶AV闭合时，其对合缘为字母“Y”的形状。瓣叶以从相应的主动脉窦起源的冠状动脉命名。分别为前方的RCC，右后侧的LCC［上方为左主干（left main stem），LMS］，左后侧的NCC（无相对应的冠状动脉）。检查项目包括瓣膜的瓣叶数（二叶畸形发病率为0.5%～2%），增厚和钙化情况，以及收缩期的运动和赘生物。

左心室基底部/二尖瓣切面

倾斜探头，让超声扇面横向扫描，即可获得PSAX MV切面（图5.3b）。这个切面能获得MV的正面视图，其中较大的AMVL占了约2/3的面积，而远处较小的PMVL占了大部分周长。观察项目同样包括瓣叶厚度、运动和赘生物。环绕MV的是LV的基底段。

为了便于描述，左心室被划分为17个节段（基底段6个、中间段6个、心尖段4个和心尖部），而本切面包括基底段的6个节段。从近场中IVS开始，顺时针围绕LV旋转，依次为：前壁、前侧壁、后侧壁、下侧壁、下间隔和前间隔。观察切面中所有能观察到的LV室壁的运动和增厚率。

中心段乳头肌切面

进一步倾斜探头，依次看到瓣下的腱索和乳头肌、然后观察到LV室壁的两个乳头肌即到达中间段水平（图5.3c）。这个切面中LV被划分为与基底段相同命名的6个部分。连接LV下壁的是后内侧乳头肌，连接前外侧壁的是前外侧乳头肌。

这个切面主要用于诊断节段性室壁运动异常（regional wall motion abnormalities，RWMAs）。尽管冠脉分布在正常患者中存在变异，但是在这个切面中三条主要冠状动脉供血分区一般为：左前降支（left anterior descending，LAD）供应前间隔和前侧壁，左回旋支（left circumflex，LCx）供应前外侧壁和后外侧壁，而右冠状动脉（right coronary artery，RCA）供应下壁和下间隔壁。对比观察每个节段与相邻和对侧节段收缩功能。节段性室壁运动差异常提示可能存在潜在的冠脉疾病。

此外，需要特别关注IVS的形态。健康者中，RV压力在全心动周期，特别是收缩期均低于LV压力。导致右心室容量增加的急性或慢性疾病会导致IVS向左侧偏移，使其变平并在舒张期呈“D”形。当RV收缩压也增加时，上述变化在收缩期间亦能观察到。

心尖部

最后超过乳头肌继续倾斜探头，直到超声切面达到LV心尖部。

从切面近场顺时针依次为4个LV节段：前壁、外侧壁、下壁和间隔壁。同样需要检查LV室壁的增厚率和运动情况。

5.5.3 心尖四腔心（apical four-chamber，A4Ch）

探头置于心尖部，方向标记点朝向患者左侧（3点钟方向）。然后轻斜探头，使超声扇形向前上方扫查，即可获得心脏四个腔室的切面，包括近场的心室和远场的心房（图5.4a）。

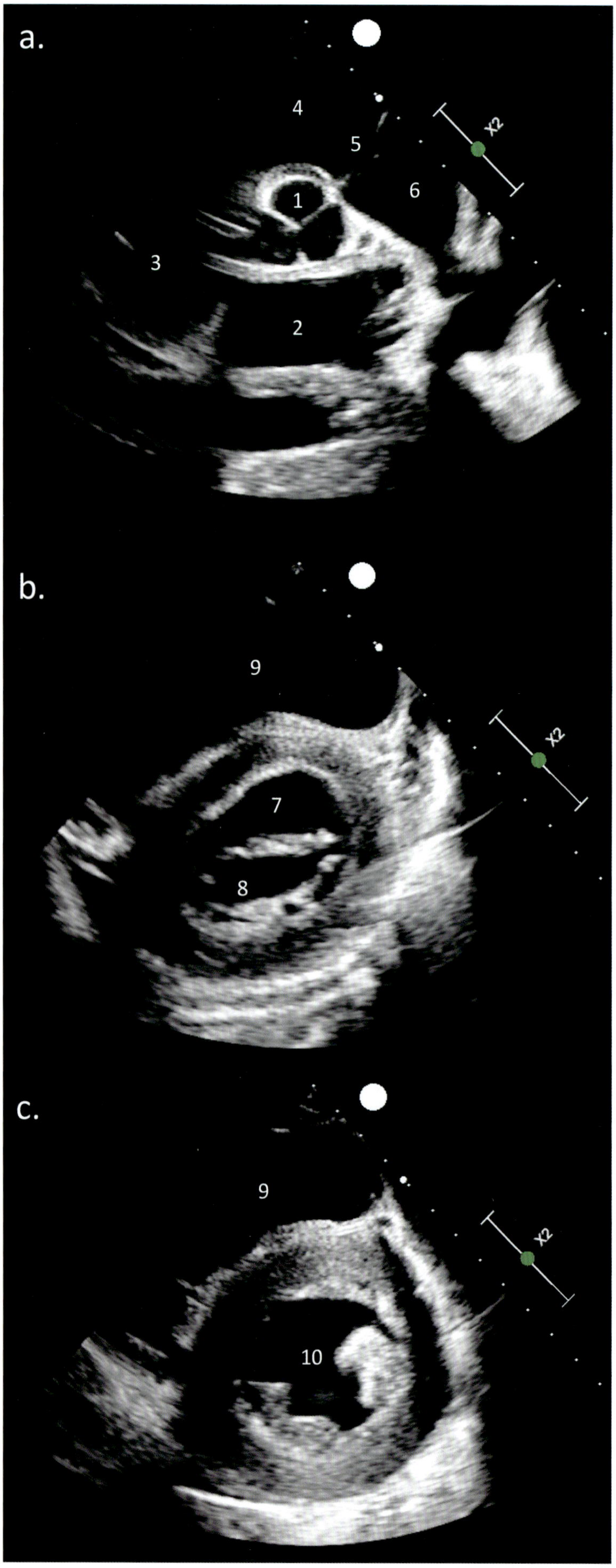

图5.3 （a）PSAX：1-AV；2-LA；3-RA；4-RVOT；5-PV；6-PA。（b）PSAX：7-AMVL；8-PMVL；9-RV。（c）胸骨旁中间段：9-RV；10-LV。

左心室

探头下方即为LV心尖，IVS与超声声束平行，位于图像长轴。要注意避免图像短切，即由于探头在胸壁的位置高于或者低于心尖水平，导致超声图像不包含心尖部而使心室短平状。正常LV室腔为子弹头状，RV呈三角形。心尖出现意料外圆钝，特别是在收缩期时，心尖显得不成比例过度增厚时，应怀疑出现上述短切现象（由于LV室壁被斜切导致）。

首先检查左心室，包括室壁厚度、增厚率和运动情况。A4Ch切面［和心尖二腔心切面（apical two-chamber view，A2Ch）］是辛普森双平面法估算LVEF的两个切面之一。尽管即时心脏超声评估不包含这项测量，但该切面有助于对LV收缩能力进行全面评估，并且这样能够提升心脏超声初级阶段对LV收缩功能视觉评估的准确性。该切面包含LV下间隔和前外侧壁。通常下间隔的基底段由RC供应，前外侧壁LAD或者LCx供应。

右心室

由于RV环绕于LV周围，二维超声心动图切面无法反映RV的几何形态。但A4Ch切面能够通过与LV对比评估RV的大小和功能。正常情况下，RV显著小于LV（LV大小正常的情况下），其中标准A4Ch视图中，RV面积不小于LV面积的2/3。如果RV超过LV，则表明RV显著扩张。

RV收缩能力评估，包括纵向（收缩期三尖瓣环向心尖移动的距离）和横向（RV游离壁向IVS运动的距离）两方面，并结合两者对RV收缩功能进行整体评估。三尖瓣环收缩期位移（tricuspid annular plane systolic excursion，TAPSE）是一种简单的评估纵向收缩功能的方法。测量方法为：放大三尖瓣环，将光标置于三尖瓣环的铰链稍外侧，调为M超模式（图5.4b）。测量长轴上心室舒张期末至收缩期末的位移距离。TAPSE＜17mm则高度提示RV收缩功能障碍。右心室面积变化分数（RV fractional area change，RVFAC）评估RV收缩功能与MRI测量的右心室射血分数（RVEF）具有良好的相关性。测量方法是：在舒张末期（RVEDA）和收缩末期（RVESA）描绘RV面积，从游离壁上的三尖瓣铰链点开始到心尖，然后沿着IVS向下到三尖瓣隔瓣铰链点，并使用以下公式进行计算：

$$RVFAC=(RVEDA-RVESA)/RVEDA。$$

男性RVFAC＜30%，女性RVFAC＜35%为异常。

二尖瓣和三尖瓣

MR和TV的评估要点依然包括瓣叶的厚度和活动度。排查舒张期（开放受限）或收缩期（闭合不全）中的运动受限，以及收缩期运动过度（瓣叶对合点脱出于瓣环平面外）。

心房

评估心房的相对和绝对大小。正常情况下，房间隔（interatrial septum，IAS）位于两心房中线，随着心动周期的变化会有轻微摆动。一侧心房压力升高会导致IAS偏移弯曲。尽管左右心有同时发生病理改变的可能，但是一般IAS向右侧弯曲，提示主要为左心问题，而向左侧弯曲则提示可能存在右心病变。

彩色多普勒

按照BSE L1方案，将彩色取样框置于MR和LA，以及TR和RA区域，评价是否存在功能障碍（图5.4c和图5.4d）。

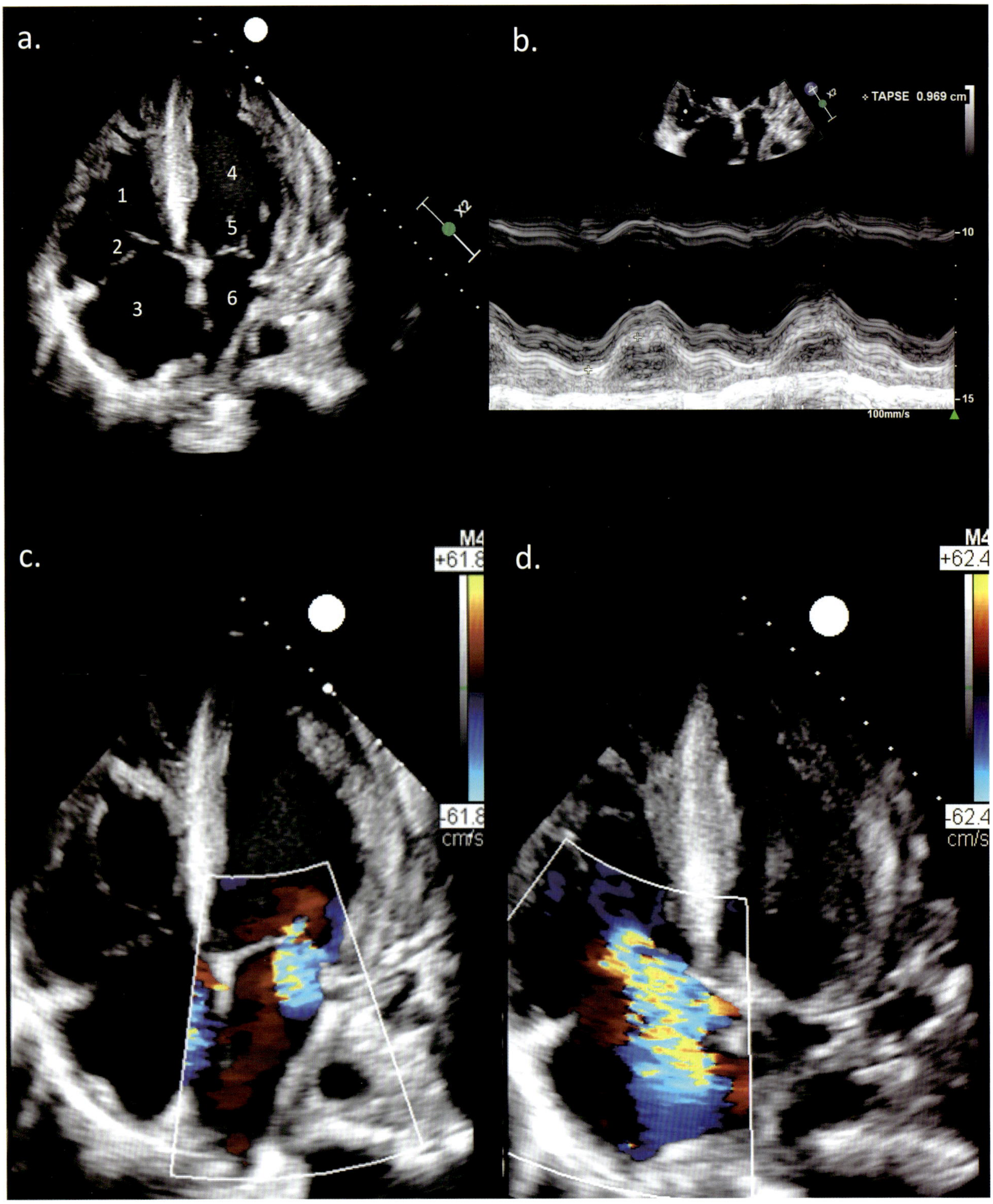

图5.4 （a）RV和RA扩张患者的A4Ch切面：1–RV；2–TV；3–RA；4–LV；5–MV；6–LA。（b）TAPSE测量的M超声模式。（c）收缩期，A4Ch切面MV和LA区域彩色多普勒显示二尖瓣反流。（d）收缩期，A4Ch切面TR和RA区域彩色多普勒显示三尖瓣反流。

5.5.4 心尖五腔心（A5Ch）

FUSIC心脏方案不包含这个切面，但BSE L1基本方案应对其进行扫查。图像获取方法是在A4Ch切面基础上，向前倾斜探头，直到超声扇面扫查到LVOT和AV（前文从PLAX切面可知AV位于MV前方），但这会导致MV和（或）TV部分或者全部结构丢失（图5.5a）。将彩色取样框放置在LVOT、AV和主动脉根部（图5.5b）。该切面需要评估收缩期LVOT是否有湍流以及从AV到LV的反流。

5.5.5 剑突下四腔心（SC4Ch）

患者仰卧位。清醒患者配合屈膝放松腹壁肌肉，可改善图像质量和舒适度。将探头放置在剑突下方，向前胸腔方向倾斜扫查，探头标识朝向患者左侧（3点钟方向）。切面图像为偏轴四腔心，左侧是心房，右侧是心室（图5.6a），肥胖患者或腹内压升高的患者这个切面不太容易获得，但在FRC升高、肺过度膨胀导致隔膜和心脏下移的患者中非常实用。除A4Ch包括的评估内容外，该切面还能用于心包积液的评估。此外，由于该切面受胸外按压干扰最小，所以其在心脏骤停时亦非常有价值。

5.5.6 下腔静脉

评估完SC4Ch后，将探头逆时针旋转90°（方向标记指向患者下巴，即12点钟方向），并上抬探头，使超声扇指向下胸部（超声图像的右侧）和上腹部（超声图像的左侧）。然后倾斜探头直到追踪到IVC进入RA（图5.6b）。初学即时心脏超声的学员，可能较难区分IVC和与之平行的降主动脉。一般来说，降主动脉位于IVC的稍左侧略深的位置，并且在LV后方而不是与RA相连。

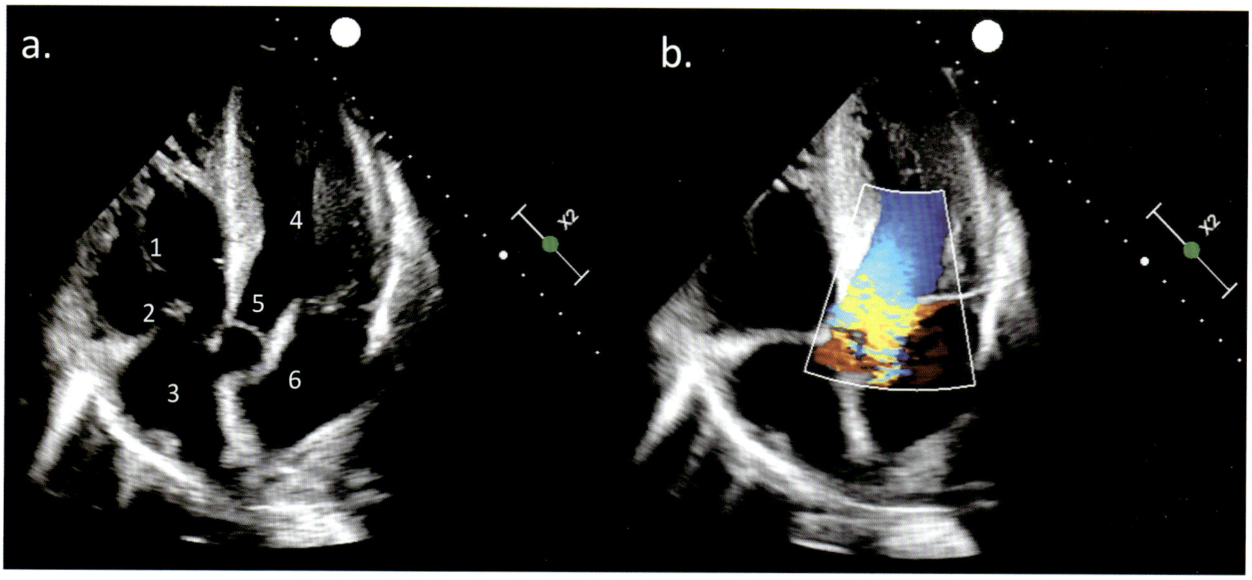

图5.5 （a）RV和RA扩张患者的A5Ch切面：1-RV；2-TV；3-RA；4-LV；5-LVOT；6-LA。（b）收缩期，A5Ch切面AR和LVOT区域彩色多普勒血流信号。

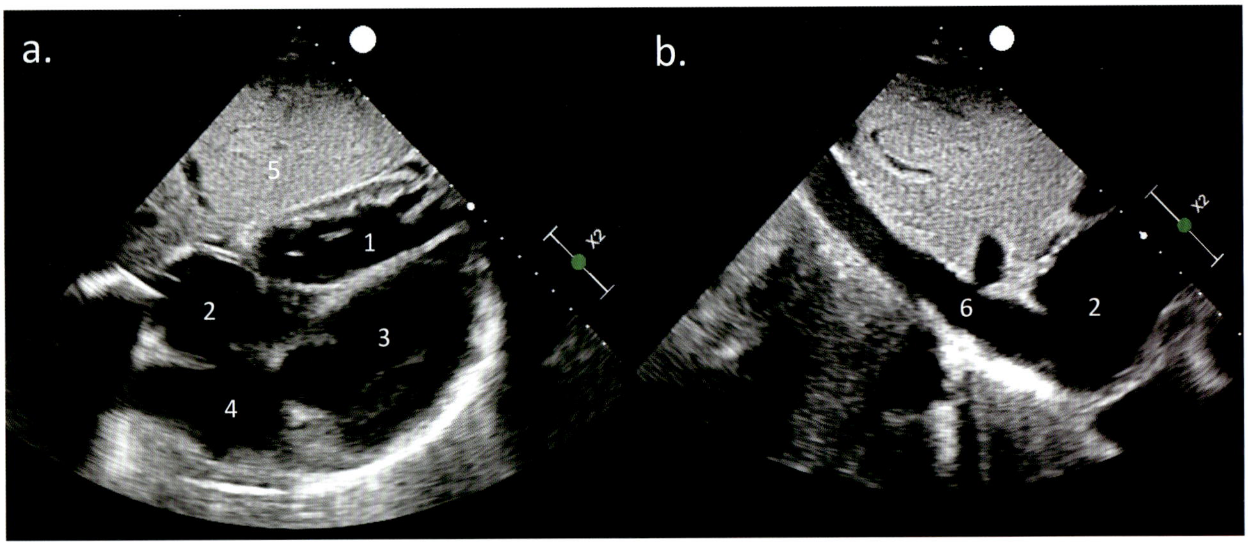

图5.6 （a）SC4Ch切面：1-RV；2-RA；3-LV；4-LA；5-肝脏。（b）剑突下IVC切面：2-RA；6-IVC。

下腔静脉直径以及呼吸周期中，其变化率可用于评估输液反应（见第24章）。测量点为RA/IVC连接点的下方约2cm处，即肝静脉汇入腔静脉点的下方。由于呼吸运动会导致静脉移动，应保证垂直于下腔静脉壁测量以避免高估腔静脉直径。

5.5.7 超声报告和交流

评估完成后，检查者需要填写超声报告并告知转诊医生（如果检查人不是责任医生）。ICS和BSE均提供了可填写二元结论的超声报告模板（如“LV明显受损？”见4.1节）。应在部门内采用统一规范的报告模板。无论采用哪种报告模板或单位内部自制的模板，都应包括填写结论的部分。结论应强调即刻就能威胁生命的病理状态（如可能引起心包填塞的心包积液），以提醒报告阅读者问题的严重性。

5.6 总结

即时心脏超声在重症监护领域越来越受到重视。它使临床医生能够快速评估床边患者的心脏功能，并确定重要的病理状态。但检查者应了解到这种快速评估可能遗漏细节，有必要时还需进行更高级别的检查。

程 怡译 王 庚校

第6章

经食管超声心动图基础

06

Dan Aston

使用超声波透过食管壁对心脏和大血管成像的技术始于20世纪70年代。早期的探头以固定的方向安装在刚性内镜的尖端，并且仅可发射一束超声波。那时的人们只能使用连续多普勒模式和M模式，检查主动脉和心脏内部结构的血流，而无法生成我们现今所熟知的图像。

经食道超声心动图（TEE）的技术进步非常迅速，很快就发展出了二维成像，并开始使用改良的柔性胃镜，使内镜的机动性大大增强，成像的范围也扩大了很多。随着时间的推移，内镜的体积变得更小，探头构造变得更复杂，到20世纪80年代，TEE已经成为一种成熟的诊断工具，既用于心脏病患者，也用于围术期患者的检查。

如今，TEE探头具有若干不同的尺寸，在不同的平面上具有高度的灵活性，每个探头都具有多个不同的频率，可以使用脉冲和彩色血流多普勒，具有可旋转扫描角度的全平面换能器，能够获得高分辨率的2D和3D图像，在心胸外科、心脏病学实践、重症监护等方面得以广泛应用。

6.1 适应证、风险和禁忌证

欧洲超声心动图协会[1]、美国麻醉医师协会（ASA）和心血管麻醉医师协会（SCA）于2010年发布了三类患者（接受心脏手术的患者、接受非心脏手术的患者和重症监护室的患者）使用TEE的最新指南。这两套指南很相似。

对于无禁忌证、正在接受胸主动脉手术、涉及瓣膜（包括心内膜炎）的心脏手术、复杂心包引流或放置心内装置的患者，建议使用TEE。ASA/SCA指南还建议，冠状动脉搭桥术（CABG）患者，可以考虑使用TEE。TEE也可用于感染性心内膜炎和主动脉夹层的术前评估或诊断，或人工瓣膜的评估，以及在某些情况下用于心脏复律前排除左心耳血栓的存在。

对于非心脏手术，如果手术特性或患者自身合并的心血管疾病，可能导致严重的血液动力学障碍、肺脏或神经系统损伤，则建议使用TEE。例如肺或肝移植手术、大血管手术（包括创伤手术）、有静脉血栓栓塞风险的神经外科手术，以及患有严重冠心病或瓣膜性心脏病或心力衰竭的患者。在重症监护方面，对于已知或怀疑患有心脏病的患者，若存在严重的甚或危及生命的血液动力学障碍，并且经胸超声心动图（TTE）或其他成像方式无法进行充分评估或来不及进行时，建议使用TEE。TEE也可用于探寻栓塞来源，如左心耳血栓。

TEE引起的并发症通常很少见，轻重不一。相对较轻的并发症包括口腔和牙齿损伤以及咽喉疼痛等，较严重的损伤包括胃肠道出血、食管或胃黏膜撕裂或穿孔等，极少数情况下甚至可能导致患者死亡。通常，与清醒镇静下进行操作的患者相比，全身麻醉的患者发生严重并发症的情况更常见一些。对于胃食管穿孔，各种不同规模的研究报告表明，每10 000名接受TEE检查的患者，有1～9名患者发生了穿孔（0.01%～0.09%）[3]。2017年，一项在英国和爱尔兰进行的为期1年多的大型多中心前瞻性研究，收集了22 000多例TEE检查的数据，发现有17名患者出现了腭部损伤或胃食管穿孔等严重并发症，发生概率为1：1300（略低于0.08%）[4]。7例死亡患者直接归因于这些并发症，相当于总死亡率为1：3000。此外，那些不幸自身具有严重合并症的患者，其死亡率为41%。相比之下，一项对超过100 000例上消化道内镜检查研究发现的死亡率和穿孔率分别为0.01%和0.03%[1,5]。

除了患者拒绝外，TEE的绝对禁忌证是存在争议的，ASA/SCA宣称没有足够的文献来评估可能存在的禁忌证。除了食管切除术或食管胃切除术的病史外，ASA和SCA之间也没有就绝对禁忌证可能包括哪些情形达成共识。欧洲超声心动图协会也没有给出TEE的禁忌证列表，但他们警告说，如果在插入探头时遇到阻力，则应终止操作，并在再次尝试TEE之前，进行上消化道内镜检查。表6.1[6]列举了关于TEE禁忌证的建议。

6.2 经食管超声心动图与经胸超声心动图

经食管超声心动图（TEE）和经胸超声心动图（TTE）是互补的，二者对于心脏的完整和全面评估都很有用。有些（解剖）结构，采用这两种技术都可以很好地进行成像或测量，但在某些情况下，其中一种技术与另一种技术相比存在一些差异和优势。

表6.1 Suggested absolute and relative contraindications to TOE

Suggested absolute contraindications	Suggested relative contraindications
Known oesophageal pathology: • Stricture • Trauma • Tumour • Mallory－Weiss tear • Diverticulum	Atlanto-axial joint pathology or severe cervical arthritis that restricts cervical mobility Prior radiation therapy to the thorax Symptomatic hiatus hernia History of GI surgery Recent upper GI bleeding or oesophageal varices Oesophagitis or peptic ulcer disease
Oesophagectomy or oesophagogastrectomy	Thoraco-abdominal aneurysm
Active upper GI bleeding	Barrett's oesophagus
Perforated viscus	History of dysphagia
Recent upper GI surgery	Coagulopathy or thrombocytopenia

Adapted from Table 4 in J Am Soc Echocardiogr, 2010;23:1115, with permission from Elsevier. GI – gastrointestinal.

最明显的区别是探头的位置和设计。经胸超声心动图是一种相对更加安全舒适的方法，可以在清醒的患者身上进行，几乎不会引起不适，也不会带来特定的风险，而经食管超声心动图则可引起患者的不适感，可能需要镇静，或偶尔需要全身麻醉。事实上，如果在进行TEE检查时不予以镇静的话，较强的刺激可能会引起高血压和心肌耗氧量增加，对于可能存在心血管不稳定或病变的患者，这两种情况都是非常不利的。

进行经胸超声心动图检查时，探头位于前胸壁，而经食管超声心动图的探头则位于心脏后方。因此，使用经胸超声技术时，前部结构（如心尖）的图像质量往往更高，而那些比较靠后的结构（如左心耳、房间隔和胸主动脉），通过经食管超声检查则显示得更好一些。后者也可以在诸如心脏手术后的情况下提供更好的图像，因为敷料和引流管会妨碍从前方获得良好的超声心动图声窗。同样，对于一些BMI较高的患者，经食管超声心动图的成像质量可能优于经胸超声心动图。

对于心腔大小的测量和经瓣膜血流的多普勒检查，TTE被认为是更为可靠的方法，而在需要彻底评估二尖瓣和寻找心内膜炎的征象时，则需要使用TEE。TEE可提供大部分胸主动脉的高分辨率图像，但使用TTE可以更好地显示主动脉弓近端和升主动脉远端的图像，尽管分辨率较低[7]。

6.3 TEE的成像平面和探头的动作

大体来说，超声心动图可以提供三维解剖结构的二维图像。因此，为了对解剖结构进行正确的评估，必须从几个不同的角度对其进行观察，TEE探头和换能器的设计，使其成像切面的范围非常广泛。

在食管中，探头可以向前推进以观察更深和更靠下方的结构，也可以回撤以观察靠近上方的结构。它可以顺时针（向右）旋转，也可以逆时针（向左）旋转。可以使用探头手柄上的大轮控制探头的尖端向前或者向后弯曲，也可以使用小轮使其向左或向右弯曲。通过锁定装置，可以将控制轮固定在适当的位置，以使探头尖端保持在特定的角度，但是在推进或回撤探头时不应锁定探头位置，因为拉动弯曲的探头通过相对狭窄的食管存在（损伤的）风险。同样，除非探头在胃里，否则应避免较大的屈曲动作，以降低食管损伤的风险。

虽然临床实践中，大多数超声探头的换能器产生的超声波束，是一个方向固定并平行于探头长轴的扇形，但TEE探头上的全平面换能器产生的扇形，可以使用探头手柄上的按钮或机器上的开关进行旋转。超声波束的角度显示在超声图像上。角度为0°意味着波束为横向的，垂直于探头的长轴和食管。如果将角度旋转到90°，波束变为纵向，并与探头和食管长轴平行。在180°时，超声波束与0°时处于同一平面，但图像左右反转。

6.4 成像模式和多普勒

我们可以通过几种不同模式，利用超声对感兴趣的解剖结构进行检查，如以下各节所述。

6.4.1 A模式

A模式，或称振幅模式，是一种老式的超声波使用方式，现在已经过时了。它是从单个压电晶体发射超声脉冲以形成窄波束，当超声波进入人体并接触到不同的结构时，一些能量被反射回探头。A模式下的图像显示为一系列尖峰的折线图，Y轴表示反射信号的振幅（强度），X轴为信号返回探头所需的时间。

由于超声在软组织中的速度是已知的，因此X轴通常显示超声脉冲行进的距离，从而显示反射超声脉冲的解剖结构所在的深度。

6.4.2 B模式/二维模式

在B模式或亮度模式下，图像显示为水平的一行光点。X轴仍然表示信号的深度，但振幅强度由光点的亮度表示。非常强的信号显示为亮白色，而较弱信号显示为暗淡的灰色阴影。

能够产生二维图像的换能器由排列成一行的多个压电晶体组成。每个晶体都会产生超声脉冲，这些脉冲一起形成比单独晶体产生的波束更宽的波束。然后可以以与B模式相同的方式显示出来，但将多行的光点拼接在一起，每束光点对应于不同的晶体。当将光点组成的线条放在一起观看时，就形成二维图像。

当超声脉冲被发送和接收时，每条线都在不断更新，并且图像是可以移动的。线更新的速度取决于换能器发射超声脉冲的频率（称为脉冲重复频率）。整个图像更新的速度称为帧速率，这决定了时间分辨率。二维超声的典型帧速率为每秒30～60帧，提供了足够高的时间分辨率来观察大部分的心脏运动。

6.4.3 M模式

如果需要对非常短的时间段进行精确测量，M模式可以提供比二维成像更高的时间分辨率。这是通过再次使用单个扫描线（如同B模式一样），绘制不同时间点扫描线所经过的组织结构所处的深度（由光点组成的线表示）来实现的。因为每个“帧”只需要更新一条扫描线，而不是组成整个二维图像的许多扫描线，所以更新速度可以更快（高达2000次/s）。

6.4.4 多普勒

多普勒原理指出，能量波的频率随着波源向接收器的方向移动而上升，随着波源向远离接收器的方向移动而下降[8]。频率变化的幅度与波源相对于接收器的运动速度成比例。如果发射一束已知频率的声波，而反射波却具有不同的频率（“频移”），则可以计算反射声波物体的运动速度。为了检测多普勒频移，能量波的方向必须平行于反射物的行进方向。能量波的方向与反射物行进方向之间的成角越大，测得的多普勒频移就越会低估反射物的速度。

对于经食管超声心动图而言，可利用这一原理计算通过心脏和大血管的血流速度。这项技术可以通过以下几种方式使用。

- 连续波多普勒（CWD）：一个晶体以恒定的频率沿单个扫描线连续发送超声，另一个晶体连续接收反射信号。然后使用多普勒频移来计算目标结构沿扫描线方向运动的速度，并将其绘制为速度与时间的关系曲线。CWD可以测量非常高的速度，但只能知道产生这些速度的反射物位于扫描线上，却无法精确定位它们的来源。
- 脉冲波多普勒（PWD）：单晶体发射一个脉冲，然后在发射下一个脉冲之前等待反射信号。使用这种方法，可以测量反射物沿扫描线的精确距离并精确定位其位置。然而，当测量的速度相对于超声的脉冲重复频率过快时，就会出现混叠伪影，因此PWD不能用于测量150～200cm/s或以上的较高速度。PWD也被绘制为速度与时间的关系曲线。CWD和PWD都不会产生“图像”，因为它们都只使用单个扫描线。

- 彩色血流多普勒（CFD）是PWD的一种形式，多普勒频移被编码为颜色并叠加到二维超声图像上。选择二维超声图像的一个区域进行CFD测量，在这个区域中，任何具有正多普勒频移的运动（即朝向换能器方向运动）都以红色表示，而任何具有负频移的运动（即远离换能器方向运动）都以蓝色表示。与PWD一样，CFD也会出现混叠现象。
- 多普勒大多用于血流运动和速度的测量，但组织多普勒成像（TDI）研究的是心脏中组织结构的运动。这种运动的速度比血液慢得多，而信号的强度（振幅）更高。TDI与PWD的相似之处在于，它可用于观察心脏的特定部位（例如，作为评估左室舒张功能方法之一的外侧和内侧二尖瓣环的运动）。

6.4.5 三维模式

静态结构的3D图像可以在采集一系列2D图像后获得，然后使用“离线”软件将这些图像拼接在一起。类似地，如果利用ECG在心动周期中的同一时点拍摄（一系列的）照片，则可以获得正在运动着的对象的静态3D图像。不过，这项技术依赖于窦性心律，并且不能存在异位搏动。或者，可以使用先进的换能器进行实时的3D成像，该换能器从相控阵发射超声脉冲。CFD也可以叠加到3D图像上，尽管帧速率可能很慢。

3D超声心动图与2D图像同时使用，在评估二尖瓣以诊断反流的确切机制方面以及房间隔缺损的闭合手术中，尤其有用。

6.5 标准切面

为了确保所有相关结构都得到正确和一致的评估，建立一套标准化的TEE检查方法就显得尤为重要。1999年，美国超声心动图协会和SCA制定了一套全面TEE检查的指南[9]。他们建议使用20个标准切面进行成像（所有这些重要切面见图6.1～图6.3，左室壁节段列表见表6.2）。在2013年更新的指南中又增加了8个切面[10]。

表6.2 左室壁的节段

编号	节段	显示的冠脉	编号	节段	显示的冠脉
1	基底段前壁	LAD	10	中间段下壁	RCA
2	基底段前间隔壁	LAD	11	中间段下侧壁	RCA/Cx
3	基底段下间隔壁	RCA	12	中间段前侧壁	LAD/Cx
4	基底段下壁	RCA	13	心尖段前壁	LAD
5	基底段下侧壁	RCA/Cx	14	心尖段间隔壁	LAD
6	基底段前侧壁	LAD/Cx	15	心尖段下壁	RCA/LAD
7	中间段前壁	LAD	16	心尖段侧壁	LAD/Cx
8	中间段前间隔壁	LAD	17	心尖帽	LAD
9	中间段下间隔壁	LAD/RCA			

LAD：左前降支，RCA：右冠脉，Cx：回旋支。

这些切面大致可分为探头位于食管或胃内的切面；位于食管上段或中段和经胃或经胃深部的切面。检查不同的结构，需要使用不同切面和成像模式的组合。以下是可以使用TEE检查的少数结构的说明。

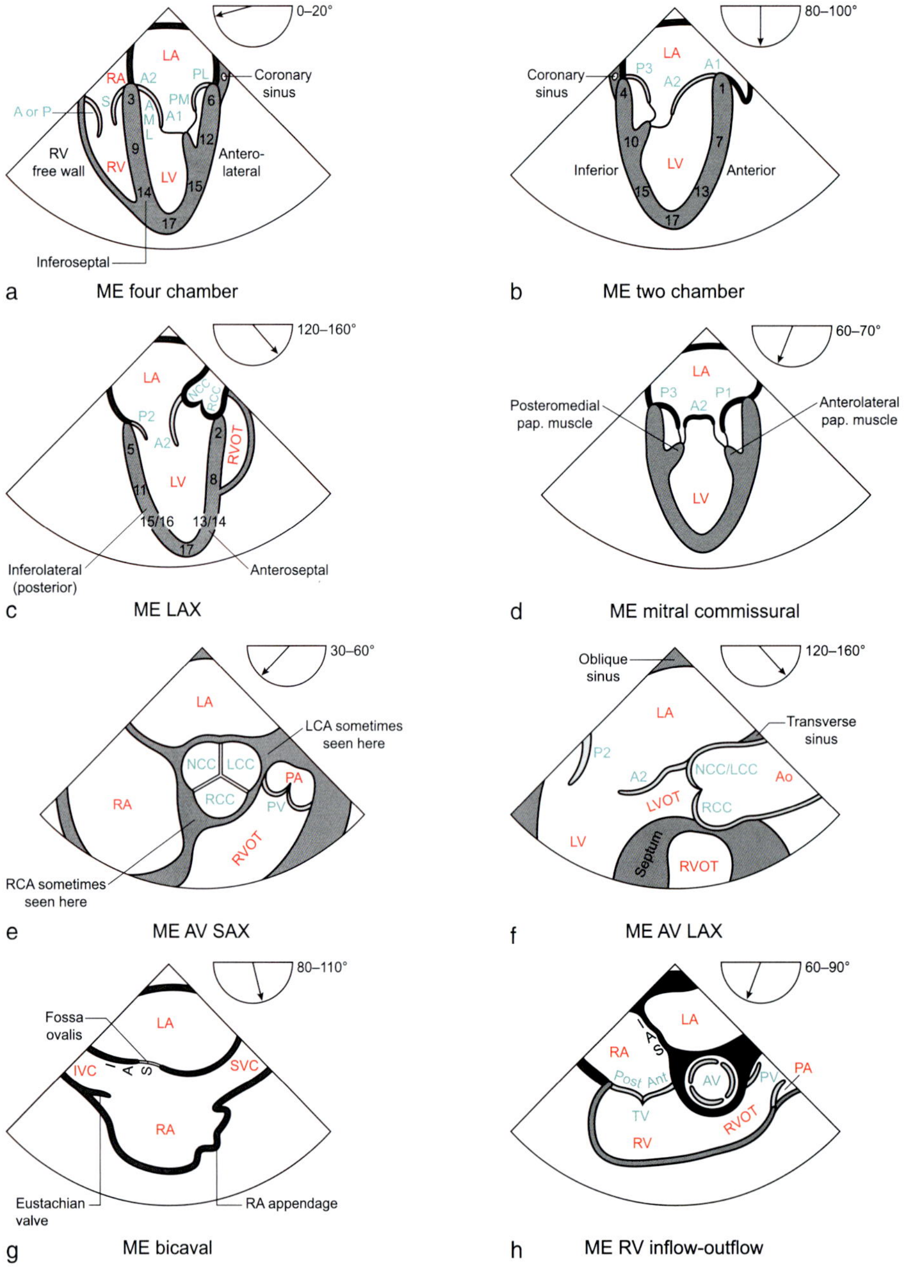

图6.1 Mid-oesophageal views.

(a) Mid-oesophageal four-chamber. (b) Mid-oesophageal mitral commissural. (c) Mid-oesophageal two chamber. (d) Mid-oesophageal long-axis. (e) Mid-oesophageal short-axis aortic valve. (f) Mid-oesophageal long-axis aortic valve. (g) Mid-oesophageal bicaval. (h) Mid-oesophageal right ventricular inflow-outflow.

Ao – aorta; Asc Ao – Ascending aorta; IVC – inferior vena cava; LA – left atrium; LAA – left atrial appendage; LV – left ventricle; LVOT – left ventricular outflow tract; PA – pulmonary artery; RA – right atrium; RPA – right pulmonary artery; RV – right ventricle; RVOT – right ventricular outflow tract; SVC – superior vena cava.

Based on images first published in J Am Soc Echocardiogr, 2011:23:1115, with permission from Elsevier.

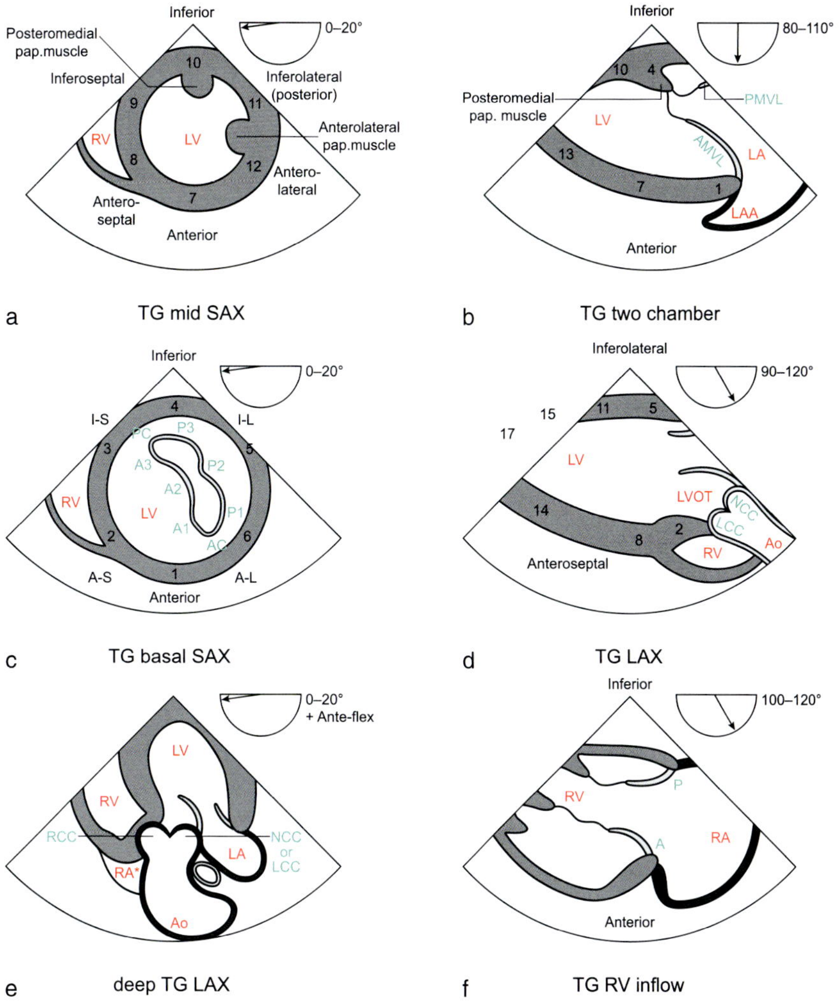

图6.2 Trans-gastric views.

(a) Trans-gastric mid short-axis. (b) Trans-gastric basal short-axis. (c) Deep trans-gastric long-axis. (d) Trans-gastric long-axis. (e) Trans-gastric two-chamber. (f) Trans-gastric mitral valve inflow.

Ao – aorta; Asc Ao – Ascending aorta; IVC – inferior vena cava; LA – left atrium; LAA – left atrial appendage; LV – left ventricle; LVOT – left ventricular outflow tract; PA – pulmonary artery; RA – right atrium; RPA – right pulmonary artery; RV – right ventricle; RVOT – right ventricular outflow tract; SVC – superior vena cava.

Based on images first published in J Am Soc Echocardiogr, 2011:23:1115, with permission from Elsevier.

6.5.1 二尖瓣（MV）

通过食管中段（ME）四腔心切面（0°）、二尖瓣连合部切面（60°）、两腔心切面（90°）和长轴切面（120°），以及经胃（TG）基底短轴切面（0°）和两腔心切面（90°），可以对MV进行全面的扫查。

从食管中段四腔心切面（ME 4Ch）开始，二尖瓣前叶（AMVL）位于图像左侧，而后叶（PMVL）则位于右侧。当角度增加超过二尖瓣连合部切面后，这种关系发生颠倒，所以在食管中段两腔心切面（ME 2Ch）和食管中段长轴切面（ME LAX），AMVL在右边，PMVL在左边。

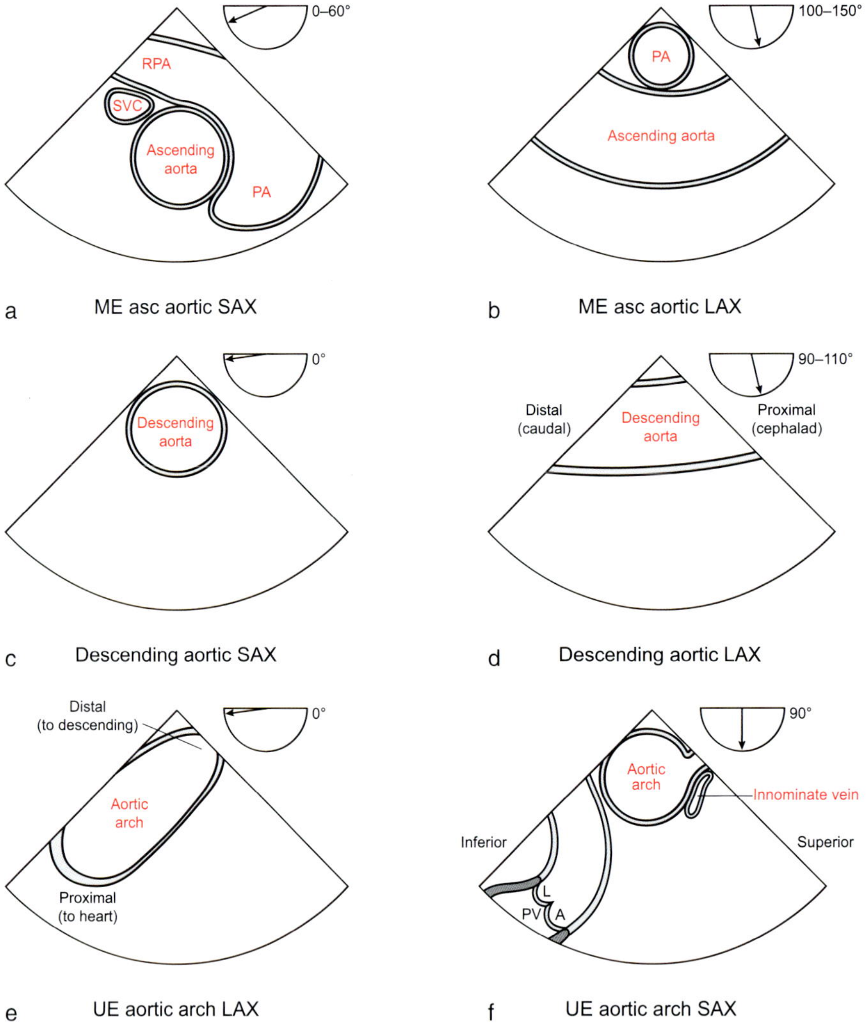

图6.3 Views of the aorta.

(a) Mid–oesophageal ascending aorta short–axis. (b) Mid–oesophageal ascending aorta long–axis. (c) Descending aorta short–axis. (d) Descending aorta long–axis. (e) Upper oesophageal aortic arch short–axis. (f) Upper oesophageal aortic arch long–axis.

Ao – aorta; Asc Ao – Ascending aorta; IVC – inferior vena cava; LA – left atrium; LAA – left atrial appendage; LV – left ventricle; LVOT – left ventricular outflow tract; PA – pulmonary artery; RA – right atrium; RPA – right pulmonary artery; RV – right ventricle; RVOT – right ventricular outflow tract; SVC – superior vena cava.

Based on images first published in J Am Soc Echocardiogr, 2011:23:1115, with permission from Elsevier.

在ME 4Ch切面水平，扫描扇区将瓣膜一分为二，从而可以观察到瓣叶的中间2/3（A2和P2）。将探头回撤2～3cm以显示食管中段五腔心切面（ME 5Ch），可看到瓣叶的外侧1/3（A1和P1），而将探头从ME 4Ch切面推进2～3cm，则可检查瓣叶的内侧2/3（A3和P3）。

经胃基底短轴切面显示MV的正面（“鱼嘴”）视图，能够进一步评估瓣环或瓣叶的病变，而经胃两腔心切面（TG 2Ch）可以很好地显示（二尖瓣下的）乳头肌和腱索结构。

在食管中段切面对通过二尖瓣的血流进行多普勒测量很容易实现，因为通过瓣膜的血流方向与超声波束的方向平行；而在TG 2Ch切面则无法对流经MV的血流进行多普勒测量，因为血流的方向与超声波束的方向垂直。

6.5.2 主动脉瓣

食管中段主动脉瓣短轴切面（ME AV SAX），是通过将探头从食管中段四腔心切面（ME 4Ch）回撤3～5cm并将扫描角度增加到30°左右而获得的。该切面显示了主动脉三个瓣尖的良好横截面图像，如果存在反流，则可使用CFD观察。在食道中段长轴切面（ME LAX），主动脉瓣位于二尖瓣右侧，上方为无冠瓣（NCC）或左冠瓣（LCC），下方为右冠瓣（RCC）。在该切面还可以测量左心室流出道（LVOT）、主动脉瓣环和主动脉根部结构的直径。

在经胃深部切面（DTG，0°）或经胃长轴切面（TG LAX，90°～100°），左室流出道和主动脉瓣分别位于图像的左下角或右下角。这两个切面都能够使扫描线与通过LVOT的血流方向对齐，而这在食管中段切面是不可能做到的。因此可以在这两个切面使用CWD测量通过左心室流出道和主动脉瓣的血流速度。

6.5.3 左心室

通过食管中段的四腔心切面（ME 4Ch）、两腔心切面（ME 2Ch）、长轴切面（ME LAX）、经胃基底短轴切面（TG basal SAX）和经胃中部短轴切面（TG mid SAX）以及经胃两腔心切面（TG 2Ch），可以最好地对左心室（LV）进行观察。为了超声心动图描述方便，将左心室分为四个部分：基底段、中间段、心尖段和心尖。基底段和中间段的室壁各分为六个节段：前壁、前间隔壁、前外侧壁、下壁、下间隔壁和下外侧壁。心尖部分分为四个节段：前壁、间隔壁、下壁和外侧壁。心尖本身是一个单独的节段，共有17个节段。

每个节段都应在收缩期增厚，在舒张期完全松弛。左室壁的缺血会在不同的节段产生特征性的运动异常，这取决于哪支冠状动脉的流量不足。

6.5.4 右心室和三尖瓣

用于检查右心室（RV）的主要切面有4个，包括食管中段的四腔心切面（ME 4Ch）和右心室流入-流出道切面（ME RV inflow-outflow，60°）、经胃的右心室流入道切面（TG RV inflow，110°）和中部短轴切面（TG mid SAX，0°）。

与左心室较厚的心肌相比，右心室的室壁比较薄，室腔也显得更小一些。间隔壁凸出到右室的室腔中，使后者在短轴上呈现新月形。从流入道部分到流出道部分，心室壁的小梁化程度逐渐降低，并且在两者之间形成了室上嵴（包含右冠状动脉近端的肌肉嵴）。包含心脏传导组织右束支的调节束通常从室间隔延伸到右心室游离的前壁。

ME 4Ch切面中，三尖瓣的间隔叶显示在图像的右侧，左侧显示的为前叶或后叶。将探头推进或回撤一小段距离，有助于完整地扫查瓣膜。在ME RV inflow-outflow切面，瓣膜前叶位于右侧，后叶位于左侧。

在ME RV inflow-outflow切面还可以看到肺动脉瓣，但成像通常不清楚，因为它是一个位于心脏前部的结构，与TEE探头之间有相当大的距离。使用TTE可以更好地对其进行观察。

6.5.5 心房、房间隔和腔静脉

在所有食管中段切面都可以看到左心房（LA），它是最靠近探头的腔室，因此被称为“通往心脏的

窗口”。从食管中段四腔心切面（ME 4Ch）和双房上下腔切面（ME bicaval，90°）观察心房和房间隔最清楚，顾名思义，后者还可以显示腔静脉，上腔静脉（SVC）位于图像右侧，下腔静脉（IVC）位于图像左侧。

在右心房（RA）内可以看到一些正常的结构，但有时可能被误认为是血栓或赘生物等病理改变。终嵴是位于右心房和上腔静脉交界处的肌肉嵴。下腔静脉瓣（欧氏瓣）是胎儿循环的一部分，将血液从IVC引导穿过卵圆孔进入左心房，有时在IVC和RA的交界处可见到。当冠状窦瓣（Thebesian valve）随血流流入右房时，可能会在冠状窦开口处看到它，如果冠状窦扩张，冠状窦本身也可能会被误认为是其他结构，比如可能被误认为是永存左上腔或异位肺静脉引流等解剖变异。Chiari网是一种细小的丝网状或晶格状结构，可以在右房中随机移动。它附着在欧氏瓣或Thebesian瓣上，是胚胎静脉窦瓣膜的残余。

同样，在左房，将左心耳（LAA）与左上肺静脉分离开的一条组织带，有时会被误认为是血栓，被称为华法林嵴。

在ME bicaval切面对房间隔进行彩色血流多普勒（CFD）探查时，能够很自然地使超声波束与预估的血流分流方向对齐，从而帮助识别或研究房间隔缺损（ASD）。不过，单用这项技术并不能排除ASD的存在。

6.5.6 主动脉

除了升主动脉远端和主动脉弓近端的一段隐藏在气管和左主支气管后面之外，整个胸主动脉都可以使用TEE进行扫查。近端升主动脉的成像可能不是特别清楚，因为它是位于心脏前部的结构，自然就会与探头之间隔着一定的距离。

在食管中段长轴切面（ME LAX）可观察到主动脉根部和升主动脉的第一部分以及主动脉瓣，在食管中段主动脉短轴切面（ME AV SAX），也可以看到这些结构，同时还可以看到肺动脉。从这一位置慢慢回撤探头至食管上段，可观察到主动脉随之逐渐拉长为长圆形，此即食管上段主动脉弓长轴切面（UE arch LAX）。然后继续追踪在心脏后方下行、并走行至食管后面的（降）主动脉，这意味着探头必须旋转180°，使换能器面向患者的背部。然后，通过分别在0°和90°之间改变扫描角度，可以在长轴或短轴上观察（降）主动脉，并可进行多普勒测量。经食管超声心动图可以发现的主动脉病变包括动脉粥样硬化和夹层。

6.6 可利用TEE进行的测量

使用TEE可以进行许多测量，以评估心脏的解剖结构和功能[11]。以下的例子仅是很小的一部分。

6.6.1 左心室功能

左心室收缩功能可以通过多种方法进行评估。例如，可使用缩短分数来评估其收缩功能。在经胃中部短轴切面，将收缩末期左心室的直径与舒张末期的直径进行比较。直径变化27%～45%被认为是正常的。直径数值本身也用于指示左室腔的大小，正常舒张末期直径与性别有关（通常的引用值在3.3～5.5cm范围内），超过7.5cm表示严重扩张。与之类似的方法是面积变化分数（FAC），它测量的是左室腔的二维面积而不是直径，并且变化率以百分比表示。

评估左心室收缩功能最常用的方法可能是Simpson双平面法。使用这一方法所需要的切面为ME 4Ch和ME 2Ch，因为它们彼此垂直。在每个切面中，LV被分成一系列20个圆盘，它们叠放在一起。假设每个圆盘的形状为椭圆形，两个直径取自垂直（圆盘的）径线。所有圆盘的体积总和用于估计左心室的总容积。收缩末期和舒张末期之间的容积变化与舒张末期容积的比值，称为射血分数（EF），以百分比表示，EF的正常范围是55%～75%。

左心室充盈压用于评估左心室的舒张功能。这一方法是通过使用多项技术的组合来进行评估的，包括经二尖瓣的前向血流、肺静脉血流的脉冲多普勒波形，以及二尖瓣环的组织多普勒（TDI）位移。还可利用左房容积指数和三尖瓣反流的峰值速度对其进行评估[12]。

6.6.2 右心室功能

正常情况下，右心室推动血液通过低阻力的肺循环系统。与左心室相比，右心室的室壁较薄，心腔压力较低。由于右心的顺应性很高，可以容纳增加的静脉回流，而右室压力并不会出现显著的上升，但右室对后负荷的变化很敏感，肺血管阻力的突然上升可能导致右心衰竭。相比较之下，左室功能受后负荷的影响相对较小。

评估右室功能可以使用食管中段四腔心切面（ME 4Ch）和经胃中部短轴切面（TG mid SAX）。右室室腔的大小，尤其是与左室相比的相对大小，有助于评估其功能。缩短分数和面积变化分数（FAC）的使用方法与左室相同。在判断为心室扩张之前，右室的舒张末期面积可高达左室面积的60%[13]。

随着收缩期右心室的收缩，其纵轴缩短。右室基底部向心尖方向移动的距离可以测量，这一测量值与右室的整体功能具有良好的相关性。测量收缩期右室外侧壁三尖瓣环平面与右室心尖的距离，用舒张期测得的同样距离，减去收缩期的测量值，可得出三尖瓣环平面收缩期位移（TAPSE）的数值，右室功能正常时为2～2.5cm。

6.6.3 主动脉瓣

在经胃深部切面（DTG）或经胃长轴切面（TG LAX），当血流通过左室流出道（LVOT）和主动脉瓣（AV）离开左室时，可用单根扫描线去与血流的方向平行对齐。使用CWD，可以测量血液通过这些结构的速度。如果AV狭窄，血液必须在通过狭窄时加速，以保持与通过较宽的LVOT时相同的流量。因此，通过左心室流出道的血液流速与通过AV的血液流速的比较可用于帮助对狭窄的严重程度进行分级。LVOT：AV速度比小于0.25表示主动脉瓣严重狭窄。

6.7 使用TEE衍生参数的血流动力学计算

在评估心脏结构和功能时，可以使用TEE进行大量计算。其中很多计算都无须操作者输入任何数据，而是由机器自动完成的。不过，了解机器是如何得出这些计算结果还是很重要的。下面就列举一些超声心动图计算中常用的原理。

6.7.1 伯努利方程

伯努利方程描述了流体通过系统的速度与其压力之间的关系：

$$P_1-P_2=\frac{4\rho\left(V_2^2-V_1^2\right)}{2}$$

式中：P为压力，ρ为密度，V为速度。通过添加转换因子并假设血液密度（ρ）=1，可以简化为：

$$P_1-P_2=4\left(V_2^2-V_1^2\right)$$

只有当孔口两端存在压差时，流体才会从其中流过。随着流体穿过孔口时压力梯度的下降，流体的速度会增加。速度的增加与孔口面积成反比。如果初始压力（P_1）和初始速度（V_1）很小，则方程可以进一步简化为：

$$\Delta P=4V^2$$

根据该方程，如果通过狭窄的主动脉瓣时测得的血流峰值速度为4m/s，则其峰值压力梯度等于64mmHg（因为血流通过左室流出道时的压力和速度都很低），这表明存在严重的主动脉瓣狭窄。

另外一个例子，如果三尖瓣反流的峰值速度测量值为2.5m/s，右心房压力为8mmHg，则右心室收缩压（RVSP）和右心房压力（RVSP–RAP）之间的压力梯度等于（4×2.52）=25mmHg。因此，RVSP等于25+8=33mmHg。如果肺动脉瓣正常，则肺动脉收缩压大致等于RVSP。

6.7.2 速度–时间积分（VTI）

速度（cm/s）与时间（s）关系图形下的面积表示通过的距离（cm）。如果图形是正方形的，那么距离就可以简单地等于速度×时间。但是，流体的速度不会瞬间改变，而是要经历一段加速和减速的过程。考虑到这一点，就需要通过速度与时间的积分得出距离，也就是VTI。

如果将其应用于血流，那么血流行进的距离乘以其所行进的血管的横截面积，就可以得到流动血液的容积。VTI可以通过使CWD扫描线穿过左室流出道（LVOT）并测量单个心动周期期间的速度来获得。例如，如果LVOT的VTI测量值为16cm，测量的LVOT直径为2.2cm，则每搏量等于：

$$SV=VTI_{LVOT}\cdot\pi\cdot r^2$$

因此，每搏量为60.8mL，将其与心率相乘就等于心输出量，心输出量除以体表面积可得到心指数。

6.7.3 连续方程

如果不添加或移除任何东西，则流入系统的流量必须等于流出系统的流量。例如，在稳定状态下，心输出量和静脉回流量必须相等。通过二尖瓣的每搏量必须等于通过主动脉瓣的每搏量，或者，在存在室间隔缺损（VSD）的情况下，通过二尖瓣的每搏量必须等于经过主动脉瓣的每搏量加上通过VSD损失的容积。

连续方程可用于计算狭窄主动脉瓣（AV）的面积。首先在经胃长轴切面（TG LAX）测量流经LVOT和AV血流的VTI，而后在食管中段长轴切面（ME LAX）测量LVOT的直径，则可以计算AV横截面积（CSA）。这是因为通过左室流出道的流量必须等于通过主动脉瓣的流量。因此：

$$CSA_{LVOT}\times VTI_{LVOT}=CSA_{AV}\times VTI_{AV}$$

如果LVOT直径为1.8cm，VTI_{LVOT}为20cm，VTI_{AV}为75cm，则AV面积为：

$$\pi\times\left(\frac{1.8}{2}\right)^2\times 20=CSA_{AV}\times 75$$

经计算AV面积为0.68cm^2，属于严重的主动脉瓣狭窄。

功能不全的AV也可以使用这个等式进行评估。如上所述，通过二尖瓣的每搏量必须等于通过AV的每搏量。如果存在主动脉瓣反流，则经过二尖瓣的每搏量必须等于主动脉瓣的射血量减去反流量。因此：

$$反流量=(CSA_{LVOT}\times VTI_{LVOT})-(CSA_{MV}\times VTI_{MV})$$

类似的，反流分数是指舒张期通过主动脉瓣反流的容积，占收缩期从主动脉瓣射出的血流容积的比例：

$$反流分数=\frac{反流容积}{每搏量}$$

6.8 TEE培训

随着TEE的应用越来越广泛，建立标准以确保患者从该技术中获得最大利益是很重要的。其中一个方面是学术协会发布的关于如何进行综合考试的指南和建议。然而，保持标准的另一个方面是确保能进行最低水平的培训。

目前有三种主要的综合TEE认证途径：美国国家超声心动图委员会、欧洲超声心动图协会/欧洲心胸麻醉医生协会和英国超声心动图学会都提供正式的认证和认证途径。大多数都采用笔试和经验积累相结合的考核方式。

ICS最近与大不列颠及爱尔兰麻醉医生协会合作，推出了一种新的基础TEE认证途径。这一途径称为“聚焦经食管超声心动图（Focused Transesophageal Echocardiography）”，最适合那些希望在经胸超声心动图之外提高超声心动图技能的重症监护专家[14]。

6.9 总结

TEE广泛应用于心脏外科手术，并且越来越多地用于重症监护领域。它与TTE相比有若干优势，包括一般都很优越的图像质量。然而，要认识到其相关的局限性和相对增加的风险情况。彻底了解基本原理和结构化培训是临床医生充分利用TEE并使患者从中受益的关键。

温 洪 译 王恒林 校

07

第7章

左心评估

Filippo Sanfilippo, Luigi La Via & Gianluca Paternoster

超声心动图是测定心腔功能和大小的最常用方法。超声心动图的主要优点包括无创、可靠地评估心腔大小，通过重复测量和追踪提供实时图像的能力，以及超声心动图机的实用性和便携性。评估心腔大小和功能的指南建议超声心动图的测量值应取几个心动周期的平均值以减少心搏间的变异性。对于正常窦性心律患者取三个心动周期的平均值，而对于房颤患者，则应取五个以上心动周期的平均值。

在进行超声心动图检查时，心腔大小和功能测定值通常分为正常或异常。当发现异常时，操作者应尝试估算/测量异常程度，通常将其分为轻度、中度或重度。

7.1 左心室：解剖、供血和大小

7.1.1 左心室解剖

左心室（left ventricle，LV）是四心腔之一。左心室呈椭圆形，心尖向后下方突出，左心室比右心室（right ventricle，RV）细长，室壁更厚。呈凹形的室间隔（左心室凸入右心室）将左、右心室分隔开。心室壁在左室底部最厚，在心尖部最薄仅1 ~ 2mm。在心室舒张期，含氧血流从左房（LA）流经二尖瓣（MV）进入左室腔，然后通过左室流出道（LVOT）和主动脉瓣（AV）泵入主动脉。左室流出道位于左心室二尖瓣前尖和室间隔之间的区域。在左室腔内，二尖瓣瓣膜通过腱索与两块乳头肌（前外侧和后内侧）相连。

目前心肌分段模型已被广泛用于描述受疾病累及的心肌区域和室壁功能。尽管存在解剖变异，17个节段的血液供应主要来自三条冠状动脉之一，即右冠状动脉（RCA）、左前降支（LAD）和回旋支（Cx）。

在长轴切面上，左心室被三等分，分别命名为基底段、中间段和心尖段，共16节段，而心尖的顶端则形成一个单独的节段（最后第17节段）（图7.1）。

左心室基底段和中间段各分为6节段，而心尖段则分为4节段。在短轴切面将左心室分为三个区域，采用环描述，按照惯例从前段处开始逆时针编号分段。

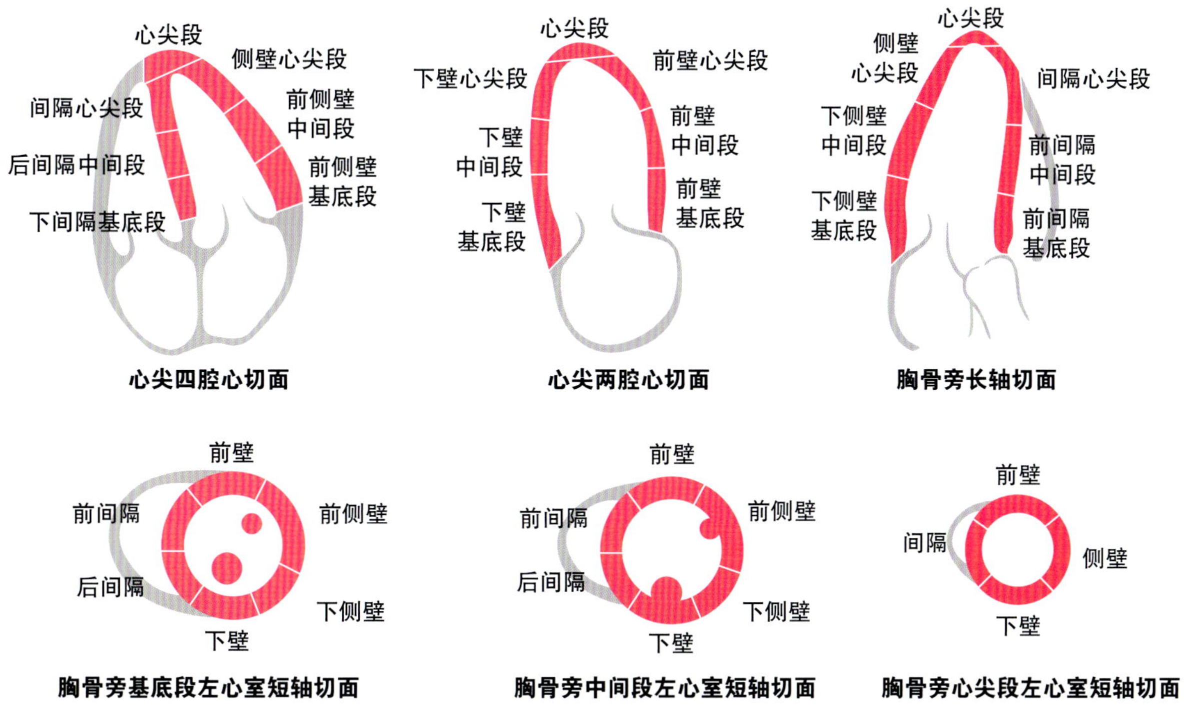

图7.1 左心室17段示意图。

7.1.2 左心室供血

左心室的冠状动脉供血由RCA和左主干（LMS）提供，LMS在起始部几厘米处发出LAD和Cx。冠状动脉优势取决于为室间隔下1/3提供供血的后降支（PDA）起源于哪个血管。在大多数病例中（80%～85%），心脏为右优势型（PDA由RCA供血），其余为左优势型（PDA来源于Cx或LAD）或均衡型。无论何种优势型，左室壁和室间隔大部分供血来自LAD。值得注意的是，由于LAD供应乳头肌大部分区域，因此LAD缺血可能导致乳头肌断裂，从而导致二尖瓣大量反流。

左心室的静脉回流可能流入冠状窦（心大静脉、心中静脉以及左室后静脉），很小一部分直接注入左室心腔（通过微小的心肌间Thebesian静脉）。

7.1.3 左心室大小

左心室正常形态是对称的，有两条相等的环形短轴以及一条从基底区（二尖瓣瓣环）至心尖区的长轴。LV扩张或肥厚的诊断通常提示心脏存在潜在病变。

左心室大小的评估包括在舒张末期和收缩末期左室内径和容积的测值，并由此衍生出左心室整体功能的参数。重要的是，为便于在不同体型的个体间进行比较，心腔测值应以体表面积（BSA）进行标化[1]。

径线和容积测量

应在胸骨旁长轴切面行左心室室壁的线性测量，取垂直于左心室长轴稍低于二尖瓣水平（二尖瓣瓣尖或紧贴瓣尖下）的测量值。同时建议对左室壁厚度进行线性测量，以确定是否存在室壁肥厚。游标应放置在心肌壁与心腔之间的界面，以及室壁与心包之间的界面（图7.2）。正常左室壁厚度为0.6～1.0cm（男性）或0.6～0.9cm（女性）[1]。

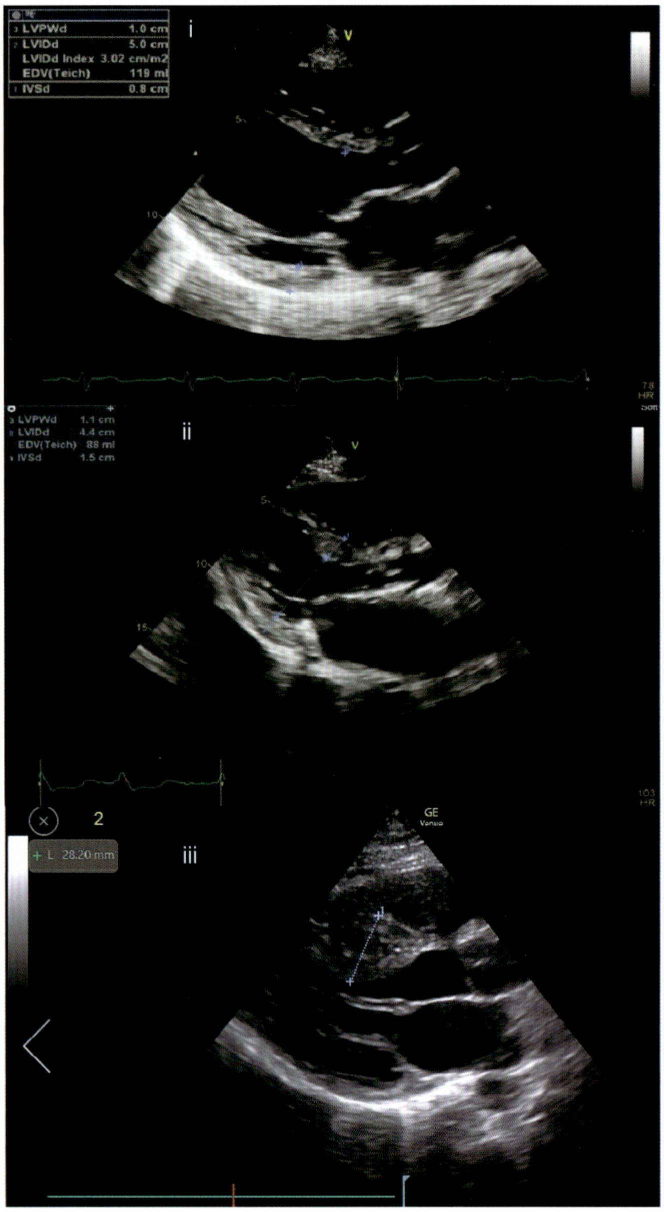

图7.2 左心室室壁厚度测量。（i）正常左心室室壁厚度（室间隔厚度0.8cm，左室后壁厚度1.0cm）。（ii）左心室肥厚（室间隔厚度1.5cm，左室后壁厚度1.1cm）。（iii）肥厚型心肌病患者可见重度的左心室肥厚。

EDV：舒张末期容积；IVSd：室间隔厚度；LVIDd：舒张末期左心室内径；LVPWd：舒张末期左室后壁厚度。

当测算左心腔大小时，更推荐采用容积测量，通常是通过描记出致密心肌和左心腔之间的界面来实现。事实上，以线性测量值计算出的LV容积往往不准确。描记获取容积测量值应当在心尖四腔和（或）两腔心切面进行测量，在二尖瓣水平，轮廓是瓣环间连接的直线。左心室长度是此连线的中点与距描记轮廓最远点之间的距离。容积测量最常用的方法是双平面圆盘法（改良Simpson法）。当心尖部心内膜显示不清不能准确描记时，可采用另一种方法面积-长度法（A-L法）代替，该方法假设左心室是一个子弹形。目前指南推荐使用双平面圆盘法的技术（图7.3、图7.4）通过容积测量来评估左心室大小。左室腔大小的正常值也参考了性别和健康人群的数据（无高血压、糖尿病、高血脂、体重指数＞30kg/m^2、肌酐水平升高）[1,2]。

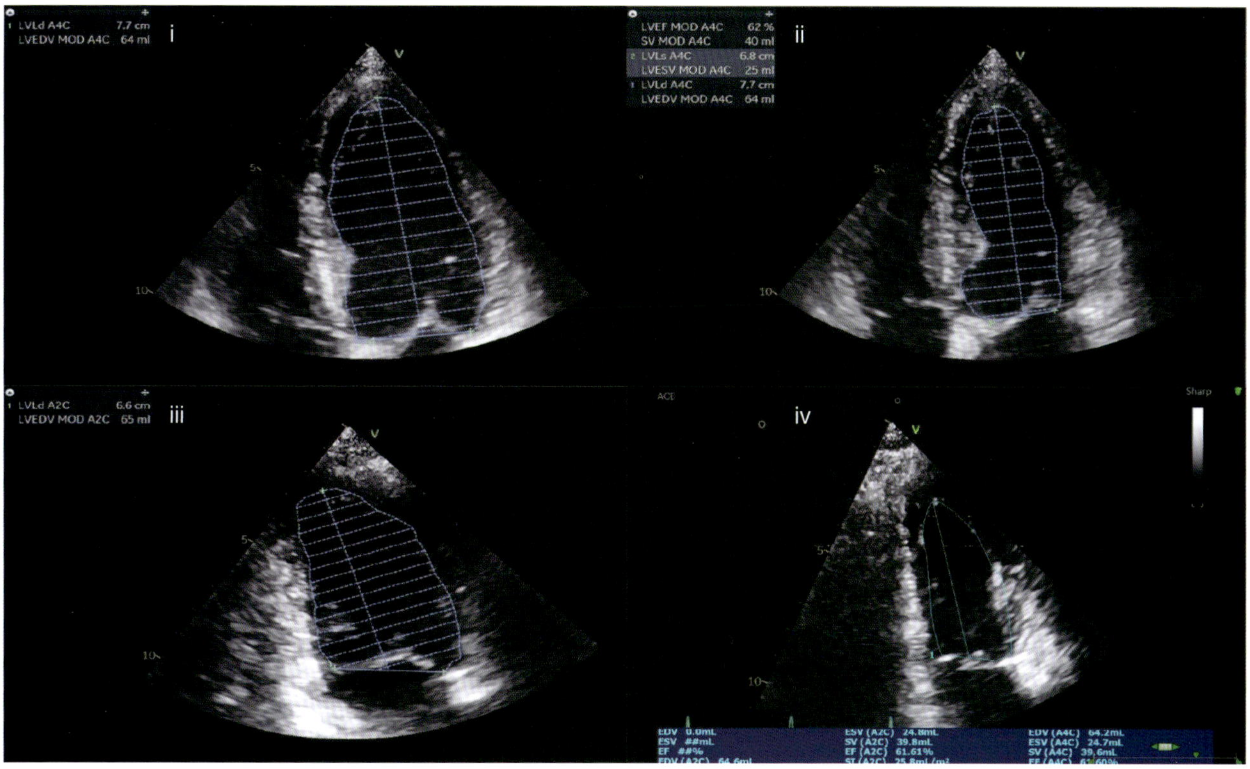

图7.3　正常的左心室收缩功能（双平面Simpson法）（射血分数62%）。
（i）心尖四腔心切面（A4C）左心室舒张末期容积（LVEDV）。（ii）心尖四腔心切面左心室收缩末期容积（LVESV）。（iii）心尖两腔心切面左心室舒张末期容积。（iv）心尖两腔心切面左心室收缩末期容积。EF：射血分数；SV：每搏输出量。

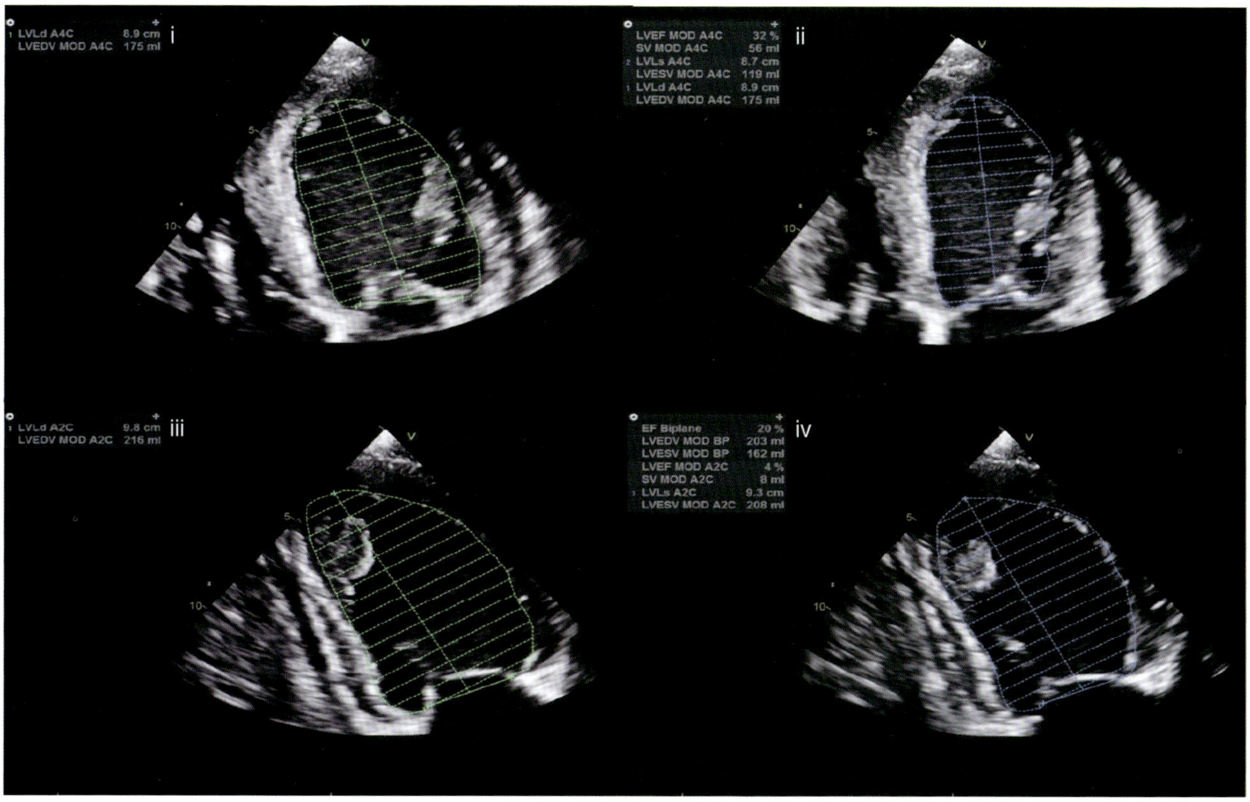

图7.4　严重减低的左心室收缩功能（射血分数20%）伴左心室血栓（双平面Simpson法）。
（i）心尖四腔心切面（A4C）左心室舒张末期容积（LVEDV）。（ii）心尖四腔心切面左心室收缩末期容积（LVESV）。（iii）心尖两腔心切面左心室舒张末期容积。（iv）心尖两腔心切面左心室收缩末期容积。EF：射血分数。

7.2 心动周期和左心室收缩功能评估

7.2.1 简要了解心动周期

了解左心室压力-容积关系对评估左心室功能至关重要。当细胞膜钙离子水平升高激活肌纤蛋白和肌凝蛋白肌丝相互重叠使肌节长度缩短，左心室开始收缩。当心肌细胞除极时，左心室开始收缩，心室内压力随之升高。在等容收缩期（二尖瓣关闭到主动脉瓣开放的时期），左心室压力继续升高，超过主动脉压，使主动脉瓣开放，从而产生每搏量。在射血期，左心室压力达最高峰随之开始下降，当左心室压力低于主动脉压力时主动脉瓣关闭。此时，钙离子被肌质网吸收，肌丝进入松弛阶段。起初，由于二尖瓣和主动脉瓣关闭，左心室容积不变（等容舒张期），当左心室压低于左房压，导致左心室压力进一步下降，二尖瓣开放，左心室开始充盈。在窦性心律患者，第一阶段（称为舒张早期）之后的第二阶段发生在左房收缩之后（恢复至左房和左室间的压力梯度）。测量者需描述上述阶段的左心室压力-容积环。

7.2.2 左心室整体收缩功能评估

左心室收缩功能评估通常是定性分析，主要依赖超声心动图医师的能力。首先必须指出的是，左心室收缩能力是心肌内在收缩力和左心室负荷条件的函数。所有常用于评估左心室收缩能力的参数都与负荷有关，包括前负荷（舒张末期的室壁张力）和后负荷（心室射血时的阻力）。因此，用于评估左心室收缩性能的参数都与负荷有关，这意味着在左心室内在收缩力相同的情况下，它们的数值会有所不同。

左心室整体功能的超声心动图评估通常由超声心动图测量的舒张末期和收缩末期的差值除以舒张末期测量值获得。舒张末期的确定是二尖瓣关闭后的第一帧图或左心室径线/容积测量值最大的一帧。同样，收缩末期的确定最好采用主动脉瓣关闭后的第一帧或心室径线最小一帧。射血分数（EF）是最常用的参数，其计算公式如下：

$$EF(\%) = [(EDV-ESV)/EDV] \times 100$$

EDV和ESV分别表示舒张末期容积和收缩末期容积。正常范围和异常值的临界值在不同性别之间仅略有不同。评估左心室整体收缩功能的其他测量方法依赖于舒张末期和收缩末期测量的内径（缩短分数，见图7.5）或面积（面积变化分数）。然而，当存在节段性室壁运动异常时（如冠心病或传导阻滞），通过径线测量得出的左心室整体收缩功能就会存在问题。

重要的是，左心室收缩功能的评估也可以通过可视化评估来进行（也称“目测”），尤其是在床旁即时超声心动图的诊断和治疗中。该方法已被证明是可靠的，尤其是在操作者经验丰富的情况下，并能提供快速准确的评估结果。例如，在重症监护超声心动图检查中，LVEF5%的误差并不会显著改变治疗方案。

组织多普勒成像（TDI）和斑点追踪超声心动图（STE）等其他新的超声心动图技术也可以用以评估左心室。

TDI评估是一种改良的脉冲波多普勒分析，具有高振幅和低频，与血流评估（高频和低振幅）的设置相反。TDI s′波可在基底区二尖瓣环室间隔和侧壁室壁处进行测量以评估左心室收缩功能。收缩期的瓣环运动速度与LVEF有一定的相关性。正常值通常约为8cm/s（室间隔区）和10cm/s（侧壁区）。TDI的主要优点是操作简单，即使在声窗较差的患者也适用（它不需要观察整个左心腔）。然而TDI有角度依赖性，

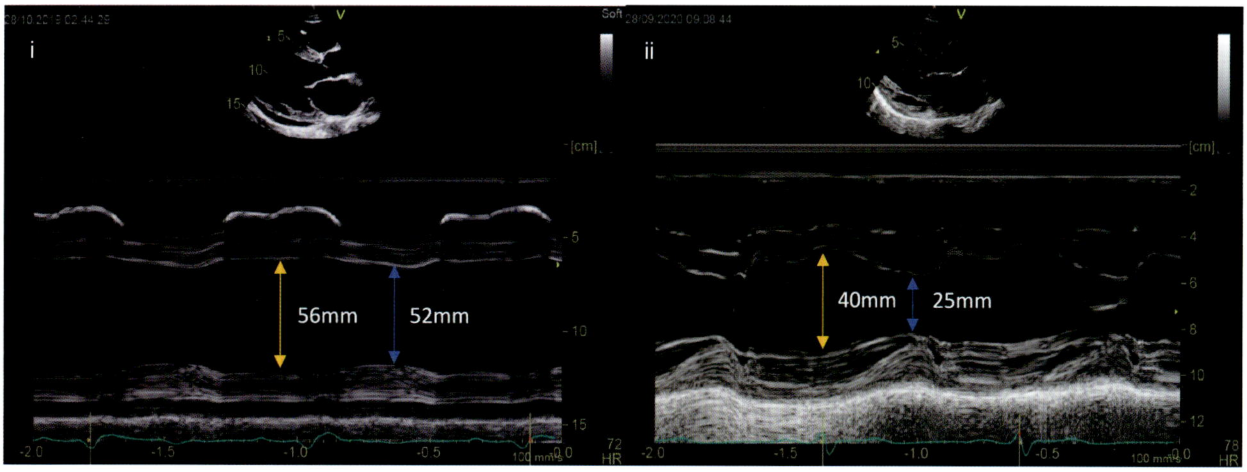

图7.5 （i）左心室收缩功能严重受损时的缩短分数（缩短分数7%）；（ii）左心室收缩功能正常时的缩短分数（缩短分数37.5%）。

测量功能只能在放置取样容积的特定部位进行。此外，虽然心脏科室的机器通常都配备有TDI软件，但只有少数重症超声机器配备了TDI软件[1,2]。

关于STE，整体纵向应变（GLS）是最常用的测量参数，它通过左心室长度与某个方向上的相关基线长度变化来描述左心室的整体性能（不仅是收缩功能）[3]。

GLS（%）=（收缩末期心肌长度–舒张末期心肌长度）÷舒张末期心肌长度

因此，由于左心室在收缩期长度缩短，根据GLS的定义，GLS值为负值，GLS值越负，左心室功能越好。GLS是左心室功能障碍的早期敏感预测指标，与多种急慢性疾病的预后相关。这一点尤为重要，因为GLS常常在LVEF下降之前就显示出左心室功能受损。GLS测量的是与收缩力相关的心肌缩短长度，而EF测量的是容积。GLS的缺点包括对角度的依赖性和超声心动图机上软件的可用性。有关TDI、应变和应变率的更多信息，可参阅其他资料[3]。

描述左心室收缩功能的其他参数包括：

- **MAPSE（二尖瓣环收缩期位移）**：是一种M模式衍生的左心室纵向收缩功能标记。M模式下A4Ch视图中，采样线放置于外侧二尖瓣环，测量其位移距离。MAPSE大于1cm即为正常。如果能够观察到左心室侧壁，则MAPSE是简单可行的。
- **dp/dt（压力时间梯度）**：是评价心肌等容收缩期的参数，测量左室收缩期左室压上升速率。上升速率越快，左心室收缩功能就越强。应用连续多普勒（CWD）测量二尖瓣反流速度波形可获得该上升速率。测量速度为1m/s（4mmHg）到3m/s（36mmHg）两点之间的时间，代表左室压上升32mmHg所需的时间。该方法需要良好的二尖瓣反流速度波形，如存在不同步的情况，准确性可能会降低。dp/dt正常值高于1000mmHg/s；dp/dt低于500mmHg/s则表明左心室收缩功能严重受限。
- **Tei指数（心肌功能指数），又称MPI（心肌综合指数）**：是反映整体左心室（和右心室）性能的指标，由脉冲多普勒测得的三个变量组成。计算公式为：MPI=（IVCT+IVRT）/ ET，其中IVCT为等容收缩时间，IVRT为等容舒张时间，ET为射血时间。正常值约为0.39。左心室收缩功能不全时，IVCT延迟，ET缩短，Tei指数随之增加。MPI大于0.5为异常。

7.2.3 左心室局部收缩功能评估

局部收缩功能评估至关重要，急慢性心肌缺血都会对左室壁厚度以及心肌节段的收缩力产生影响。节段性室壁运动异常（RWMAs）反映了收缩期左心室壁运动的动力学改变，其可能影响整体心功能。RWMAs不仅根据其严重程度进行分类，还要根据其节段进行分类，以确定导致异常的冠状动脉区域。节段室壁收缩功能通常分为运动正常（室壁增厚正常和收缩期向内运动）、运动减弱（轻度或重度，以室壁增厚和向内运动减少为特征）、运动消失（无室壁增厚和收缩期运动）或矛盾运动（室壁无增厚和收缩期向外运动）（表7.1）。任何RWMA的解读都应结合患者的体征和症状、临床病史、心电图和实验室检查结果。

表7.1 左心室收缩功能评估方法总结

左心室整体功能		左心室局部功能	
评价	**LVEF**	**左心室壁厚度**	**收缩期运动**
过强		正常	向内
正常	≥55%	轻度运动减弱	向内
临界	50%～54%	严重运动减弱	向内
减弱	36%～49%	运动消失	无
严重减弱	≤35%	矛盾运动	向外

7.3 左心室舒张功能评估：重症监护中的新指南和新问题

从生理学角度来看，舒张功能正常的受试者的左心室在左心房压力较低的情况下，左心室充盈顺利，LA-LV压力差相对较低（为几毫米汞柱）。二尖瓣口流入血流在超声心动图相应的表现为早期充盈（E）波高于心房收缩波（A或晚期充盈波）。左心房压力正常是左心室舒张功能正常的重要前提；事实上，左心房压力升高（左房对左心室僵硬度增加和顺应性降低的病理反应）通常会还原LA-LV压力差以及E波和A波之间的关系。这也是左心室舒张功能评估复杂的原因之一。

美国超声心动图学会和欧洲心血管影像学协会（ASE/EACVI）最新的联合建议对左心室舒张功能障碍的诊断和分级做出了重大更新。该指南主要贡献是简化了流程，减少了所用参数的数量[4,5]。对于左心室舒张功能障碍的诊断，最新指南建议主要基于四个变量进行评估（图7.6）：

- 三尖瓣反流（TR）最大速度。
- 左房容积。
- e′波（二尖瓣环运动速度）。
- E/e′比值。

e′和E/e′比值是两个TDI衍生出的参数，用于测量舒张早期二尖瓣水平的纵向纤维长度变化。与用于评估左心室收缩功能的TDI s′波一样，e′峰值速度可在二尖瓣环间隔侧和侧壁侧水平测量，反映左心室舒

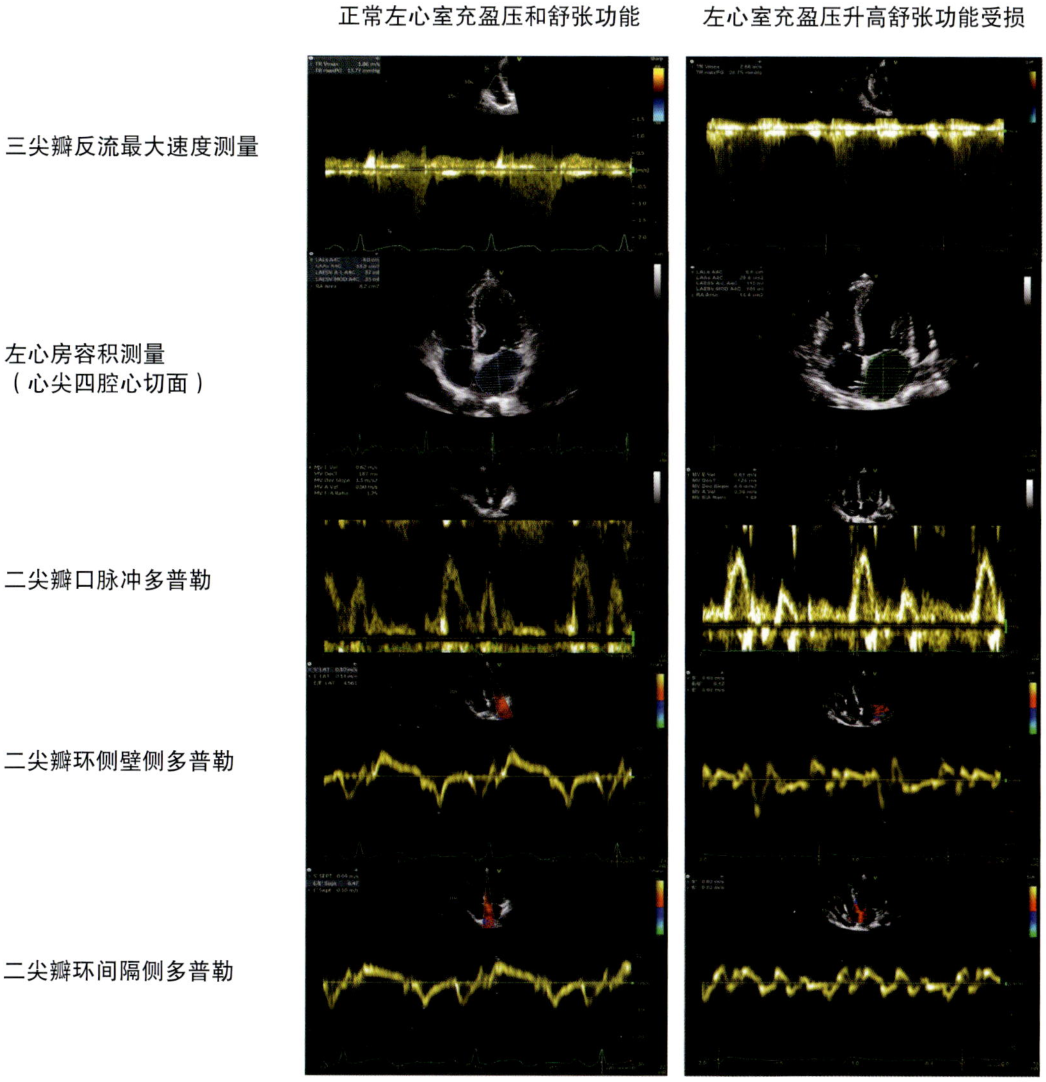

图7.6　左心室舒张功能评估实例。需注意，舒张功能评估不是简单的二分方法，是多个指标综合评价的结果。A4Ch：心尖四腔心切面。

张的速率。间隔侧e′ < 7cm/s和（或）侧壁侧e′ < 10cm/s视为异常[4-6]。

E/e′比值也反映了流经二尖瓣的血流速度。E/e′比值与左心室充盈压相关，这也引起了人们极大的兴趣。E/e′比值 > 13 ~ 15（取决于测量的是侧壁侧还是间隔侧e′）与肺动脉楔压 > 18mmHg相关[5-8]。

推荐采用经胸超声心动图（TTE）测量左心房大小。尽管左心房位于远端，但TTE要优于经食管超声心动图（TEE），因为TEE无法在回声图像区内完整显示左心房。应在心腔最大时测量左心房的大小。应用最广泛的左心房线性测量值是从胸骨旁长轴切面测量左心房前后径，但数据可能并不准确。建议测量左心房容积而非线性测量，因为左心房容积对一些心脏疾病有较强的预测价值。左心房容积的测量同左心室容积测量方法一样，应采用改良Simpson法。面积–长度法是另一替代方法，但准确度较低。

应注意避免左心房长轴成像不足，这是由于左心房和左心室的轴线经常位于不同平面上。探头应在整个图像中保持倾斜，以识别左心房最长长度。当描记左心房面积时要避开左心耳和肺静脉。左心房容积指数的异常临界值为34mL/m^2。

三尖瓣反流（TR）最大速度是通过连续多普勒测量记录的流经三尖瓣血流峰值速度获得。三尖瓣反流射流速度常可用于推算肺动脉收缩压，依据简化伯努利方程计算：$\Delta P=4V^2$，其中ΔP为压力阶差，V为血流速度。

这就能够将速度转换为压力梯度。三尖瓣反流最大速度的异常截断值为2.8cm/s，代表右心室和右心房之间的ΔP为31～32mmHg，进而提示肺动脉高压[4–6]。

对于左心室收缩功能正常的患者，当上述有两项以上异常值（例如，患者可能没有三尖瓣反流超射），即可诊断为左室舒张功能不全。

新的左心室舒张功能评估指南中的另一个重要共识认为，左心室收缩功能异常的患者，其心肌松弛功能也会受损。因此，超声心动图检查应侧重于评估左心室充盈压和舒张功能障碍分级。

超声心动图医师一旦发现左心室舒张功能障碍后，下一步需要对功能障碍进行分级。需要进一步根据跨二尖瓣血流模式进行分类（E/A比值和E波峰值速度）[4,5]。指南将存在左心室舒张功能障碍时的三种充盈模式描述如下：

- E/A＜0.8，E波峰值＜50cm/s，为左室舒张功能障碍1级。
- E波峰值＞50cm/s，或E/A比值0.8～2.0，应进一步评估E/e′比值，左房容积指数以及TR射流速度。如果两项及以上指标异常，为左室舒张功能障碍2级（否则定为1级）。
- E/A＞2.0，为左室舒张功能障碍3级。

需注意，上述用于左心室舒张功能诊断和分级的变量均从同一切面获得（A4Ch）。

在社区医疗中心，左室舒张功能障碍的发病率约为收缩功能障碍的四倍。重要的是，在急诊科存在肺水肿症状的患者中，约有一半的患者左室收缩功能正常，二尖瓣无明显异常，这提示左心室舒张功能障碍是造成肺水肿的重要原因。同样，因心力衰竭住院的患者中有一半是LVEF保留性心力衰竭。在围术期和危重患者的左心室舒张功能障碍越来越受到人们的重视，但左心室舒张功能障碍评估在危重患者可能具挑战性，指南作者直接指出"指南可能不适用于儿童或围术期"。这点并不足为奇，因为在围术期（危重患者的情况更甚），患者暴露于机械通气（对右心室功能和肺血管阻力有显著影响，从而影响TR最大速度），同时使用血管活性药物，导致从高血容量到低血容量的频繁波动（围术期禁食、液体转移、出血、脓毒症等）。此外，呼气末正压（PEEP）水平的增加可能会导致室间隔和侧壁e′值下降，提示可能左心室松弛受损[8–10]。

最后，在评估左心室舒张功能急性改变时，对左房大小的评估可能并不可靠，因为尽管左房可能在相对较短的时间内发生重构（即数月），但不会像危重患者在数天甚至数小时内就会发生改变[6–8]。

7.4 左心房评估

左心房评估常被称为"心脏糖化血红蛋白（HbA1c）"或"左心室的晴雨表"，是左心评估的重要组成部分。左心房容积的变化反映了基础疾病的病程以及左房腔内压力或血流增加。

左心房具有三个重要功能：

- 作为左心室收缩和等容舒张期的储存器；反映左心房的松弛和顺应性。
- 作为左心室充盈早期的通道；这取决于左心室舒张功能、吸力和硬度。
- 在舒张末期由于左心房主动收缩，左心房可作为左心室进一步充盈的辅助泵（在房颤患者中缺失）；代表了左心房固有收缩力和左心室舒张顺应性。

左心房扩张有以下几种原因，包括：二尖瓣疾病、扩张型心肌病、左心室舒张功能障碍、房颤或房扑，以及高心排量状态（例如，贫血）。

左心房评估需要视觉观察评估结合具体的测量数据（如直径、面积、容积和容积指数）。首先，对左心房大小、腔内肿瘤或血栓、是否存在自发显影（长期房颤或二尖瓣疾病患者可见左房内“云雾”影），以及房间隔的位置（如整个心动周期中房间隔膨出）进行整体观察。

左心房最佳的TTE成像窗口包括：

- PLAX切面（测量左心房直径）。
- PSAX主动脉水平。
- A4Ch，A2Ch和A3Ch。
- SC4Ch。

使用TEE成像观察左心耳最佳。不过，通过TTE经A2Ch切面也可观察到左心耳。

7.4.1　左心房径线

以下左心房径线的测量指标应作为TTE全面检查的一部分。

左心房直径

采用收缩末期PLAX切面进行左心房直径测量，＞40mm为异常。

左心房大小和容积

首选容积法，并考虑左心房形状的改变。可通过以下两种方法完成：

1. 面积–长度法。
2. 双平面Simpson改良法。

这两种方法都需在收缩末期二尖瓣开放前追踪描记心房的心内膜边界。Simpson方法采用圆盘法（与左心室容积类似），并需要在A4Ch和A2Ch切面追踪描记心房心内膜边界。

值得注意的是，左房容积指数（与体表面积的指数）超过34mL/m^{2}是死亡、缺血性休克、心力衰竭以及房颤发作的独立风险因素。

左心房应变

目前利用斑点追踪技术研究左心房心肌变形或应变为左心房结构和功能参数提供了更深入的评估。在某些情况下，左心房应变要优于左心房容积指数，例如预测二尖瓣反流患者是否需要手术。

总之，左心房评估是任一或全面TTE检查的重要组成部分，左心房容积指数升高是预后的重要独立预测因子。随着人们对左心房应变更深入评估左心房结构和功能的能力的认可，左心房应变的应用越来越广泛。

7.5　心输出量和容量反应性评估

7.5.1　超声心动图评估心输出量

心输出量（CO）是每搏输出量（SV）和心率（HR）的乘积。CO是流量（体积/时间）的测量值，在健康受试者中SV约为70mL，心率约为75bpm（CO为5～5.5L/min）。

超声心动图可通过连续性方程估算SV来测定CO；在没有瓣膜功能障碍或分流的情况下，该方程表明整个心腔的血流是恒定的。对于给定的心腔，如果存在明显的瓣膜反流或瓣膜血流受分流影响，该假设不成立。另一注意事项是存在瓣膜狭窄时，必须避免狭窄前的加速血流信号。

SV计算是通过测量左室流出道（LVOT）、主动脉瓣（AV）或右室流出道（RVOT）（不常用）的前向血流来完成的。其他测量方法还包括测量二尖瓣和三尖瓣流入血流速度，但由于这些瓣口复杂的动态几何形状使其测量结果并不可靠，因此通过LVOT进行评估是最常用的技术。如果采用TTE，可在胸骨旁长轴切面上测量LVOT的大小；如果是使用TEE，则在食管中段长轴（ME LAX）切面上进行测量。在这两种情况下，建议聚焦于左心室流出道和主动脉瓣，以最大程度地提高测量准确性。LVOT内径测量时相为收缩中期，测量位置距离主动脉瓣口平面3～10mm。

脉冲多普勒取样框放置于LVOT水平，计算曲线下面积，得出速度–时间积分（VTI），结合LVOT大小，从而得出SV，如图7.7所示（TTE切面为A3Ch或A5Ch，TEE切面为TGLAX或深TG切面）。VTI表示每次心脏收缩流经采样区域的血液以圆柱体移动的距离。VTI以距离（cm）为单位表示。将VTI乘以取样部位（LVOT）的面积，即可得到SV，SV的计算公式为圆的面积公式（πr^2，其中r=LVOT半径）。LVOT内径测量应和VTI取样在同一位置，尤其注意要准确测量LVOT内径，因为任何误差都会被平方（πr^2）。计算出SV后，乘以HR得出CO。

虽然也可以通过评估收缩末期和舒张末期的左心室容积来间接估算CO，但这种方法可靠性较低。

7.5.2 容量反应性评估

容量反应性（FR）是指左心室前负荷增加导致CO增加的一种生理状况。反之，容量负荷无反应性是指进一步容量增加也不能使CO显著增加；在后一种情况，Frank–Starling曲线已达平台期，补液可能是无效的，甚至可能是有害的。

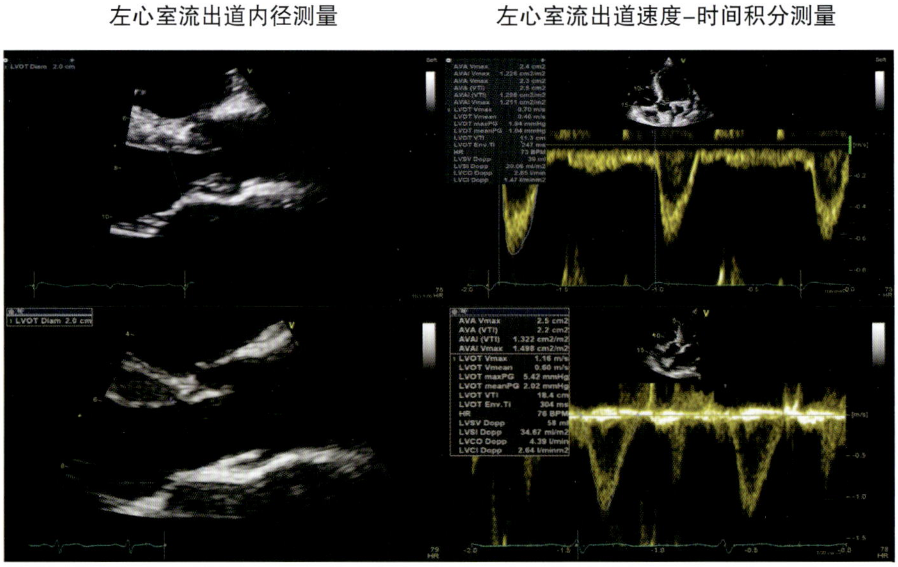

图7.7 左心室流出道（LVOT）速度时间积分（VTI）测量与每搏输出量（SV）和心输出量（CO）计算。上排：严重减弱的左心室收缩功能（VTI=11.3cm，SV=39mL，CO=2.85L/min）；下排：正常的左心室收缩功能（VTI=18.4cm，SV=58mL，CO=4.39L/min）。VTI：速度–时间积分。

预测FR是围术期临床评价和危重患者评估的关键步骤。预测血流动力学对补液的反应之所以重要，是因为需要平衡优化器官灌注和避免不必要且可能有害的液体输注。事实上，心腔内压力增加和随之而来的静水压升高会增加肺水肿和（或）全身水肿的风险。重要的是，液体超负荷与危重患者以及手术患者的发病率和死亡率增加有关。一般来说，输注液体或正性肌力药达到超生理状态CO值已被证明是有害的。

鉴于此，预测FR和测量CO的能力至关重要，有助于发现哪些患者可能从液体负荷中获益，哪些患者使用正性肌力药/血管加压剂可能更有益。如果CO增加至少10%～15%（最常用临界值），认为患者对液体扩容有反应。值得注意的是，平均动脉压的变异度对器官灌注和氧输送的变化不敏感，应将CO增加作为临床目标[9,10]。

先进的血液动力学监测设备和（或）超声心动图可用于监测SV（和CO）。后者具有无创和可重复的优点，但不能提供连续的信息。另一重要的考虑因素是，超声心动图测量CO可能存在一定程度的观察者间和观察者内的差异性[9,10]。

7.6 总结

超声心动图为评估左心室收缩和舒张功能提供了一种快速、无创且有效的方法。评估的深度可能取决于临床问题、时间限制和使用者的能力。临床医生还可以通过它对心脏功能进行动态评估，并在床旁快速评估液体扩容等干预措施的效果。

崔凌利 译 程 灏 校

第8章

右心的评估

08

Sam Clark

右心室（RV），曾经被描述为被遗忘的心室，现在对心脏病专家和重症监护人员变得越来越重要。最初人们认为它是一种被动的血液管道，现在人们认为它是一个精细而复杂的管道，将血液输送到肺部，同时接纳从体循环中返回的血液。

右心完成这些功能需要一定的适应性。适用于左侧循环系统的施塔林定律可能并不与右心的功能相吻合。这种复杂性给理解右心功能带来了重大挑战，尤其是重症监护情况下存在着机械通气和其他影响肺的因素时。同时，超声心动图已成为评估、诊断和监测RV血流动力学的主要评估工具。

为了使用超声心动图进行全面的成像和心脏评估，需要了解左心和右心的解剖结构和生理差异，以及熟悉超声心动图相关技术的使用知识。因此，本章涵盖了三个主要部分：解剖学和生理学、成像技术、病理影响。

8.1 右心室的解剖

RV比左心室（LV）位置更靠前，靠近胸骨。它与左室共用室间隔壁，上游与三尖瓣连接，下游与肺动脉瓣连接，外周由心包包裹。RV有一个金字塔般的三角形结构，围绕着锥形的LV，使它的横截面呈现新月形（图8.1）。它分为三个主要区域：

1. 入口，有三尖瓣、腱索和乳头肌。

2. 小梁化的心尖心肌。

3. 漏斗结构，形成肺动脉瓣近端的RV流出道（RVOT）。

RV室壁较薄（3～5mm），内层为纵行纤维，外层为环行纤维[1]。与LV不同，右室心肌没有第三层的外部纵行层。内层肌肉负责纵向收缩，外层肌肉负责内向/径向收缩。重要的是，这些环行纤维与左室的环形纤维相连续，这意味着心室之间并不仅仅通过心包进行相互作用，左右心室的功能或功能障碍彼此相互影响。

RV相对于LV的不同在于有更厚的肌小梁，三个或三个以上的乳头肌，入口瓣膜和出口瓣膜之间没有纤维延续以及有一条节制索。较多的肌小梁结构使得测量较为困难。

RV的动脉供应来自三条血管：

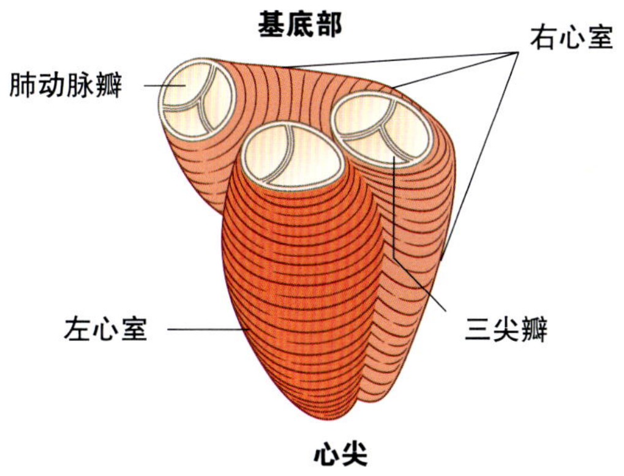

图8.1 RV三维示意图显示了RV相对于LV的位置关系。

1. **右冠状动脉**——供应大部分游离壁和间隔基底部。
2. **后降支动脉**——供应后下壁。
3. **左前降支动脉**——供应大部分前间隔。

RV冠状动脉流量取决于RV压力和主动脉压力之间的差异（如果存在RV肥大，则取决于肌肉厚度）。因此，在正常情况下，冠状动脉血流发生在舒张期和收缩期[2]。

急性右心室衰竭伴压力超负荷可显著降低冠状动脉灌注压，减少收缩期血流，促进缺血。具有RV肥大的慢性肺动脉高压可导致类似的模式，即由于收缩力增加引起室壁张力增加而导致收缩期血流减少。

8.2 右心室的生理和功能

为了评估、理解和区分正常与病理状态下的RV，需要理解RV收缩的生理学、RV和LV之间的相互作用、RV血流动力学和心肺相互作用。这需要临床超声医师评估所得结果并找到能影响心肺系统病理状态的可能干预手段。

8.2.1 右心室收缩

RV的容积比LV大10%～15%，而质量却为1/6～1/3倍，并且在非病理状态下RV的输出量必须与LV相匹配。由于肺循环的后负荷比体循环低，所以RV仅用LV搏出功的25%即可维持该输出量。

RV收缩是蠕动的，发生在相对较长的时间段内，从第一阶段到最后阶段持续25～50ms[3]。RV收缩包括以下阶段：

1. 右心室外侧的环形纤维收缩，使游离壁收紧并开始向内运动。
2. 内侧的纵向纤维收缩，从心尖部开始，将三尖瓣环拉向心尖部，导致RV缩短。纤维的内部解剖位置允许它们比外部的径向纤维更短。因此，纵向收缩对RV收缩的作用大于LV收缩。
3. 左心室收缩有两个作用：对RV游离壁的牵拉导致向内运动，隔膜的膨出导致RV腔受压。LV的协调收缩已被证明有助于20%～40%的RV收缩。因此，室间隔收缩时左室功能受损或右室优势明显影响两个心室的功能。
4. 漏斗部扩张在漏斗部收缩之前发生。

5. 悬挂现象，即在宽血管床中发现的低压现象，促进从RV持续流入肺循环。

8.2.2 右心室的血流动力学

右心室功能与LV功能组成部分相似：包括前负荷、收缩力和后负荷。就RV而言这些与全身静脉回流、RV收缩、后负荷，以及心包顺应性有关。然后，仍然有一些重要的区别[4]。

1. **右心室前负荷**：RV的薄壁在较低的压力下工作得最好，使其对前负荷的变化敏感并且能够迅速地增加其容积。这种对前负荷的敏感性随着胸内压的过度变化或心包压力的增加（如心包填塞）而变得更加明显。

2. **右心室收缩力**：如上所述。

3. **右心室后负荷**：与体循环不同，在正常情况下，肺血管床是高容量、低压系统，换句话说是低后负荷高容量系统。这种组合导致RV压力-容积环和RV压力随时间变化图中的生理差异增大。这些包括较低但出现较早的RV峰值压力，相对缺乏等容收缩和舒张期，以及“悬挂现象”（图8.2）。RV压力-容积环表现出较小的收缩末期斜率，收缩末期压力极小的变化可以引起较大的收缩末期容积变化。因此，RV对后负荷的变化高度敏感，即使是很小的变化也可能损害RV的每搏输出量（SV）。因此，后负荷可以被认为是三个因素中最具影响力的因素。

   RV后负荷通常被简单地认为是肺动脉压力，但更恰当的定义为收缩期RV壁上的应力，由血流阻力和心率多重因素决定。除了对肺血管阻力（PVR）的直接影响外，已知影响RV后负荷的因素包括肺血管床解剖结构引起的逆行血流，以及在超声心动图中更相关的左心房压（LVEF）或LV舒张末期压（LVEDP）增加。此外，其复杂的锥形结构意味着后载荷在RV壁上分布不均匀，因此RV容易变形或失去功能[5]。

8.2.3 右心室相互依赖性

RV功能之谜的最后一部分是心室间的相互依赖性。由多种因素的组合而产生，即：心包的结构和功能，肌纤维的连续性和两个心室共享一个室间壁，血液从右到左流动的连续性，两个心室之间的压力

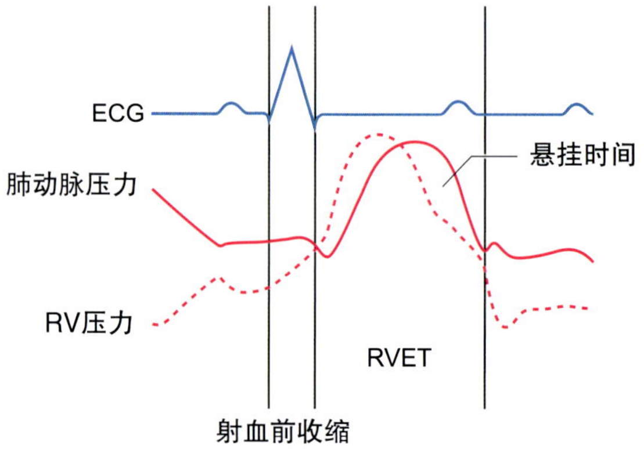

图8.2 悬挂现象。比较ECG（蓝色线）与肺动脉压（中间粉红色线）和RV压（粉红色虚线）。从收缩中期到晚期，RV压力低于肺动脉压力。RV－右心室；RVET－右心室射血时间。

差，以及胸腔内压力对两个心室的影响是相反的。纤维心包使心脏容积不能迅速扩张，因此一个心室的压力和容积变化会影响另一个心室。这是一个复杂的话题，Naeije和Badagliacca等近期发表了一份相关评论[6]。

心室间的相互依赖性可分为两类：串联与并联和舒张与收缩的相互依赖性。串联式相互依赖是正常生理学的一部分，是指由于心肺相互作用的变化而发生的RV和LV输出量的变化，如第8.2.4所述。并联式相互依赖是一种病理过程，可以是舒张期的，也可以是收缩期的。当一个心室容积的增加与另一个心室的舒张顺应性有直接关系时，就会发生舒张相互依赖或容积过载（图8.3）。这在超声心动图上表现为整个心室间隔扁平度增加，因为RV舒张末期容积（RVEDV）和RV舒张末期压（RVEDP）的增加超过了LV舒张末期压力的增加，导致LV舒张末期容积降低。图8.3还显示了LV舒张末期压力的快速增加（例如继发于急性重度主动脉瓣反流）如何降低RV舒张末期容积，尽管这在超声心动图上不太明显。

随着后负荷的迅速增加，出现了收缩期相互依赖或压力过载。增加后负荷导致RV收缩的强度和收缩幅度增加，以补偿心输出量的减少。这导致RV内的压力增加，其在收缩末期“超过”LV内的压力。室间隔扁平化发生在收缩末期和舒张末期的开始，直到舒张中期压力重新平衡。RV每搏输出量的减少以及LV收缩末期和舒张早期受压，可以造成一个小的未充盈的LV，并且通常是高动力性的。

8.2.4 心肺相互作用

心脏和肺的解剖位置和相对关系对心脏功能有显著影响。胸内压的变化直接影响心脏，同时改变前负荷（通过静脉回流）和后负荷（通过血管系统的变化）。由于肺血管单独存在于胸腔内，不同类型和水平的通气模式会影响心脏功能。此外，串联的解剖意味着RV输出量的变化将改变LV的输出。

在自主呼吸患者中，吸气导致静脉回流（因此RV前负荷）和LV后负荷增加。前者提高心输出量，后者降低心输出量。对健康人的总体影响很小。然而，低血容量或LV后负荷的快速增加可放大这些影响。机械通气在吸气期间增加胸内压，减少静脉回流并增加RV后负荷（通过将压力传递到肺循环系统，

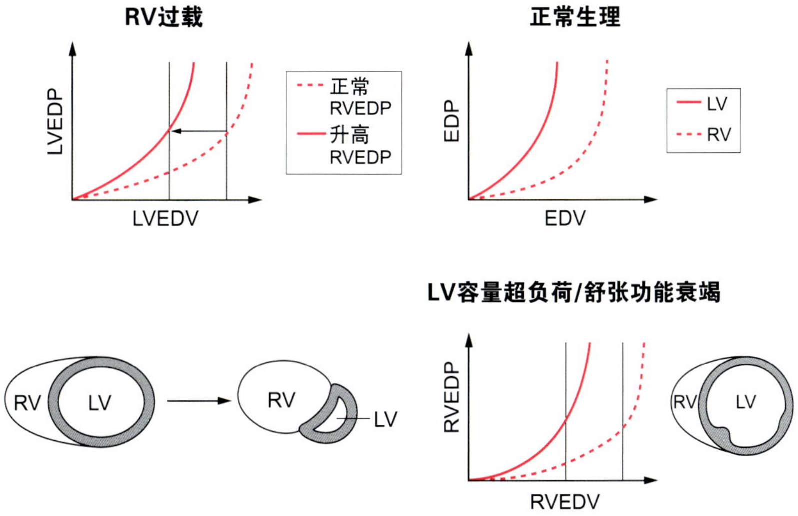

图8.3 心室间的相互依赖。LV–左心室；LVEDP–左心室舒张末压；RV–右心室；RVEDP–右心室舒张末压；RVEDV–右心室舒张末容量。

West's区1和2）[3,7]。同时，LV前负荷增加，LV后负荷减少，导致LV每搏输出量增加。RV输出的减少在呼气期间传递到LV，导致LV输出减少。心包的纤维性质减轻了其中一些影响，然而，（平行）心室相互依赖性可能加重这些影响，低血容量也可能加重这些影响。

8.3 用超声心动图观察右心

右心可以在大多数标准切面中看到：胸骨旁长轴（PLAX）、胸骨旁短轴（PSAX）、心尖四腔（A4Ch）和肋下切面。图8.4总结了对RV进行评估的视图。RV的复杂解剖结构及其不均匀的形状意味着很容易低估或高估RV和RA的大小和功能。通过心脏MRI或3D超声心动图进行的3D成像是评估的黄金标准，然而，在重症监护中通常很难实现。因此，重症监护超声心动图依赖于细致的成像，在了解患者的临床背景和常见的鉴别诊断下对超声结果进行解释。

8.3.1 其他超声心动图切面

第5章描述了标准超声心动图切面。下面是图8.4中所示的其他切面的描述，这些切面在进行更复杂的右心扫描时很重要：

1. **RV流入道切面：**通过定位标准PLAX切面并倾斜探头将尾部向上来寻找该切面。略微逆时针旋转可以得到更好的切面显像。它通常是右室流入道和三尖瓣反流（TR）多普勒校准的最佳视图。
2. **RV流出道切面：**定位标准PLAX切面并以顺时针方向将探头向头侧倾斜10°～30°即可显示该切面。可以看到肺动脉瓣和远端的右室流出道，可以用来评估肺动脉反流（PR）RVOT速度-时间积分（RVOT VTI）和肺动脉狭窄（PS），尤其是在PSAX窗可视结果受限的情况下。
3. **RV心尖四腔心切面（RV A4Ch）：**定位标准A4Ch视图，保持LV心尖在图像中心，轻轻逆时针旋转，直到可以看到三尖瓣环的最大宽度。在一些患者中还需要略微横向滑动并倾斜探头以便于视野更靠前可以看到更明显的RV。研究表明，与标准A4Ch相比，大多数RV测量在这一切面水平得到的值更稳定[8]。
4. **改良RV心尖四腔切面（RV A4Ch）：**通过从A4Ch向内侧滑动并使探头更向前倾斜来定位。此切面不用于定量评估，因为此切面的RV是短缩的，但如果其他切面测量有限且TR射流对准良好时，则可以用于功能的目测评估。
5. **剑突下胸骨旁短轴切面：**定位标准的肋下视图，探头逆时针旋转70°～90°，然后调整探头角度，向左侧心尖横向观察得到该切面。多数情况下可以看到PSAX切面。适用于肺过度膨胀或过度通气患者。该视图有利于观察RV/LV相互依赖性并将多普勒光标与PV对齐。

8.4 右心室评估

右心的评估应该是系统的，需要考虑右心的大小、形状和功能，临床病史和慢性疾病史。通过观测自主呼吸和机械通气状态下的患者的正常结果获得临床经验，有助于区分具有真正有临床意义的结果与右心的正常适应性变化。美国超声心动图协会于2010年发布了详细的指南，并得到了欧洲协会的认可，英国超声心动图协会最近也更新了他们的指南[9,10]。近期的文章和指南已经区分了男性和女性的正常指标定义并且认为地域差异也是存在的。同样值得注意的是，目前对于机械通气患者没有公认的正常标准。

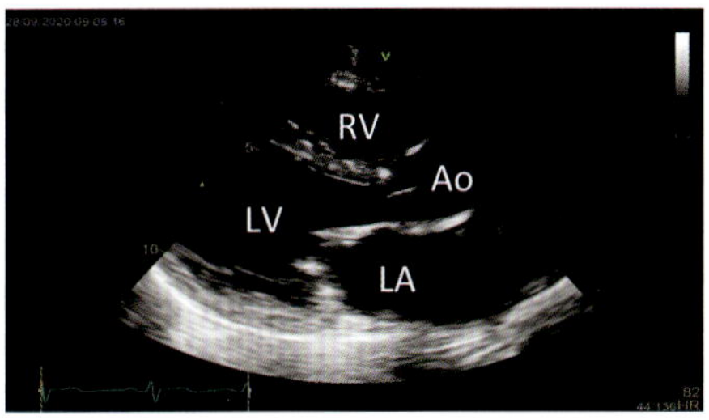

PLAX：

可在该切面测量RV壁厚度和RV流出道直径。

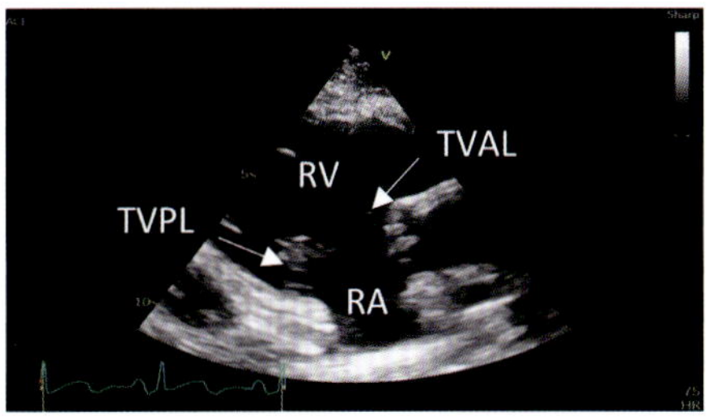

RV流入道的PLAX：

可以评估RV壁和三尖瓣前叶和后叶。也可以允许TR流速测量。

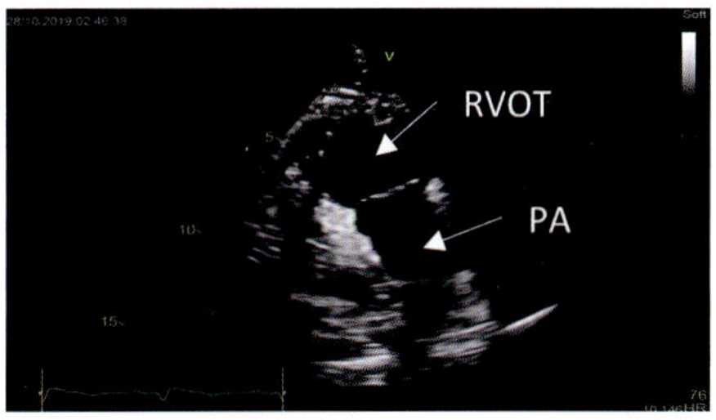

右室流出道和肺动脉的PLAX：

可以评估肺动脉瓣。

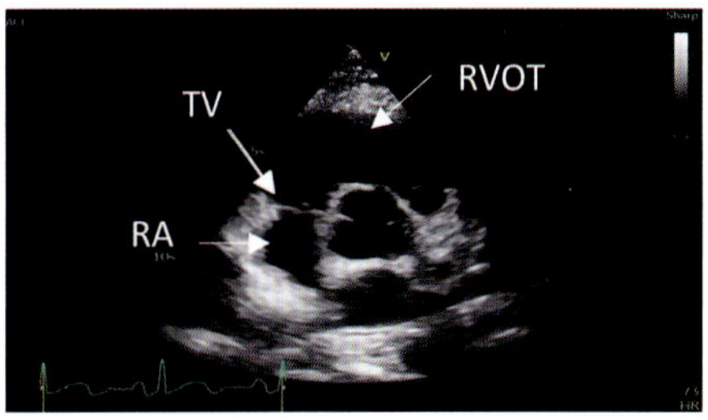

基础RV的PSAX：

RVOT、TR射流参数的测量以及房间隔分流的评估。

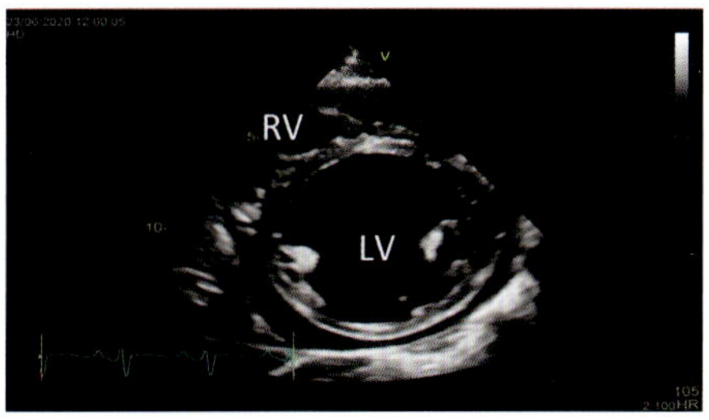

乳头肌中段PSAX：

在RV压力或容量超负荷的情况下，可以看到室间隔变平。用于评估RV大小，但对于量化收缩功能不佳。

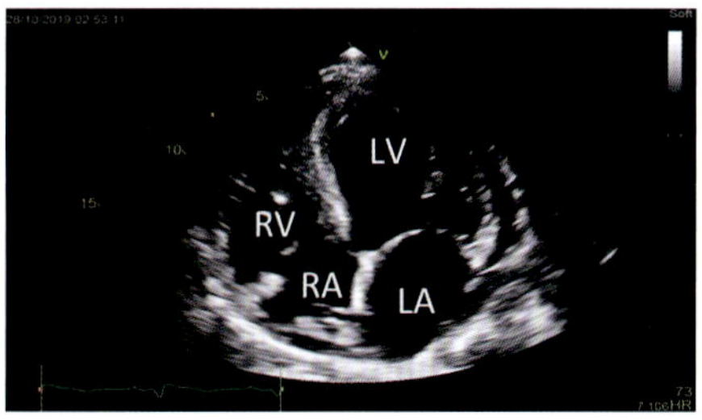

心尖四腔切面：

可以进行RV大小和功能评估，包括测量基底部、中段和长轴距离、面积和面积变化分数、RA尺寸和体积以及TR射流参数。

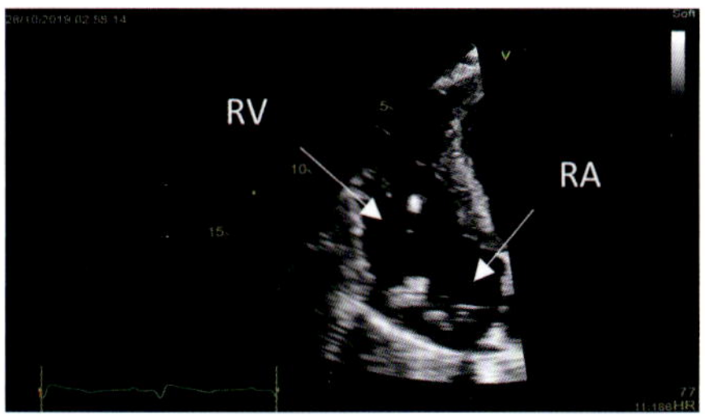

心尖四腔心切面聚焦RV：

还允许根据标准A4Ch视图对RA和RV形状、大小和功能进行相同的评估，但改善了RV游离壁的可视化。

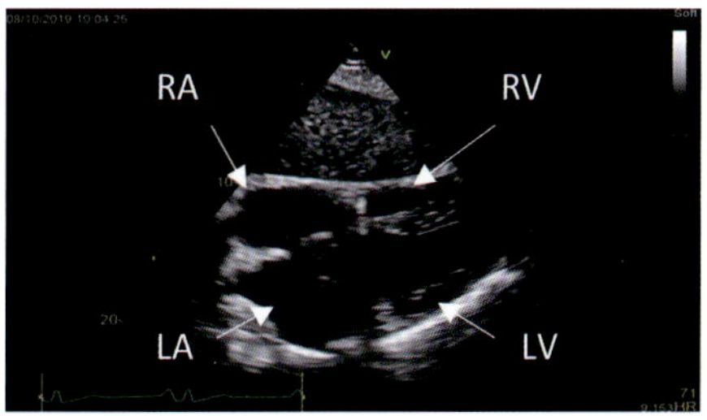

剑突下四腔切面：

测量RV壁厚度的最佳切面。可以评估心脏压塞和房间分流中的RA/RV。可以很好地观测RA/RV。

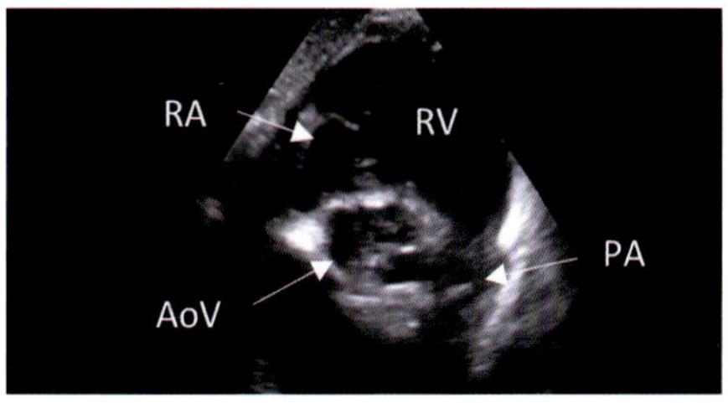

剑突下RV基底短轴切面：

可以测量RV流出道，同时可以用多普勒评估肺动脉瓣和动脉。

图8.4　用于RV评估的经胸超声心动图切面。A-主动脉；AV-主动脉瓣；LA-左心房；LV-左心室；PA-肺动脉；PLAX-胸骨旁长轴；PSAX-胸骨旁短轴；RA-右心房；RV-右心室；RVOT-RV流出道；TV-三尖瓣；TVAL-三尖瓣前叶；TVPL-三尖瓣后叶。

本文中提供的数字信息基于ASE/ECAVI指南[9]。

8.4.1 右心室的大小和形状

如上所述，RV的大小取决于切面，因此视图和定量都基于正确的切面（图8.5）。当RV扩张时，这种效应被夸大，因为后负荷的增加对RV形态的影响是不均匀的，导致RV不均匀扩张。然而，如果对RV进行离轴评估，也可以发现类似的图像。以下技术可用于评估RV的大小。

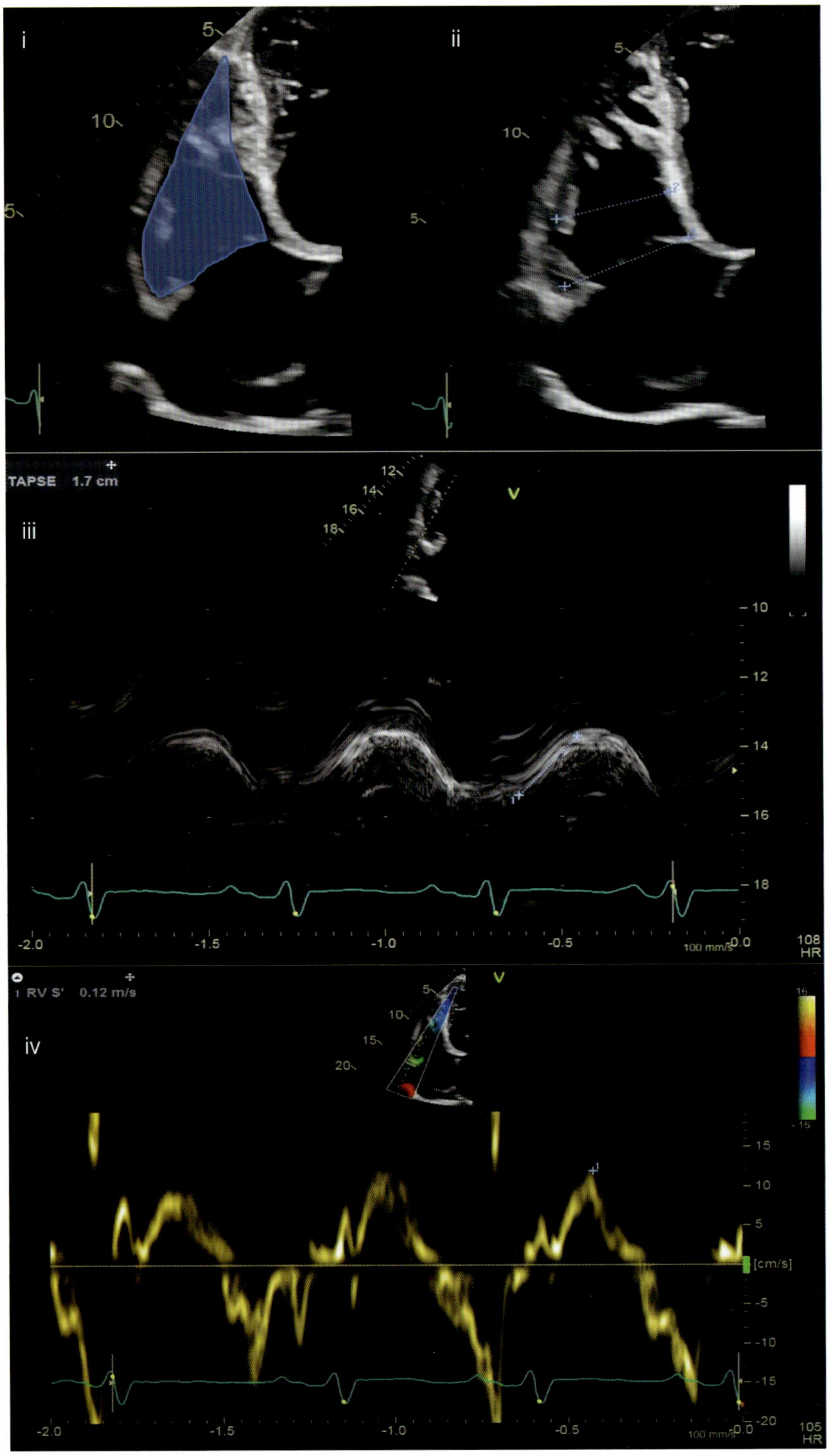

图8.5 （i）心尖四腔心切面聚焦RV，以在舒张期进行RV面积测量为例；对于面积变化分数，则需要在收缩期再次进行测量，并计算百分比变化。（ii）RV基底部和中部心腔的直径测量。（iii）三尖瓣环收缩期位移（TAPSE）测量。（iv）组织多普勒测量RV S′波速度。

1. **视觉评估**：应使用所有RV相关的视图可以很好地评估RV的大小和形状。

   i. **RVOT大小**：在PLAX切面中将近端RVOT与LA和主动脉进行比较，如果其中一个明显大于其他两个，则可以提示右室流出道的增大。它也可以在PSAX切面中看到。

   ii. **RV大小**：在A4Ch切面可以得到最好的呈现，PSAX、RV流入、A4Ch和剑突下切面可以提供更多的右室大小的相关信息。RV应该比左心室小，将RV与LV进行视觉比较是一种有用的称为“眼球”的技术，特别是当图像质量不佳影响进一步的测量时（需要特别小心伪影的误读）。随着RV体积增大，RV开始在心尖占主导地位时表明RV至少处于中度扩张。剑突下切面常常会低估RV的大小。

2. **RV/LV直径的比例**：在舒张末期标准A4Ch切面进行测量。特别是在紧急情况下，这一点可以并且应该被“关注”。然而，它也可以通过测量RV的宽度更正式地量化。即使两者数值均在正常范围内，比值 > 1也表明RV明显扩张。

3. **RV/LV尺寸**：在RV A4Ch切面捕捉舒张末期测量RV的最大直径。RVD1是RV基底最大直径。RVD2为RV中间最大直径，在LV乳头肌水平测量。RVD3是RV的长度，为RV尖至三尖瓣平面的一条直线。相对于RVD1和RVD2，RVD3被认为与临床相关性较小（图8.5）。RVD1正常值 < 4.3cm，RVD2正常值 < 3.6cm，RVD3正常值 < 8.3cm。

4. **RV面积（RVA）**：通过在心室舒张末期RV A4Ch切面追踪RV的心内膜边界来进行测量（图8.5）。RV游离壁的明确定义对测量结果尤为重要。RVA > 26cm^2提示RV扩张，RVA > 38cm^2则提示RV严重扩张[11]。

5. **RVOT评估**：RVOT占RV容积的20% ~ 30%，通常在RV出现填塞时首先出现异常。在PLAX和PSAX切面观察RVOT效果最好，剑突下切面和心尖切面也可以是一个选择。在PLAX或PSAX切面中，近端RVOT（RVOT 1）从主动脉前壁到RV游离壁进行测量，正常$RVOT_{prox}$ < 3.6cm。RVOT远端可在RV流出道切面看到，但仅可以在PSAX切面进行测量，并且可以发现其紧邻肺动脉瓣的近端。正常$RVOT_{dist}$ < 2.8cm。与LVOT直径测量不同，这两者都是在舒张末期测量的。

6. **右室壁厚度**：最好在剑突下切面进行测量。

7. **RV容积**：使用3D探头进行更全面地检测。在重症监护扫描中很少使用，但是这可能会随着技术的进步而有所改变。当3D探头下显示正常RVEDV < 90cm^3时，这个数值和心脏MRI测量的数值有很好的相关性。

8.4.2 RV收缩功能

RV收缩功能与LV功能一样，是其前负荷、心肌收缩力和后负荷共同决定的，但如上所述，后负荷对RV的影响被高估了，其特殊的形状和蠕动状收缩进一步增加了复杂性。然而，评估RV功能的标准措施与RV射血分数（RVEF）相关性良好，并可预测心脏病人群的临床结局[12]。RV功能可以根据纵向收缩和径向功能（波纹管状运动）评估，也可以通过射血分数或每搏输出量的形式进行全面评估。

1. **视觉评估**：对面积变化和纵向收缩程度的定性评估，以及对明显变形的评估，如RV游离壁变得更梯形化、室间隔变扁。最近的一项研究表明，通过了超声训练的医师进行视觉评估与RV功能的定量测量数值之间存在相关性，尽管严重程度可能被高估了[11]。此外，地域差异也有一定影响。

2. **三尖瓣环收缩期位移（TAPSE）**：在RV A4Ch切面中测量。TAPSE是一种角度相关的测量RV游离壁纵向收缩的参数。采用M型超声时，将光标置于三尖瓣环内，测量基底部从舒张期至收缩期峰值向心尖移动的垂直距离（图8.5）。需要在不同时间点测量相同的组织。TAPSE已被证实与RVEF有良好的相关性，对RV损伤的检测具有高特异性但低敏感性。正常的TAPSE＞1.7cm。
3. **RV收缩速度（RV S′）**：TAPSE测量的是游离壁沿纵轴运动的最大距离，而RV S′测量的是运动的最大速度。这是一个纵向功能测量，在RV A4Ch切面中使用组织多普勒和脉冲多普勒对三尖瓣环进行测量（图8.5）。在收缩期可以测量到可能的最高速度。与TAPSE一样，测量RV S′相对容易执行（即使在有限的视窗下），并且得到了很好的验证。它的缺点是不能充分反映受损的RV功能。正常的RV S′＞9.5cm/s。
4. **RV面积变化分数（RV FAC）**：RV FAC定义为：［（RV舒张末期面积–RV收缩末期面积）/舒张末期面积］×100，这是一种测量RV入口和心尖的纵向和径向功能的方法，因此与其他测量RV功能的方法相比，它的角度依赖性较小。在舒张末期和收缩期末期进行，最理想的方法是使用RV A4Ch切面。与RV面积测量一样，对心室壁的追踪忽略了小梁的影响。我们需要在整个收缩期都能清晰地辨认出整个心室。RV FAC与心脏MRI的RVEF相关性良好，是心力衰竭、心肌梗死和肺栓塞预后的独立预测因子。它对后负荷增加对RV功能的影响特别敏感。然而，它在考虑解剖结构的区域差异方面是有限的，而且由于不包括RVOT对RV每搏量的影响（可达30%），可能会低估RV功能。正常的RV FAC＞35%。
5. **相互依赖/偏心指数**：压力和容量超负荷都可能导致正常RV/LV几何形状的变形。容量超负荷通常与舒张中晚期室间隔变平相关。相比之下，压力超负荷在收缩末期具有最大的变形。压力超负荷可伴有容量超负荷，特别是液体负荷。最好在二尖瓣水平的PSAX切面中进行评估，在心尖切面中也可以看见。偏心指数是对室间隔形变的半定量测量，在收缩末期和舒张末期的PSAX切面中间测量。其定义为D2/D1的比值，其中D1是垂直于隔膜的直径，D2是平行于隔膜的直径。比值＞1.1为异常。
6. **总体测量**：这些指标包括RVOT每搏输出量、RVOT VTI作为每搏输出量的易测量替代值、RV心肌性能指数和RV整体纵向应变（GLS）（图8.5）。后两者的详细描述超出了本章的范围。RVOT VTI是在肺动脉瓣后面用脉冲波多普勒来计算的，可以作为描述RV功能的一个辅助指标。然而，作为一种监测治疗反应变化的机制可能更有用。RVOT每搏量计算公式如下：

$$\text{RVOT SV} = \text{RVOT面积} \times \text{RVOT VTI}$$

不建议根据2D超声心动图得到的参数计算RVEF。使用3D超声心动图计算RVEF更被认可，尽管与LVEF存在类似的问题，因为它依赖于经验积累，有陡峭的学习曲线所以新手得到的数据差异较大。

8.4.3 右心室舒张功能

在重症监护中，有关RV舒张功能评估的资料很少。因此，重症监护超声心动图的应用技术和范围受到限制，舒张期评估超出了聚焦扫查的范围。然而，考虑到LVEDP的降低和升高在预测危重症预后中的重要性，它可能变得越来越重要。RV舒张评估通过评估与左室相似的参数：TV E、TV减速时间、TV E/A比、RV e′和E/e′。E/e′＞6提示RAP升高，E/a＜0.8提示舒张功能受损。

超声小贴士

右心室应变

右心室应变评估正成为一种越来越常见的技术。其角度依赖性较小，是一个很好的预测RV功能和临床结局的指标。尽管在非重症监护的患者中单切面RVGLS和多切面RVGLS在许多疾病状态中有越来越多的证据基础，但RV游离壁应变是最有效的评估方法。

补充测量

随着临床认识和影像学技术的发展，不断推出新的RV功能评估方式。例如，剑突下超声心动图评估三尖瓣环移位（SEATAK）是一种替代TAPSE的方法，用于心尖切面声窗不足的患者。

相互依存性评估

相互依存性评估最好通过辅助使用心电图监测来确定心脏所处时相。放慢播放速度来查看视频图像，或者停止视频模式，前后滚动查看图像也会有帮助。

8.5 右心房的评估

右心房（RA）位于心脏的前外侧区域，作为容量心腔，从下腔静脉（IVC）和上腔静脉（SVC）收集体循环血液，并作为将血液主动泵入RV的管道[14]。RA在生理学上有三个时相：

1. 收缩充盈期。
2. 舒张期早期，血液沿压力梯度被动地流进RV。
3. 由心房收缩产生的主动泵血时相[14]。

心房收缩期贡献了40%的RV充盈，在严重的右心衰中避免房颤至关重要。RA压在呼吸周期中有显著程度的变化，可变化超过50%。

主要见于心尖、PSAX和剑突下切面，最好在A4Ch切面中进行量化。它既可以通过RA面积来测量，也可以通过二维图像上的Simpson方法计算RA体积来测量。RA面积是通过在RA腔内追踪来测量的，体积是通过测量RA长度来计算的。RA的容积在不同性别中有所不同。如果RA承受的压力增加，RA会随着时间的推移而增大。RA增大和功能障碍似乎是不良心血管结局和心力衰竭和肺动脉高压死亡的预测指标。它也与复发性房颤有关。

8.6 右心内可见的“肿物”结构

右心有几个结构可能与血栓或赘生物等病理性肿块混淆。包括以下内容：

- **下腔静脉瓣**：IVC瓣膜的胚胎残留，它可以很大，通常见于下腔静脉流入RA的入口处。
- **希阿里氏网**：是在胚胎发育过程中下腔静脉瓣吸收不完全而残存于RA内的先天性残留组织结构，常呈条索状随RA的舒缩而飘动。
- **冠状窦瓣**：冠状窦入口处的瓣状结构。
- **界嵴**：是自上腔静脉口经过RA后壁至下腔静脉口的肌性隆起。可能看起来像血栓，特别是如果只有部分可见时。

8.7 肺动脉高压和肺动脉压评估

肺动脉高压在危重患者中很常见，其原因有很多。它可能作为临床综合征急性发生，对缺氧的生理反应或对器官支持的反应，或者继发于通常由呼吸或心脏疾病引起的急性或慢性病因。肝功能衰竭、化疗和自身免疫性疾病也可出现肺动脉高压。肺动脉高压曾被定义为平均肺动脉压＞24mmHg，现已被修订为＞20mmHg[15]。

肺动脉高压的发病率和死亡率很高，尤其是在机械通气患者中未被注意或未被考虑的情况下。测量肺动脉压的金标准是右心导管置入术，或在重症监护中可能通过肺动脉导管进行测量（大多数肺动脉导管测量肺段动脉中的压力）。尽管不是金标准，超声心动图已成为评估急性和慢性肺动脉压的主要模式。

目前的《超声心动图指南》采用概率法诊断肺动脉高压，主要基于通过TRV_{max}测量RV-RA梯度，将肺动脉高压的可能性评估为低、中或高。如果存在其他提示肺动脉高压的指标，其罹患肺动脉高压的可能性会增加，例如：

- RV/LV基底直径比＞1.0。
- 室间隔扁平。
- RVOT多普勒加速时间＜105ms。
- PRV_{max}＞2.2m/s。
- 肺动脉直径＞25mm。
- 扩张且非塌陷的IVC（＞2.1cm，吸气时塌陷＜50%）。
- RA面积＞18cm^2。

联合使用TRV_{max}和肺动脉高压标志物可得出罹患肺动脉高压的概率。

- 超声心动图提示肺动脉高压的可能性低：
  - TRV_{max}＜2.8m/s，超声心动图上无其他肺动脉高压体征。
- 超声心动图提示肺动脉高压的可能性中等：
  - TRV_{max}＜2.8m/s，超声心动图显示有其他肺动脉高压体征。
  - 或者TRV_{max}2.9～3.4m/s，超声心动图上无其他肺动脉高压体征。
- 超声心动图提示肺动脉高压的可能性高：
  - TRV_{max}2.9～3.4m/s，超声心动图显示其他肺动脉高压体征。
  - 或者TRV_{max}＞3.4m/s。

肺动脉高压可以根据其原因或其相对于肺毛细血管的位置来分类。这两种分类都有助于理解预后和潜在的干预措施，尽管第一种归因于病因学，第二种有助于定义潜在的病因。

病因

- 特发性肺动脉高压。
- 继发于左心病理性改变。
- 继发于呼吸道病变或缺氧。
- 慢性血栓栓塞性疾病。

- 多因素或病因不明。

位置

- 毛细血管前——先天性肺动脉原因或呼吸原因导致PVR增加。
- 毛细血管后——通常由左心病理状态导致，例如急性LV衰竭或射血分数保留性心力衰竭（HFpEF）。
- 合并毛细血管前和毛细血管后。

急性肺动脉高压和RV衰竭的管理将在下文中详细讨论。

8.7.1 测量肺动脉压力

与大多数RV血液动力学一样，肺动脉压力的评估基于欧姆定律（使用压力、血流量和阻力来计算）和伯努利方程。伯努利方程［$\Delta P=4(V_2^2-V_1^2)$］，V_1通常小于1m/s，因此在临床上肺动脉压力显著时可忽略不计时。

在临床重症监护中评估肺动脉高血压时，欧姆定律具有重要意义，因为它解释了肺动脉压力的增加可以是肺血管阻力（PVR）增加或心输出量增加的结果。

在临床上，评估肺动脉压和肺动脉高压通常是通过测量TRV_{max}来间接计算肺动脉收缩压（PASP）[16]。因为正确计算RA压力极难，从而降低了测量真实PASP的可靠性。这几种方法均有助于严重肺动脉高压的诊断（图8.6和图8.7）：

1. **右心房压（RAP）**：需要RAP来计算RV收缩压（RVSP），因为血流从TR喷射压力的主要驱动力是RV-RA压力梯度。RAP增加导致TR的喷射压力低。因此，测量或估计RAP非常重要。在自主呼吸患者中，RAP可以根据IVC大小及其可塌陷性进行估计（表8.1）。尽管舒张性肝静脉流量和E/E′＞6均与RAP升高有关，在机械通气患者中，唯一可靠的方法仍是测量中心静脉压（CVP）。
2. **肺动脉收缩压**：RVSP可以根据TR射流最大速度来估计。连续波多普勒放置在TR射流上方并与之平行。峰值速度对应于使用伯努利方程加RAP的PASP（见上文）。PASP和RVSP基本上是相同的，假设肺动脉瓣没有限制（如：RVOT阻塞或显著的PS）。应注意准确对准射流并正确计算RAP，因为它可能被低估或高估[12]（见下面的超声小贴士）。目前的指南建议，如果TRV_{max}＞3.4m/s，则认为可能存在肺动脉高压，如果TRV_{max} 2.9～3.4m/s，也可能存在肺静脉高压。这分别对应于PASP＞50mmHg和PASP＞31mmHg（第8.7节开始部分）。
3. **RVOT VTI和肺动脉血流加速时间（PAT）**：放置在RVOT中肺动脉瓣前的脉冲波多普勒可以用于计算RVOT VTI。可以用RVOT VTI代替RV每搏输出量，也可用于计算RV每搏输出量；此外，其波形和达到峰值速度的时间可用于评估肺动脉高压。通过流动开始到达峰值速度的时间进行计算，最佳的扫描速度为100m/s。RVOT波形的中期收缩期凹陷也表明肺动脉压力升高。这一标志具有低敏感性和高特异性。正常的肺动脉加速时间（PAT）＞105ms。
4. **平均肺动脉压（MPAP）**：可以使用以下几种方法计算：

   a. $MPAP=4\times PRV_{max}^2+RAP$

   在PSAX视图中通过连续多普勒测量的早期PRV_{max}可以使用伯努利方程来估计MPAP；PRV_{max}＞2.2m/s被认为是评估肺动脉高压的重要指标。

   b. MPAP=0.6×PASP+2（mmHg）

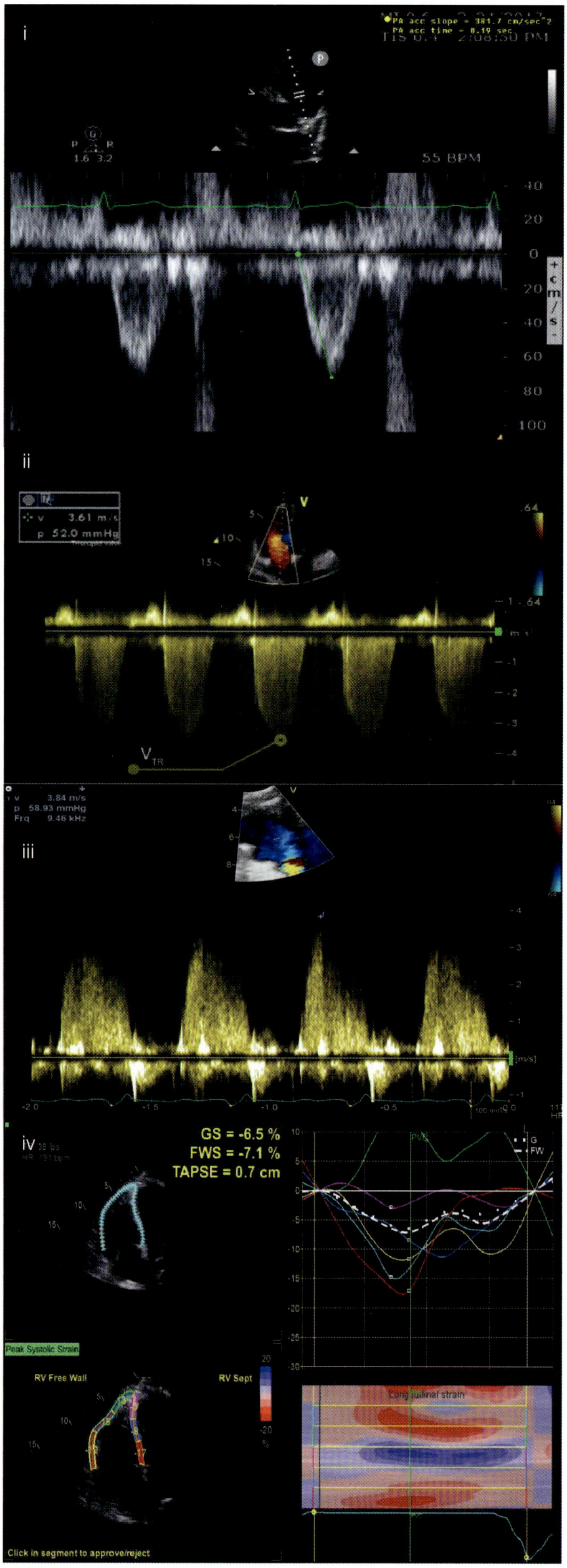

图8.6 超声心动图技术用于肺动脉高压诊断的实例。（i）RV流出道速度–时间积分。（ii）三尖瓣反流最大速度（3.61m/s）。（iii）肺动脉反流最大流速（3.84m/s）。（iv）RV整体纵向应变。

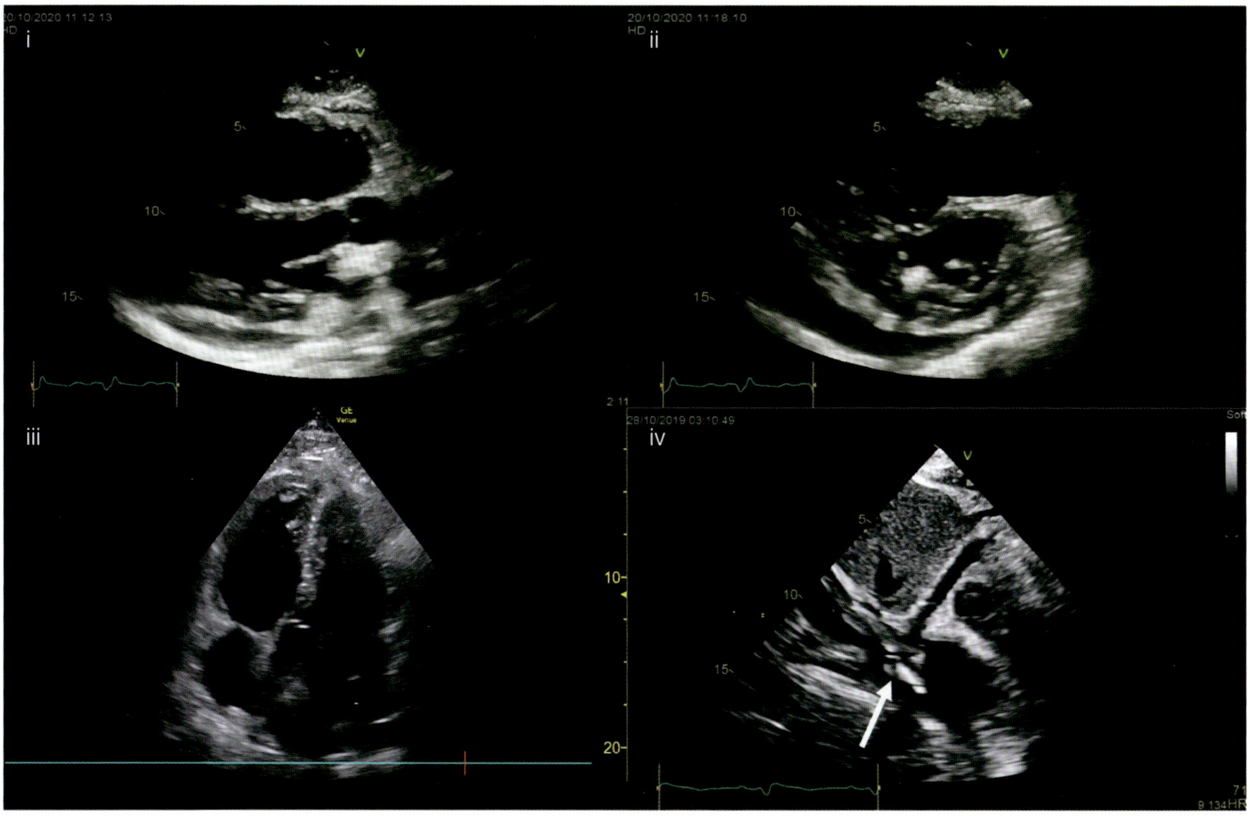

图8.7　RV应变/肺动脉高压的超声心动图体征。（i）胸骨旁长轴切面，RV扩张。（ii）肺动脉高压患者胸骨旁短轴切面显示间隔变平。（iii）1例急性肺栓塞患者的McConnell's征伴RV扩张。（iv）肺动脉高压患者扩张的下腔静脉，可见ECMO导管（箭头）进入RA。

表8.1　用下腔静脉直径测量估计RA压力

	正常（3mmHg）	中危（8mmHg）		高危（15mmHg）
下腔静脉直径	＜2.1cm	＜2.1cm	＞2.1cm	＞2.1cm
塌陷指数	＞50%	＜50%	＞50%	＜50%
二级测量				E/e'＞6 肝血流主要为舒张期限制性充盈

超声小贴士

三尖瓣反流速度测量

正确测量PASP需要与TR射流方向平行对准。因此，建议在多个切面中测量TRV_{max}，并取最大值。重要的是不要把在谱迹边缘不标准的模糊部分（“胡须”）包括在内。研究表明，从标准谱迹线测量的TRV_{max}与测量的肺动脉压具有极好的相关性。约80%的危重病患者会出现三尖瓣反流，加入生理盐水进行右心声学造影可以增加这一比例，但有被高估的风险。

c. MPAP=90–（0.62×PAT），（如果PAT＜120m/s）

d. TR射流VTI平均梯度+RAP。

5. **舒张期肺动脉压（DPAP）**：可根据$PR_{endVmax}$估算。

$$DPAP=4\times PR_{endvmax}^2+RAP$$

6. **其他测量方式**：PVR可以使用欧姆定律通过将右心的压力梯度除以PV的流量来估计。研究表明，如果PVR比（TRV_{max}/RVOT VTI）＜0.275，则以下方程可以较好地估算PVT：

$$PVR=[(TRV_{max}/RVOT\ VTI)\times 10]+0.16$$

如果PVR比率＞0.275，则应使用以下等式：

$$PVR=(TRV_{max}^2/RVOT\ VTI)\times 5$$

RV与肺动脉偶联（RV/PA偶联）可通过不同的公式进行计算，这些公式使用不同测量方式计算的RV功能指标除以PASP。从本质上讲，这体现了RV适应后负荷的能力。这些公式各有利弊，但大多已被证明对肺动脉高压患者具有预后价值。最常见的描述是将TAPSE与PASP进行相除：

$$RV\text{–}PA偶联=TAPSE（单位：mm）/PASP$$

比值＜0.35与肺动脉高压患者的不良预后相关。

评估三尖瓣反流的常见误区

TRV_{max}只能测量RV–RA梯度，如果RV功能明显受损，则测量的梯度值可能低估PVR。此外，严重或自由流动的TR似乎不符合伯努利方程，可能再次低估了肺压力。

8.8 临床情景对RV的影响

8.8.1 机械通气

在存在影响肺部或肺血管系统的疾病状态下，正压通气和负压通气对胸腔压力的影响会加剧。正压通气降低了向RV的静脉回流，增加了RV的后负荷，并降低了LV的后负荷。肺血管阻力（PVR）随肺容量而变化。在低肺容量时，肺泡间隔延展，较大的肺血管得到的呼吸支持越来越少。相反，肺容量增大，肺泡膨胀，较小的血管被压迫，得到的呼吸支持减少。因此，肺高压对肺容量的分布呈U形，其中肺高压在功能残气量（FRC）时最低。肺血管容量（充盈）的变化也有类似的效应。低血容量增加了West's 1区和2区的比例，从而增加了PVR。高血容量增加了肺毛细血管楔压（增加血管搏动时PVR）和间质水肿［增加静态PVR（非血管搏动时）］。

正压通气（PPV）是一把双刃剑。其效果不仅受到患者液体状态的影响，还受到液体状态与PEEP之间的相互作用的影响。因此，在使用机械通气和呼吸机的右心衰竭患者中，液体平衡的管理至关重要。需要有足够的液体来维持适当的中心静脉压（CVP）和系统静脉回流，以维持适当的心输出量，同时也应避免肺淤血和RV扩张，从而避免进一步RV功能损害。在临床上床旁超声心动图结合肺超声评估液体状态是可行的，也可以用于判断患者对PPV的心肺反应。

8.8.2 急性右心衰竭

急性右心衰竭继发于：

1. 后负荷快速增加导致RV形变。常见病因包括缺氧［如：急性呼吸窘迫综合征（ARDS）］，酸中毒和血管阻塞性休克（如：肺栓塞）（图8.8）。

2. RV功能降低，本身收缩力受损。其可能继发于RV缺血，心肌损伤（如：心肺复苏后、心肌炎、败血症致心肌损伤）。

这两种机制都可以导致RV每搏输出量减少，同时RV扩张导致瓣环扩张，三尖瓣反流加重，三尖瓣反流加重导致RV进一步扩张、每搏输出量减少。RV功能的恶化通过心室相互依赖机制损害LV舒张功能，最终导致LV收缩功能受损。左室舒张和收缩功能受损会增加肺毛细血管楔压，从而增加PVR进一步导致RV功能恶化。同时RA压上升，导致冠状静脉窦的回流受损，RV功能进一步恶化。左右心、肺血管之间彼此影响，相互交织，恶性循环共同导致RV功能恶化（图8.9）。

急性右心衰的处理可以采用图8.9所示的算法。虽然当前流程的循证医学证据较少，但其在临床上具备合理性，并且符合当前的专家共识。

注意，RV应变的急性增加很少出现PASP大于60mmHg的情况。这是因为后负荷增加是RV功能受损恶性循环的启动点，RV功能受损后将减少右心的血流，这样就导致虽然血管阻力增加，但PASP的升高受到限制。

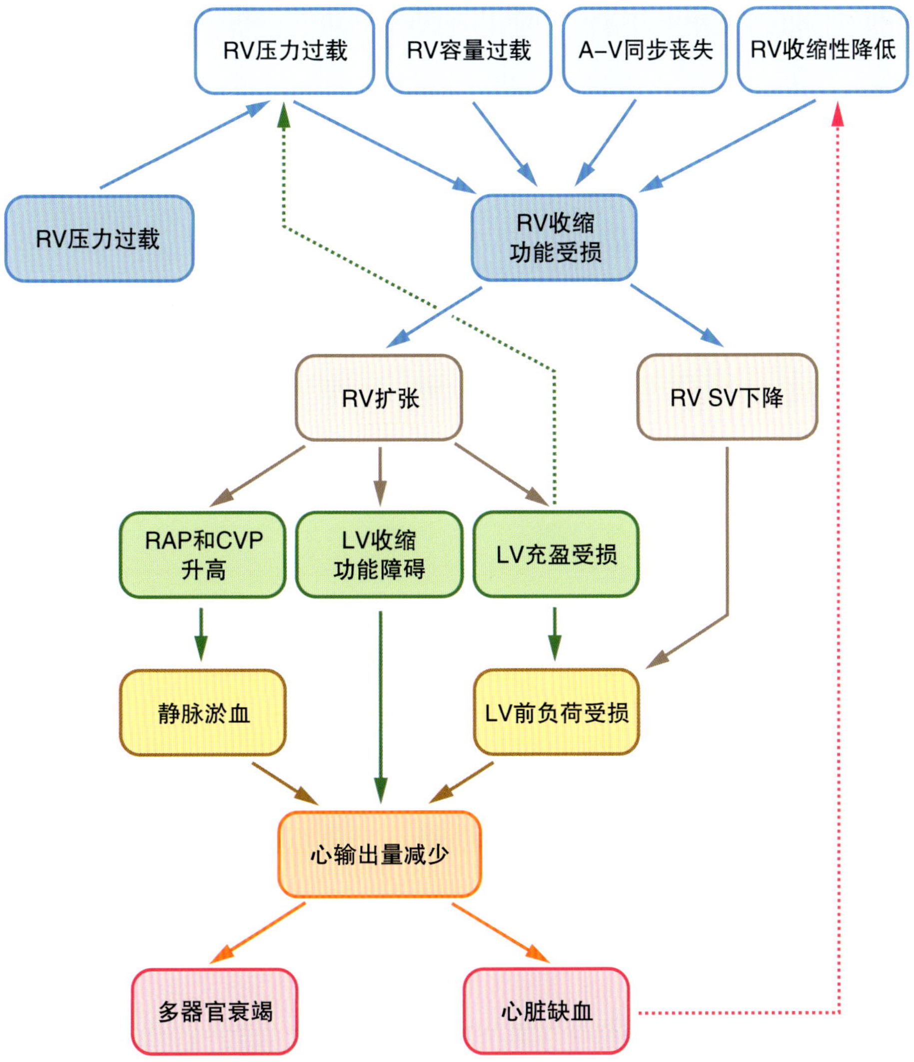

图8.8　RV衰竭的病理生理学。A-V-房室；CVP-中心静脉压；LV-左心室；RA-右心房；RV-右心室；SV-每搏输出量。

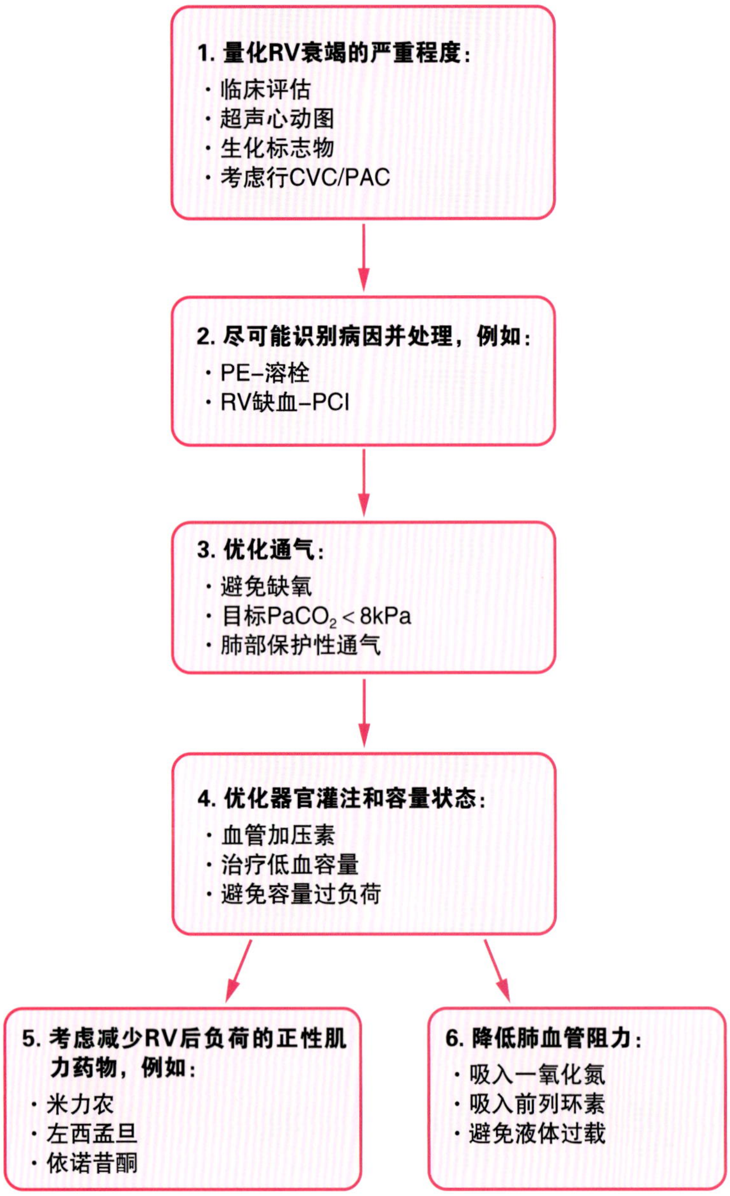

图8.9 RV衰竭患者管理的拟定流程图。CVC–中心静脉导管；PAC–肺动脉导管；PCI–经皮冠状动脉介入治疗；PE–肺栓塞；RV–右心室。

8.8.3 慢性右心衰竭

慢性右心衰竭通常是由于RV后负荷缓慢增加导致。最常见的原因是左室收缩和舒张功能衰竭或慢性容量过载（见于严重三尖瓣反流）。压力或容量过载通过促进心肌细胞肥大导致心肌重塑，其过程缓慢。但是如果不进行治疗，最终会出现失代偿，导致心肌细胞死亡和纤维化。

随着心肌肥厚（RV肥厚定义为：轻度0.5～0.8cm，中度0.8～0.9cm和重度＞1cm），收缩力增加，等容收缩和舒张阶段RVSP和RVEDP增加（RV压力–容积环）。失代偿可以理解为：PVR和RAP升高，随后心输出量和PASP下降。持续高PVR的PASP下降与预后差密切相关。RV扩张合并双心室舒张功能衰竭导致降低心输出量，从而影响冠状动脉灌注。其管理极其复杂：维持高的CVP可以避免液体过载和后负荷加重。

8.8.4 肺栓塞

肺栓塞是一种常见的危及生命的疾病，据报道死亡率为2%～15%。严重情况下，可导致致命的阻塞性休克和急性RV衰竭。美国心脏协会根据临床疗效和短期死亡率将肺栓塞分为三组[17]：

- **大面积肺栓塞**：血流动力学不稳定，收缩压＜90mmHg持续15min以上，需要正性肌力药物支持以纠正因肺栓塞或心输出量减少导致的血流动力学紊乱。短期死亡率为25%～65%。
- **次大面积肺栓塞**：无血流动力学不稳定，但存在RV功能障碍或心肌梗死。短期死亡率为3%。
- **低风险肺栓塞**：无血流动力学不稳定和RV功能障碍或坏死。短期死亡率＜1%。

CT肺动脉造影（CTPA）仍然是诊断肺栓塞的金标准，通过RV/LV比率测量有助于判断RV功能障碍。超声心动图能够更好地评估RV功能障碍和压力超负荷，也有助于区分是急性发病还是慢性发病，这在介入溶栓的风险分层中非常重要，因为研究表明，溶栓对慢性RV损伤无效。超声心动图也有助于疑似大面积肺栓塞患者休克的鉴别诊断，并可通过改善右心指数或LV流出道流速时间积分（LVOT-VTI）监测治疗反应。

最近的ESC指南建议，对于血流动力学不稳定的患者，推荐使用床旁经食管超声心动图评估RV功能障碍[17]。条件允许，应在床旁进行经食管超声心动图检查后进行CTPA，然后再开始治疗，但如果条件不允许，则应仅根据临床经验和床旁经食管超声心动图结果进行治疗。如果患者血流动力学稳定，推荐行CTPA检查明确病情，进一步基于床旁经食管超声心动图和心脏生物标志物的检查结果进行风险分层。

当前众多研究旨在探索针对高危肺栓塞的高度敏感性和特异性的征象，但目前研究效果甚微。肺栓塞的许多临床表现是急性右心衰的结果，如：RV扩张、RV功能受损（整体或局部）、短PAT、PASP升高、室间隔变平或室间隔运动异常。在缺乏确证性CTPA等临床证据的情况下，上述表现并无特异性，无法用于诊断或者排除肺栓塞。

临床中，偶尔可见右心内血栓形成，其通常较大，可移动，具有蛇形外观（图8.10）。60/60征和McConnell征（见下文）以前被认为是严重肺栓塞的特异性征象，但目前大多数学者认为它们更可能代表RV对急性后负荷增加的反应。

室间隔矛盾运动是压力过载的重要表现，其代表RV功能障碍。肺栓塞对心血管系统的影响大时，肾上腺素反应增强、RV每搏输出量减少、RV在心室收缩末期和舒张早期对LV的压迫三者联合会导致出现一个充盈不足的高动力性的LV，但是LVOT VTI或LV每搏输出量会减少。

对于肺栓塞患者的动态监测应基于RV功能及扩张的改善效果。LV心脏指数或LVOT VTI的提高也与死亡率的降低密切相关。ESC指南还建议使用超声心动图帮助指导肺栓塞后的患者管理，特别是对于那些在3个月后仍有持续呼吸困难或至少有一个慢性栓塞性肺动脉高压风险因素的患者。

总而言之，在肺栓塞患者的诊治中，超声心动图至关重要，用于RV评估和整个治疗周期管理。其在诊断大面积肺栓塞方面效果卓群，有助于分层指导治疗，并监测治疗的效果。

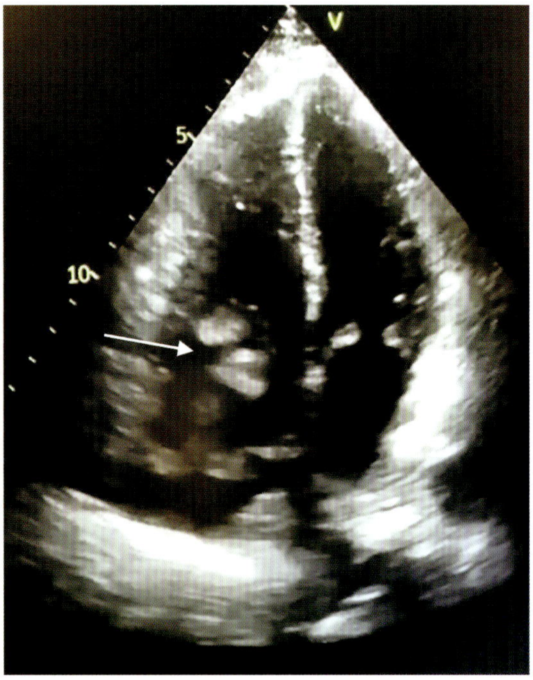

图8.10 大的心内血栓（白色箭头）主要位于RA，在舒张期可见血栓穿过三尖瓣。还要注意RV扩张和LV腔被压迫变小。

超声小贴士

McConnell征

尽管RV游离壁的其余部分表现为运动减弱或无运动，但其心尖部分的运动保持正常。游离壁的中部通常是最先出现功能障碍的部位（图8.11）。

60/60征

60/60征被描述为急性肺栓塞中RV功能不全的指标，其特征为肺动脉加速时间（PAT）<60m/s、三尖瓣最大反流速度提示压力梯度<60mmHg。即使在存在其他心肺疾病的情况下，这两个征象仍具有一定的特异性。

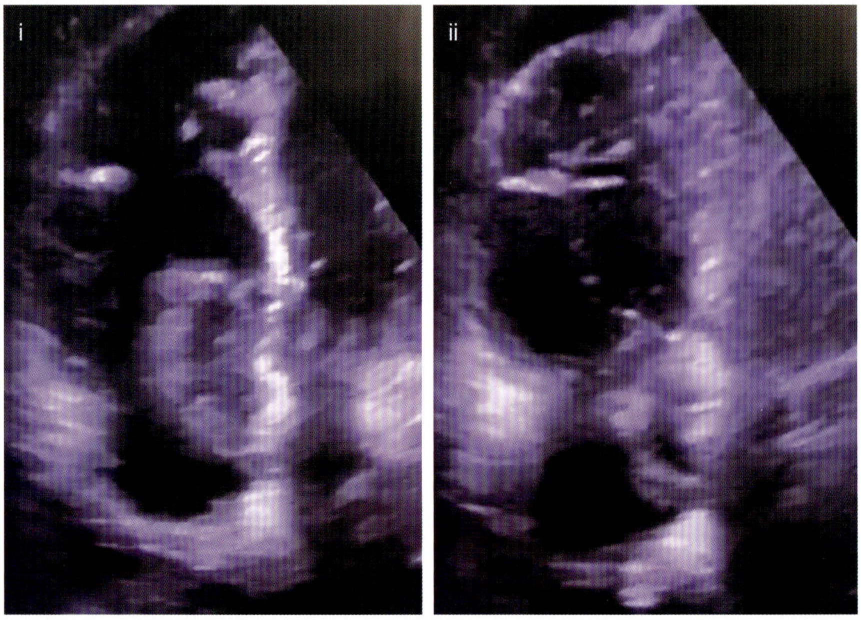

图8.11 大面积肺栓塞，可见心内血栓和McConnell征。（i）血栓移动可通过三尖瓣，可见RV扩张。（ii）收缩期可见RA血栓图像，可见间隔局部运动异常，心尖部分收缩功能良好。

8.9 总结

右心结构复杂，是一个高容量、低压力的系统。其很难适应后负荷的快速增加。超声心动图是评价右心功能和肺动脉高压的良好床旁工具。但是由于右心的复杂性，没有一种单一的测量方法能够充分反映RV功能。

蔡成惠 周泓倚 译 王 云 校

09

第9章

瓣膜的聚焦评估

Tim Keady & Sam Clark

目标导向心脏超声指的是聚焦紧急情况下心脏的主要异常或某一特定方面，如监测左心室功能。

对于心脏瓣膜的聚焦评估，进行检查的临床医生的首要任务是发现主要异常。超声心动图的其他方面如精确分级、明确病因和纵向评估是次要的。一旦发现主要异常，应转诊给影像科或心脏科专家进一步评估。

为了准确识别异常情况，对正常解剖结构的认识至关重要。这需要反复练习，每次扫描都是练习评估瓣膜解剖结构和功能的机会。每个瓣膜都应从解剖结构（如增厚和钙化）、活动度和血流等方面评估。

如果在日常实践中经常做这样的练习，通过简单的二维成像和彩色多普勒就能检测出异常的解剖结构和功能，如明显的瓣膜狭窄或反流。然后可以通过一些简单的多普勒测量明确可疑的异常情况。结合其他相关表现后，最后一步是在临床背景下评估所有检查结果。这适用于所有重症心脏超声，但尤其适用于血流动力学波动会影响心脏超声检查结果的瓣膜评估。

9.1　主动脉瓣

主动脉瓣是三叶瓣，由右冠瓣、左冠瓣和无冠瓣构成。胸骨旁长轴切面可以显示右冠瓣及无冠瓣、左心室流出道（LVOT）和主动脉。在此切面，于心室收缩中期距主动脉瓣最多1cm处可测量LVOT内径（内侧缘到内侧缘的距离），其正常值为1.8～2.4cm。通常假定LVOT横截面为圆形，然而更多情况下它是椭圆形，这会导致在计算LVOT横截面积时出现误差。LVOT内径可用于计算左心室每搏输出量、连续方程和评估主动脉瓣反流。胸骨旁长轴切面的彩色多普勒血流成像可帮助评估主动脉瓣反流和瓣膜下狭窄。心尖五腔心切面可使多普勒信号与LVOT呈近似平行状态，能够发现任何程度的主动脉瓣反流。在获得心尖四腔心切面基础上，将探头的尾端向下压或（和）稍微顺时针旋转探头可得到心尖五腔心切面。

9.1.1　主动脉瓣狭窄

主动脉瓣狭窄的特点是从左心室流向主动脉的血流受阻，是欧洲和北美最常见的瓣膜疾病。如果主动脉瓣增厚或钙化且活动受限，应考虑是否存在主动脉瓣狭窄。图9.1展示了经胸骨旁短轴切面主动脉瓣的正常和异常解剖结构。

主动脉瓣狭窄的评估

评估主动脉瓣狭窄的关键步骤和原则：

1. **瓣膜特点**：描述瓣叶的厚度、钙化和活动度（图9.2）。主动脉瓣平面描记法（手动追踪瓣口面积）在经胸超声心动图（TTE）中尚未被证明是准确的，但在经食管超声心动图（TEE）中很有用。在三叶瓣中，如果只有两个瓣叶固定，剩下单个瓣叶打开良好，那么主动脉狭窄最多是轻度的。不建议在钙化性主动脉瓣狭窄中使用平面描记法测量主动脉瓣口面积，但对于其他原因造成的主动脉瓣狭窄可能有用，尤其是在使用TEE时。
2. **峰值流速和平均跨瓣压差**：可在心尖五腔心切面或心尖长轴切面进行评估。使用连续多普勒确定主动脉瓣最大流速，使用脉冲多普勒测量LVOT峰值流速，或使用连续多普勒同时测量（图9.3）。该方法使用简化伯努利方程来表示主动脉瓣狭窄的严重程度。与连续性方程（如下所述）一样，

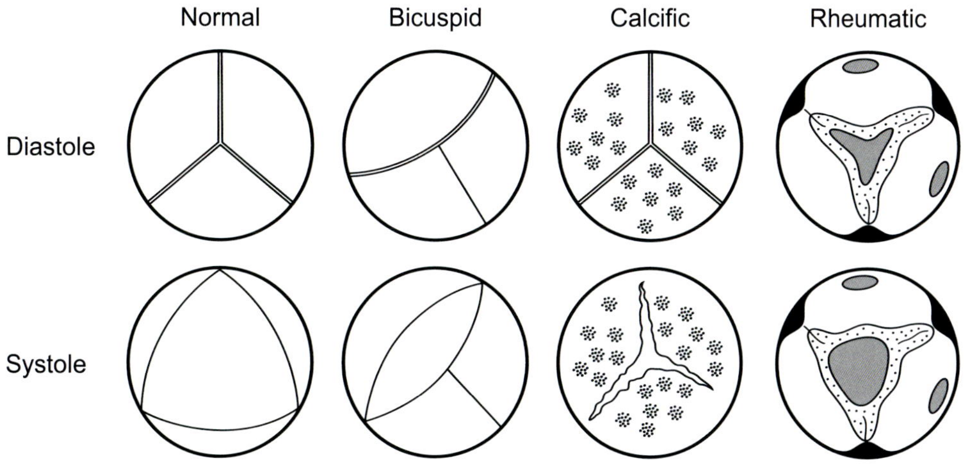

图9.1 The parasternal short-axis view of the aortic valve is useful in detecting the presence and suggesting the aetiology of aortic stenosis. Common causes of valvular aortic stenosis are shown here. Redrawn from Brown J. & Morgan-Hughes N.J. (2005) Cont. Ed. Anaes. Crit. Care & Pain, 5:1, with permission from Oxford University Press, and from Baumgartner H. (2017) J. Am. Soc. Echocardiog. 30:372 with permission from Elsevier.

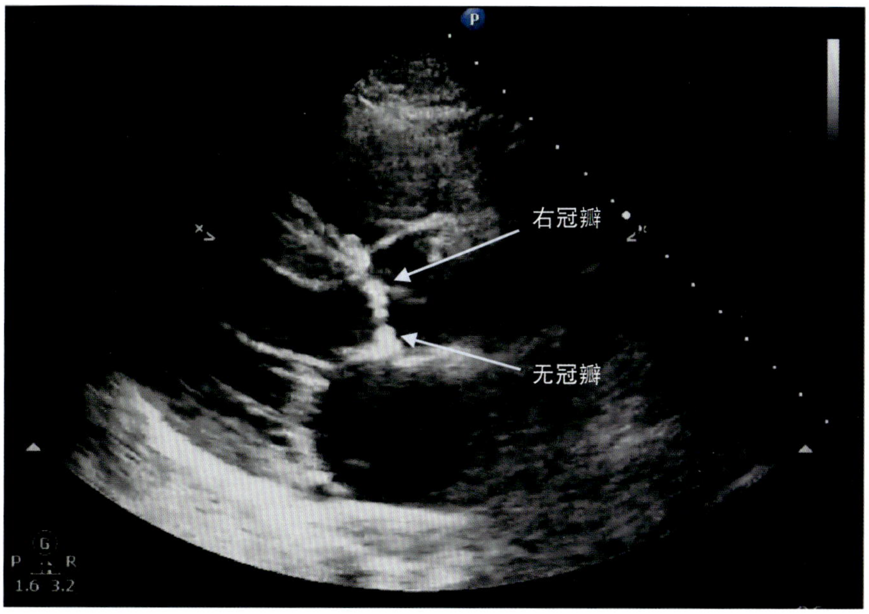

图9.2 主动脉瓣严重钙化和狭窄（胸骨旁长轴切面）。

获得最大峰值流速和平均跨瓣压差是很重要的。最好使角度校正光标与反流束最快的部分平行，而不仅仅是与瓣膜对齐。主动脉瓣峰值流速＞4m/s或平均跨瓣压差＞40mmHg可能提示重度主动脉瓣狭窄[3]。

3. **连续方程**：基于质量守恒定律，连续方程指在一个封闭的系统内，经过系统内某一部分的流体量一定会经过系统内的下一部分，即流经管道的流体在任意截面处质量流量恒定。因此，如果管道口径发生变化，流体的速度一定会相应变化。该方程依赖于三个假设：

i. LVOT截面为圆形。

ii. LVOT速度–时间积分（VTI）代表LVOT内所有血液流动的平均距离。

iii. 通过LVOT的搏出量全部通过主动脉瓣离开心脏。计算出的主动脉瓣口面积为有效面积，并非实际面积。主动脉瓣口面积＜$1cm^2$提示重度主动脉瓣狭窄。

连续方程：

$$CSA_{(aorta)} = [CSA_{(LVOT)} \times VTI_{LVOT}] / VTI_{aorta}$$

CSA：横截面积；aorta：主动脉瓣。

4. **无量纲指数**（即多普勒速度比值）：为LVOT和主动脉瓣峰值流速或VTI的比值。通过简单比较主动脉瓣和LVOT的最大流速，避免了与LVOT大小和形状相关的潜在误差。如果LVOT与主动脉瓣峰值流速之比小于0.25，可能为重度主动脉瓣狭窄。

相关发现

主动脉瓣狭窄的二维成像也可能会发现：

- 左室向心性肥厚。
- 左房增大。
- 肺动脉高压的证据。

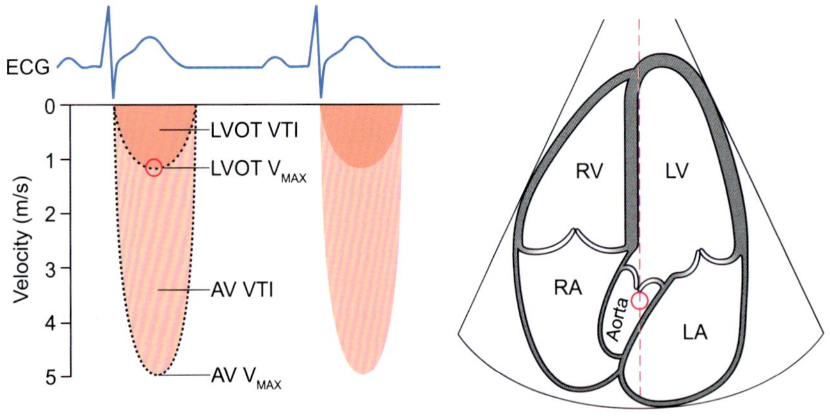

图9.3 Apical five-chamber view showing continuous wave Doppler through the left ventricular outflow tract (LVOT) and aortic valve (AV). If there is aortic stenosis, you may see a 'double envelope' Doppler waveform as shown here. Tracing each envelope will calculate the velocity–time integral (VTI) as well as identify the maximum velocity (Vmax). Alternatively, you may simply check the AV and LVOT Vmax using the measurement cursor. In this figure, AV Vmax is over 4m/sec indicating significant aortic stenosis. Furthermore, the Doppler velocity ratio (LVOT Vmax / AV Vmax = 1 / 4.5 = 0.22) is less than 0.25, again indicating severe aortic stenosis.

LA – left atrium; LV – left ventricle; RA – right atrium; RV – right ventricle.

Left part of image adapted from Brown J & Morgan-Hughes NJ (2005) Cont. Ed. Anaes. Crit. Care & Pain, 5:1, with permission from Oxford University Press.

评估主动脉瓣狭窄的潜在问题

大多数情况会低估主动脉瓣狭窄的严重程度，但也有可能高估其严重程度。

- 光标与血流方向对齐不良
- 意外将光标与二尖瓣或三尖瓣反流束对齐
- 心律失常的逐搏变异性
- 左室射血分数降低或收缩功能显著受损
- 因高心输出量/正性肌力药或LVOT梗阻导致的LVOT VTI增加（限制了简化伯努利方程的使用）

后两种情况可能在重症监护室比较常见，需要谨慎对待和专家评估，尤其是低流量、低压差重度主动脉瓣狭窄。

动态LVOT梗阻

主动脉瓣下或瓣上狭窄也会导致峰值速度增高，可能会被误诊为主动脉瓣狭窄。主动脉瓣下狭窄的常见原因是动态LVOT梗阻。液体限制、利尿剂、正性肌力药或显著的室间隔反常运动都会导致或加剧LVOT梗阻。伴有较低前后负荷的左心室收缩不协调可能会造成LVOT血流速度增加。由此产生的压力下降会在收缩期使二尖瓣前叶向前（室间隔方向）移动，导致LVOT梗阻和二尖瓣反流。这种现象即为二尖瓣收缩期前向运动（SAM）。血流速度增加表现为收缩期LVOT内出现湍流（彩色多普勒信号的差异可作为提示）。如果LVOT梗阻未被识别，临床医生可能会错误判断患者的容量状态和心肌收缩力。尽管可能出现肺水肿，LVOT梗阻通常需要补充足够的液体，以纠正后负荷和前负荷，同时应限制正性肌力药的使用，并治疗原发病如脓毒血症。

临床意义

主动脉瓣狭窄会造成左室肥厚，这在没有心室扩大或心输出量减少的情况下维持了跨瓣压差。然而，僵硬肥厚的心肌氧耗增加，并且由于心室舒张功能受损使氧供减少，导致心肌灌注储备降低[4,5]。血管骤然舒张（合并或不合并负性肌力）导致的主动脉根部血压显著下降，可能会造成严重的左室心肌缺血和血压持续下降，心肌收缩力减弱。麻醉药物和技术会降低外周循环阻力，对于重度主动脉瓣狭窄的患者应谨慎使用[4,5]。

9.1.2 主动脉瓣反流

主动脉瓣反流是由主动脉瓣关闭不全引起的。严重的主动脉瓣反流会使左室压力和容量超负荷，导致左室舒张末压（LVEDP）显著升高和左心衰竭，在ICU中可供选择的药物很少。需要考虑的重要问题包括：

- 是重度反流吗？
- 急性或是慢性？
- 明确病因对治疗是不可或缺的吗？

主动脉瓣反流可能是由于主动脉根部或主动脉瓣病变导致的，可以使用彩色多普勒超声经胸骨旁长轴切面、心尖五腔心切面或心尖长轴切面检查。二维成像可显示主动脉根部扩张、小叶过度活动或左室扩大。

主动脉瓣反流的常见原因包括钙化、风湿性心脏病、二叶瓣畸形和感染性心内膜炎[6]。引起主动脉根部病变的常见原因包括马凡综合征、梅毒、胶原血管病和主动脉夹层（图9.4）。应仔细评估LVOT、主动脉环、主动脉窦和窦管交界处的异常[6]。

评估有临床意义的主动脉瓣反流可以通过以下几种方式进行：

1. **图像特征**：可发现大量中心性或偏心性反流束（图9.5）。由于反流束面积和反流束长度会受到舒张期左室压力梯度和左室顺应性等多种血流动力学参数的影响，二者不是评估反流严重程度的可靠指标。如果识别到较大的中心性反流束，则需要进行定量评估。

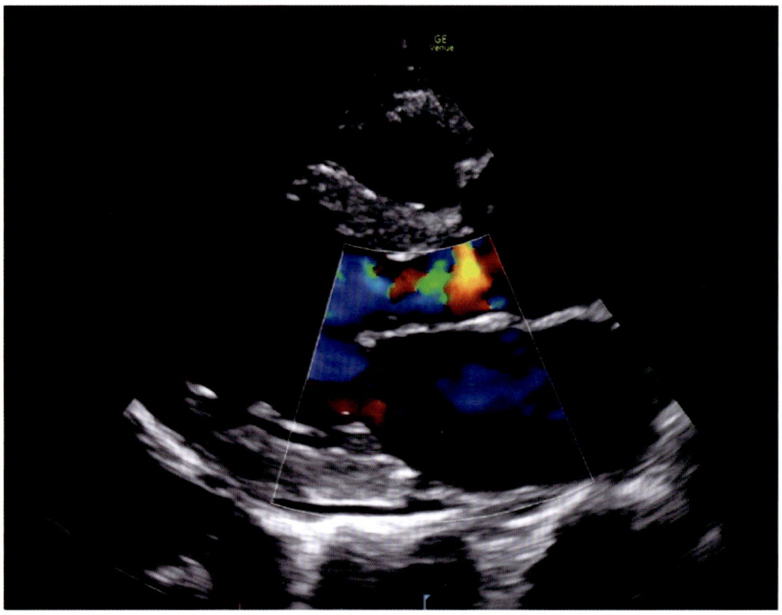

图9.4 Stanford A型主动脉夹层引起的重度主动脉反流。注意湍流占据整个左心室流出道，主动脉根部扩张，以及从主动脉根部延伸到降主动脉的夹层皮瓣。

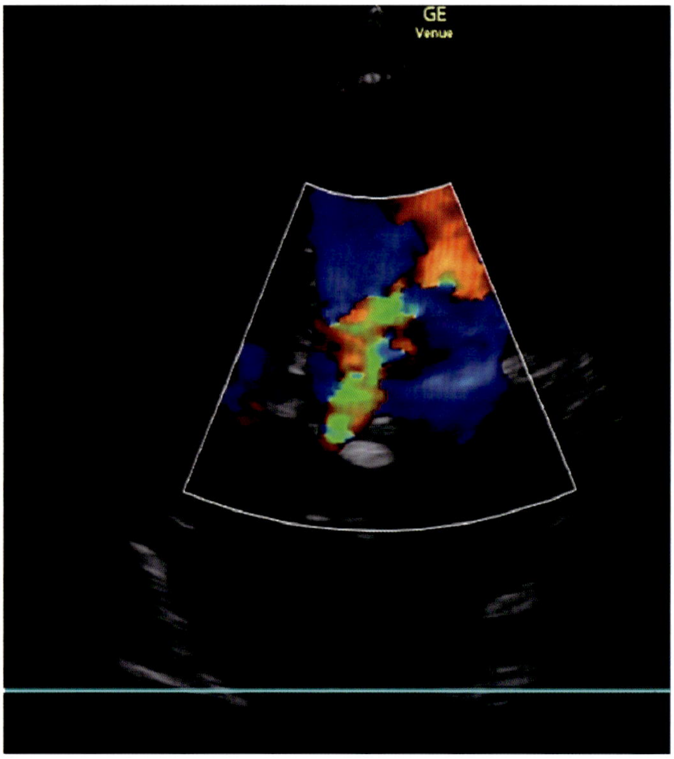

图9.5 重度主动脉瓣反流（心尖五腔心切面）。

2. **缩流颈宽度**：缩流颈宽度为彩色多普勒成像中反流信号最窄部位的宽度，通常在紧邻主动脉瓣下测量。使用zoom（放大）模式和较小的彩色多普勒取样框有助于提高测量准确度。缩流颈宽度为评估偏心性主动脉瓣反流严重程度的最可靠指标。不适用于多个反流束的评估。缩流颈宽度＞6mm提示重度主动脉瓣狭窄。
3. **反流束宽度/LVOT宽度＞65%**：反流束宽度在距离主动脉瓣1cm内测量。
4. **压力减半时间＜200ms**：反映心室内反流束压力梯度下降的速度。获得反流束（理想情况为反流束最大的部分）的连续多普勒频谱，然后从峰值速度（频谱最高点）开始沿频谱下降斜坡画一条线，超声会自动计算压力减半时间。它与反流严重程度成反比。压力减半时间在急性主动脉瓣反流中最敏感，此时左心室还未因适应容量超负荷而发生结构改变。该指标的测量需要一个良好的连续多普勒频谱，理想峰值速度应超过3m/s。频谱密度也可提示反流程度，频谱越密，反流越重。弱信号表示轻度反流，密集信号表示中度或重度反流。
5. **降主动脉内舒张期逆流**：经胸骨上窝切面在左锁骨下动脉远端测量，是评估主动脉瓣反流程度的重要辅助手段。舒张早期的少量血液逆流提示轻度反流。速度超过20cm/s的显著全舒张期逆流是重度反流的征象。
6. **主动脉瓣反流并发症**：评估左室舒张末期内径、左室收缩和舒张功能有助于明确主动脉瓣反流的长期预后。
7. **主动脉瓣反流的其他定量评估**：包括近端等速表面积法和反流分数。

急性主动脉瓣反流的血流动力学特点

血流动力学变化取决于显著反流的发生速度。慢性病程可使心室产生适应性变化。慢性主动脉瓣反流会增加左心室大小以代偿反流引起的额外容量负荷，从而维持心输出量，直至失代偿后导致左心衰竭。而显著的急性主动脉瓣反流无充分时间进行预适应，除非采取纠正措施，LVEDP迅速升高会导致压力和容量超负荷及左心迅速衰竭。表9.1强调了慢性和急性主动脉瓣反流的差异。

表9.1 急性和慢性主动脉瓣反流的差异

	急性主动脉瓣反流	慢性主动脉瓣反流
病因	感染性心内膜炎、累及主动脉根部的主动脉夹层、创伤	瓣膜钙化和退行性变
临床表现	休克、心力衰竭、肺水肿	通常无症状，进ICU的次要原因
收缩压	正常或降低	增加
脉压	正常或轻微降低	增加
心输出量	降低	正常
心率	增加	正常
左室大小	正常或轻微扩大	扩大
LVEDP	显著增加	轻微增加

主动脉夹层

对于任何原因造成的急性重度主动脉瓣反流，反流量的骤然增加可能会导致LVEDP升高和肺水肿。夹层皮瓣可经多个切面看到，尤其是胸骨旁长轴切面，在主动脉根部、靠近主动脉根部或降主动脉内。代偿性心动过速最初可能会维持心输出量，但最终也会进展为休克。主动脉夹层合并主动脉瓣反流和高血压时不建议使用β受体阻滞剂，它可能会抑制代偿性心动过速，加速休克的发生。此时应考虑其他类型的降压药[6]。

9.2 二尖瓣

二尖瓣是由瓣环、瓣叶、腱索和乳头肌组成的复杂结构。左房壁和左室心肌对二尖瓣发挥正常功能有重要影响。二尖瓣为二叶瓣，包括二尖瓣前叶和后叶，又可分别被称为主动脉瓣叶和壁瓣叶。每个瓣叶可划分为三个扇区[8]。正常二尖瓣口面积为4～6cm^2，在瓣膜打开时几乎没有压力梯度。超声评估是复杂的，聚焦评估往往是传统超声评估的序曲。由于左房和左室大小、功能和充盈状态对二尖瓣功能的影响，其外观可因心脏状态、容量状态和临床管理不同发生显著变化。

9.2.1 二尖瓣狭窄

尽管目标导向心脏超声无法明确诊断二尖瓣狭窄（还需要结合多项参数和临床情况），但如果发现瓣叶增厚或钙化且活动受限，可能需要怀疑是否存在瓣膜狭窄。风湿性心脏病是最常见的病因，其他少见的病因还包括先天性发育异常和炎症/渗出。直接由二尖瓣狭窄引起的危重症并不常见。它一般通过心输出量增加的疾病（如败血症或妊娠）或二尖瓣狭窄的并发症（如心律失常、血栓栓塞事件或右心衰竭）被发现。二尖瓣狭窄偶尔会导致严重的左心衰竭。维持窦性心律和预防心动过速以改善左心室充盈时间至关重要。重度二尖瓣狭窄经专家评估后，可考虑紧急介入手术。

二尖瓣狭窄的评估

1. **图像特征**：描述二尖瓣形状、厚度和活动度。尤其要重点观察是否有交界融合及其程度、腱索的变化和钙化的范围及程度。风湿性疾病与交界处和腱索增厚有关，会使二尖瓣开放时前叶呈“曲棍球杆”样改变（图9.6）。
2. **平面描记法**：经胸骨旁短轴切面于收缩中期测量。图像一定要与声束方向平行，并调整至最佳增益，然后描记二尖瓣口内缘测算面积。对于经验丰富的医生，该方法为测量二尖瓣口面积的金标准。然而，瓣膜钙化、定位和瓣膜下狭窄限制了它在重症超声中的使用。
3. **平均压力梯度**：在心尖四腔心切面，获取经过二尖瓣的连续多普勒频谱，得到VTI，然后使用简化伯努利方程测量平均梯度，并估计二尖瓣口面积。
4. **压力减半时间**：与主动脉瓣反流的压力减半时间类似，从频谱的E峰开始沿舒张中期下降斜坡测量（忽略舒张早期的陡坡）。

   二尖瓣口面积=220/压力减半时间

   合并房颤或其他心律失常时应谨慎。
5. **二尖瓣狭窄并发症**：重度左房增大和肺动脉高压较常见（图9.6）。

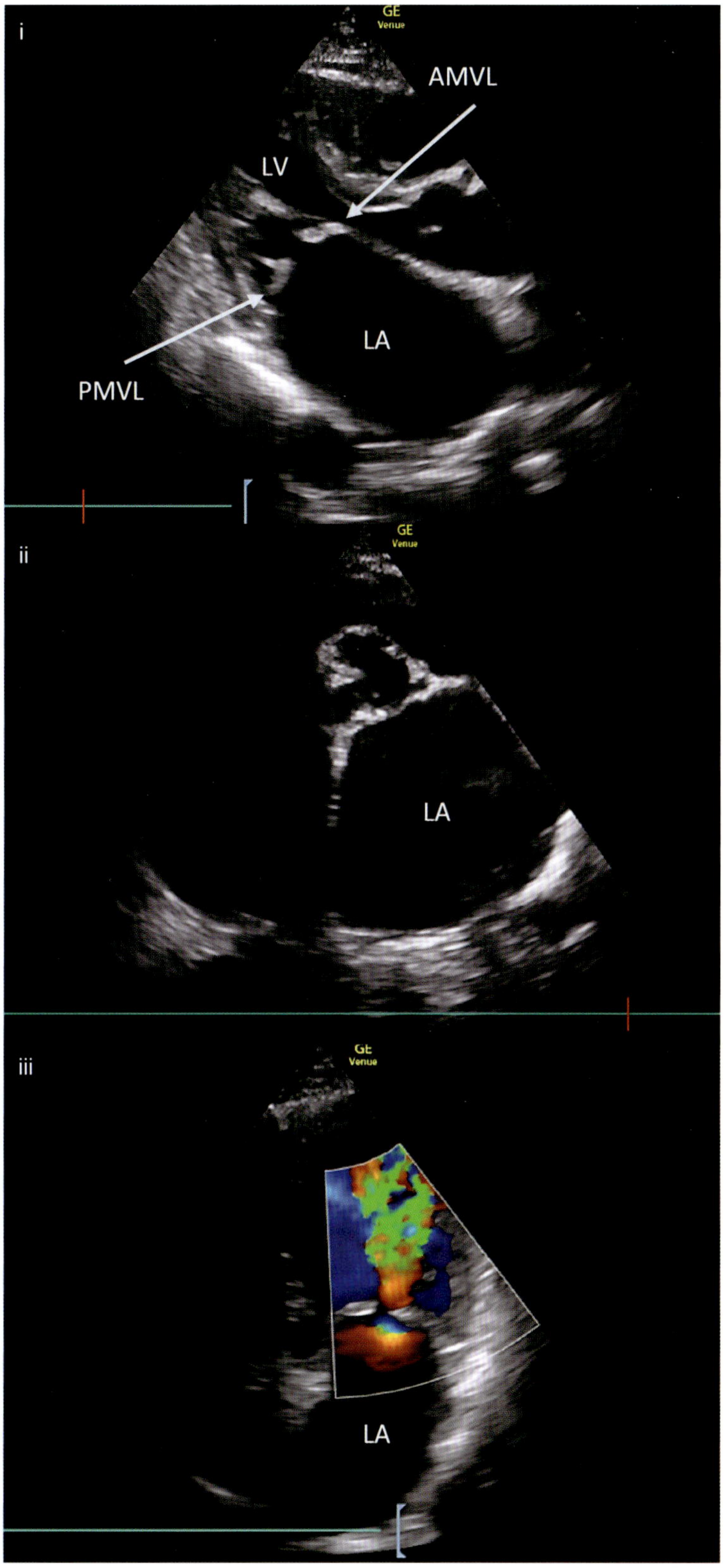

图9.6 二尖瓣狭窄。(ⅰ)继发于风湿性心脏病的二尖瓣狭窄患者的曲棍球杆征和增大的左心房(胸骨旁长轴切面)。(ⅱ)二尖瓣狭窄导致的重度左房增大(胸骨旁短轴切面)。(ⅲ)通过狭窄二尖瓣的湍流(心尖四腔心切面)。AMVL-二尖瓣前叶;LA-左房;LV-左室;PMVL-二尖瓣后叶。

评估二尖瓣狭窄的潜在问题

- 低心输出量导致跨二尖瓣血流速度减低
- 合并心律失常
- 高心输出量可导致高估狭窄程度
- 合并房间隔缺损或卵圆孔未闭可使左房负荷减轻，导致低估狭窄程度
- LVEDP显著升高或主动脉瓣反流导致压力减半时间缩短，低估狭窄程度

9.2.2 二尖瓣反流

二尖瓣反流是由瓣叶关闭不全导致的。它使左室容量超负荷，导致LVEDP显著升高和左心衰竭。多个切面可用于识别二尖瓣反流。二尖瓣反流分为原发性（先天性瓣膜发育异常）和继发性（功能性），又可分为急性和慢性。与主动脉瓣反流类似，急性和慢性二尖瓣反流存在许多差异。二尖瓣反流多普勒信号的大小由反流口大小、反流束方向和左室-左房压力梯度决定。左房-左室压力梯度受左室后负荷、心肌收缩力、LVEDP、左房压力、容量状态和机械通气（如果相关）的影响。

原发性二尖瓣反流的常见原因包括黏液瘤样退行性变（非炎症性渐进性病变）、马凡综合征、风湿性疾病、感染性心内膜炎和乳头肌或腱索断裂。此外，结合反流束方向与瓣叶活动度有助于确定二尖瓣反流的机制，根据Carpentier分类可分为三型：

- Ⅰ型：瓣叶活动正常，瓣环扩张，出现中心性反流束（继发性二尖瓣反流）；或瓣叶穿孔。
- Ⅱ型：腱索断裂或严重脱垂导致瓣叶过度活动，反流束偏向对侧瓣叶。
- Ⅲ型：由于瓣膜下结构挛缩和乳头肌栓系导致瓣叶活动受限，反流束朝向受影响侧瓣叶。

二尖瓣反流的评估

1. **图像特征**：描述二尖瓣装置、左心室和左心房。尤其要关注瓣叶脱垂或连枷、赘生物、钙化、腱索，以及左室扩大导致的瓣环变形和功能性（继发性）二尖瓣反流。可能有左室或左房增大。
2. **半定量评估**：彩色多普勒是筛查显著二尖瓣反流的重要工具。可识别到较大面积的中心性或偏心性反流束（图9.7）。若为偏心性反流（康达效应）或是急性二尖瓣反流（左心房压力迅速显著增加），超声获得的反流束会偏小。尽管如此，小面积的反流束一般都提示轻度反流。显著反流的征象包括：
   - 反流束面积＞$8cm^2$。
   - 反流束面积/左心房面积＞40%。
   - 偏心性反流束至左心房下壁/后壁。
3. **缩流颈宽度**：缩流颈宽度为彩色多普勒反流信号最窄部位的宽度，通常在紧邻二尖瓣下测量。使用zoom（放大）模式和较小的彩色多普勒取样框有助于提高测量准确度。三维评估可能比二维成像更准确。不适用于多个反流束。缩流颈宽度＞7mm提示重度二尖瓣反流。
4. **定量评估**：近端等速表面积法测量有效反流口面积、多普勒容积方程计算反流容积和反流分数。其他支持性指标还包括评估收缩期肺静脉血流逆流和反流束频谱的信号强度。

急性VS慢性二尖瓣反流

急性二尖瓣反流（如乳头肌断裂）：导致前向每搏量减少和急性肺水肿。代偿性心动过速起初可维

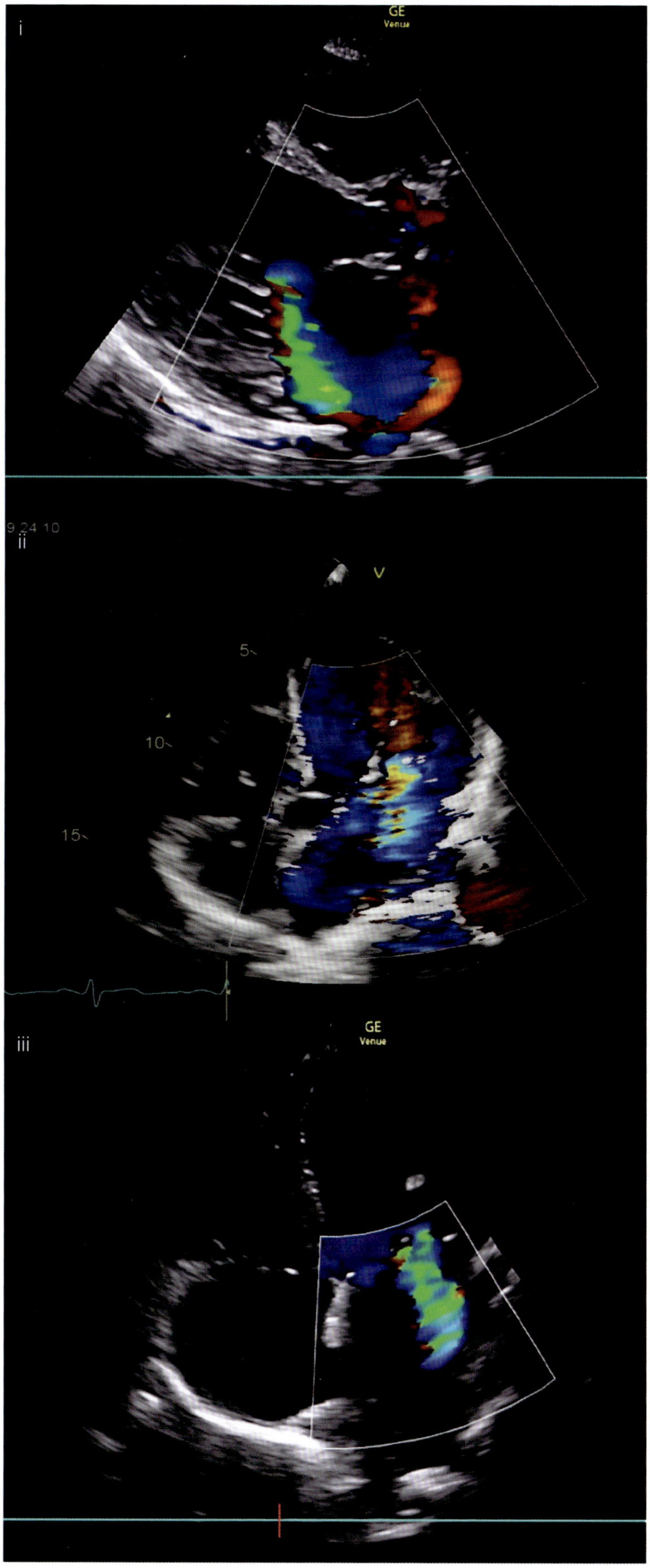

图9.7 二尖瓣反流。（i）偏心性反流束（胸骨旁长轴切面）。（ii）乳头肌断裂引起的重度二尖瓣反流。（iii）偏心性反流束（心尖四腔心切面）。

持心输出量，但最终会进展为休克。病情稳定后可考虑手术干预。

慢性二尖瓣反流：随反流分数增加，左心室逐渐扩大，射血分数增加，可维持正常的每搏量。然而最终左室舒张压升高，二尖瓣反流恶化，出现肺动脉高压。也可考虑外科手术治疗。

危重症合并二尖瓣反流

危重症的动态变化是显著的。许多因素会影响二尖瓣反流的严重程度。可加重二尖瓣反流的因素与心脏负荷增加或左室功能受损有关，包括脓毒症、心肌缺血、外周循环阻力增加、心动过速、心律失常、休克和容量超负荷。

可缓解二尖瓣反流程度的因素与降低心脏负荷有关，包括负性肌力药，血管舒张药和利尿剂。机械通气和呼气末正压通气（PEEP）可降低左心室前后负荷，进而减轻反流程度（但PEEP降低后反流仍可加重）。在这些情况下，需要完善血流动力学监测，可置入肺动脉导管等[9,10]。

总之，在ICU期间二尖瓣反流程度可能会发生显著改变，值得反复评估。在临床情况发生迅速变化或者转出ICU后也同样适用。

超声技巧

彩色多普勒

彩色多普勒可用来评估心腔内的湍流。它包括产生湍流的反流束和已经在心腔中的血液。可以做一个类比，如果将淋浴头放置在水中，所看到的移动水流实际大于淋浴头产生的水流，所卷及的额外水量会受水流速度的影响。

9.3 三尖瓣

三尖瓣是解剖复杂的三叶瓣，有多种命名方式。最常见的是将其命名为前瓣叶（最大）、隔瓣叶和后瓣叶（最小），每个乳头肌通常为两个瓣叶提供腱索。有多个切面可观察到三尖瓣，例如右室流入道切面、胸骨旁短轴切面、聚焦右室的心尖四腔心切面和肋下切面。与二尖瓣前叶相比，三尖瓣稍微靠近心尖。如果明显向心尖移位，即为Ebstein畸形（图9.8）。

9.3.1 三尖瓣狭窄

三尖瓣狭窄很少见。如果瓣叶增厚、钙化、呈圆顶征或运动受限，需要怀疑是否有三尖瓣狭窄。通常伴有三尖瓣反流，最常见的病因是风湿性心脏病。其他原因包括类癌综合征、起搏器相关狭窄和肿瘤梗阻。右房增大和下腔静脉扩张可支持三尖瓣狭窄，还需要专业人员进行传统超声评估，包括一个呼吸周期的平均跨瓣压差，压力减半时间和瓣口面积（与二尖瓣口面积计算方式类似）。有临床意义的狭窄：压力减半时间＞190m/s、平均跨瓣压差＞5mmHg和瓣口面积＜1cm^2[6]。

9.3.2 三尖瓣反流

约70%的正常人会出现微量或轻度“生理性”三尖瓣反流[10,11]。成人病理性三尖瓣反流大部分继发于肺部疾病或左心疾病导致的右室扩大。

原发性三尖瓣反流不常见但可由多种疾病引起：类癌、风湿性疾病、心内膜炎（尤其是静脉药物滥

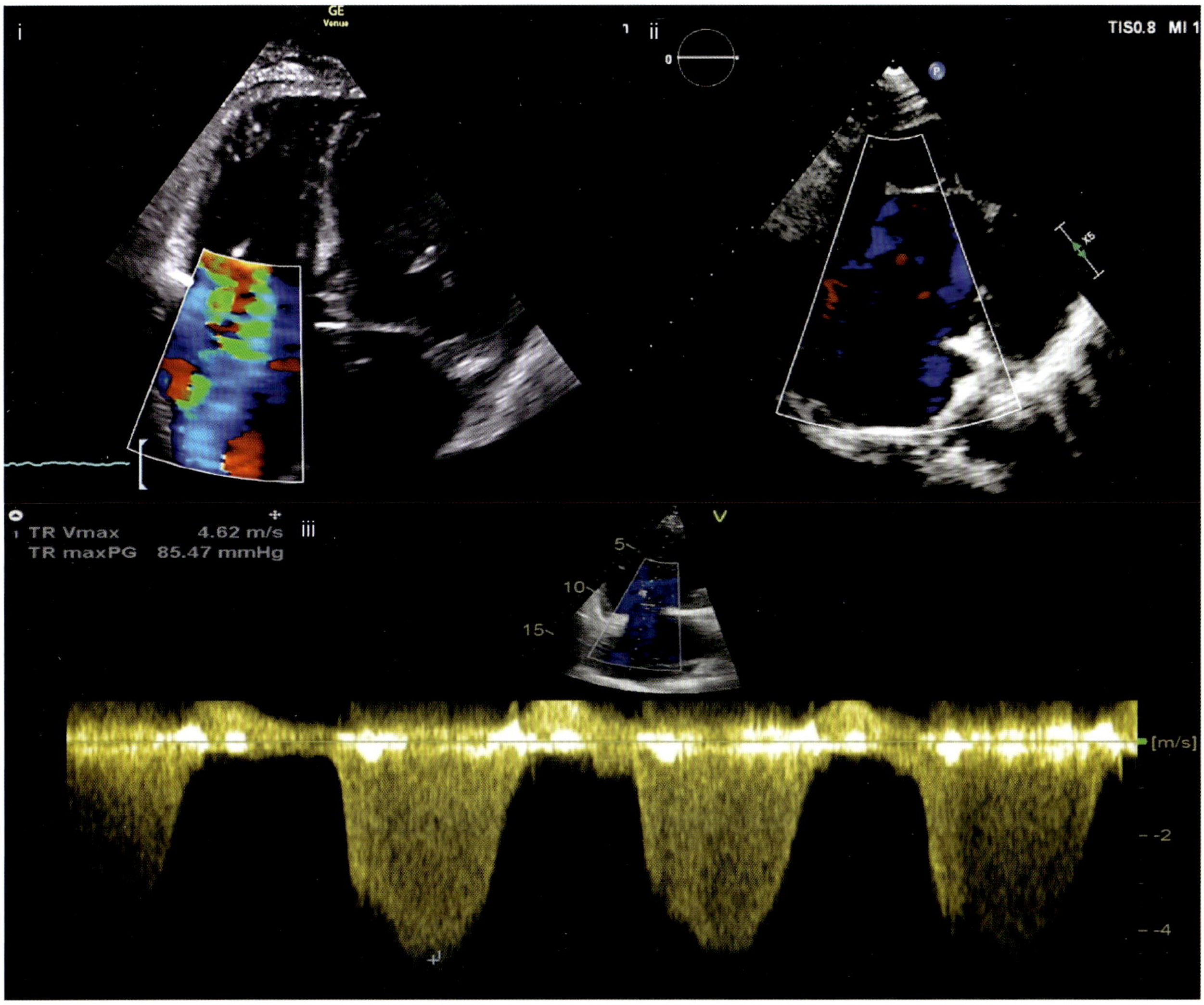

图9.8 三尖瓣反流。（i）重度三尖瓣反流（聚焦右室的心尖四腔心切面）。（ii）Ebstein畸形合并三尖瓣反流（心尖四腔心切面）。注意大部分右室"心房化"和心脏左侧变形。（iii）反流束的连续多普勒频谱。最大流速4.62m/s，提示重度肺动脉高压。

用）、黏液瘤样退行性变、先天发育异常（Ebstein畸形）和创伤（如心前区钝性非穿透伤）。医源性操作也是可能的因素，导丝、导管和起搏器有时会导致瓣膜结构损伤。

三尖瓣反流的评估

1. **图像特征**：二维成像可识别右室扩大、瓣叶过度活动和三尖瓣环扩张。多普勒超声经右室流入道切面、胸骨旁主动脉短轴切面或心尖四腔心切面可识别三尖瓣反流（图9.8）。重度三尖瓣反流一般会出现右室和右房扩大，但由于病因不同，右心功能可能是高动力、正常或低动力的。至右房后壁的大面积（$>10cm^2$）中心性反流束提示重度三尖瓣反流，小面积反流束（$<5cm^2$）提示轻度三尖瓣反流。
2. **连续多普勒**：可用于测量肺动脉收缩压。根据多普勒频谱的密度、轮廓和达峰时间可以评估反流的严重程度。达峰时间早和三角形频谱提示显著反流。
3. **缩流颈宽度**：与主动脉瓣反流和二尖瓣反流的测量方法相同。缩流颈宽度>7mm提示重度反流。
4. **肝静脉血流**：频谱低顿或血液逆流提示反流严重，尽管这不是三尖瓣反流的特异性征象。

三尖瓣反流的血流动力学特点和管理

三尖瓣反流恶化会因容量超负荷使右房和右室扩大，形成恶性循环，随后出现肝静脉淤血。右室的前向血流会逐渐减少，同时右室严重扩大会影响左室充盈，二者共同造成左心输出量降低。即使在病情严重时，药物也是主要的治疗方法。容量管理是关键，因为容量超负荷会导致反流进行性增加、静脉淤血和心源性肝硬化。增加肺动脉压力的因素如低氧、高碳酸血症和酸中毒，必须积极治疗。如果需要机械通气，可能需要置入肺动脉导管以优化治疗。孤立性三尖瓣修复术不常见，可能是目前尚缺乏它对生存有益的证据[11,12]。然而，在左心瓣膜手术期间进行修复可能有助于心力衰竭症状的缓解。

9.4 肺动脉瓣

肺动脉瓣是三尖瓣，与主动脉瓣类似。然而它的尖瓣纤细，很难看到瓣膜。可使用胸骨旁短轴切面（主动脉瓣上）或右室流出道切面。

9.4.1 肺动脉瓣狭窄

孤立性肺动脉瓣狭窄很少见，常涉及不同的临床综合征，如Noonan综合征。瓣膜下、瓣膜上或瓣膜狭窄可见于法洛四联症修复术后，更少见的病因还有心内膜炎、类癌、风湿性疾病、黏液瘤样退行性变和创伤。

二维成像可发现右室肥大、瓣膜增厚、收缩期圆顶征或狭窄后扩张。连续多普勒是评估肺动脉瓣狭窄的主要工具，峰值压差＞64mmHg提示重度狭窄[12,13]。

9.4.2 肺动脉瓣反流

高达75%的正常人存在微量肺动脉瓣反流。如果成像困难，可借助微量反流确定瓣膜的准确位置。重度肺动脉瓣反流最常见于先天性心脏病修复术后，如法洛四联症。然而，大多数获得性轻–中度肺动脉瓣反流的病因是肺动脉高压，导致肺动脉扩张[12,13]。其他病因与肺动脉瓣狭窄类似，包括法洛四联症修复术后、心内膜炎、类癌、风湿性疾病、黏液瘤样退行性变或创伤。

二维成像可发现瓣环扩张、变形、缺失或瓣叶连枷。右室功能正常提示轻度反流。对于生理性肺动脉瓣反流，彩色多普勒成像会显示一个小面积的细条反流束。病理性肺动脉瓣反流的特征为宽大的全舒张期反流束。与主动脉瓣反流一样，反流束宽度/右室流出道宽度＞65%提示重度反流（图9.9）。其他评估反流程度的指标还不明确。

慢性重度主动脉瓣反流的患者通常可耐受多年。但是随时间推移，右室容量会超负荷，因此应注意监测右室功能。

9.5 人工瓣膜

人工瓣膜的成像具有挑战性。金属成分会使信号衰减，预期成像取决于使用瓣膜的类型和尺寸（图9.10）。与正常瓣膜相比，机械和生物瓣膜都存在固有的轻微狭窄。因此很难区分是瓣膜设计导致梗阻、病理性梗阻或是患者–瓣膜不匹配。因此，人工瓣膜的常规评估应由专业人员进行。

每个瓣膜都有自己的参考范围，了解瓣膜的大小和类型是非常有用的（可查阅手术记录或临床信

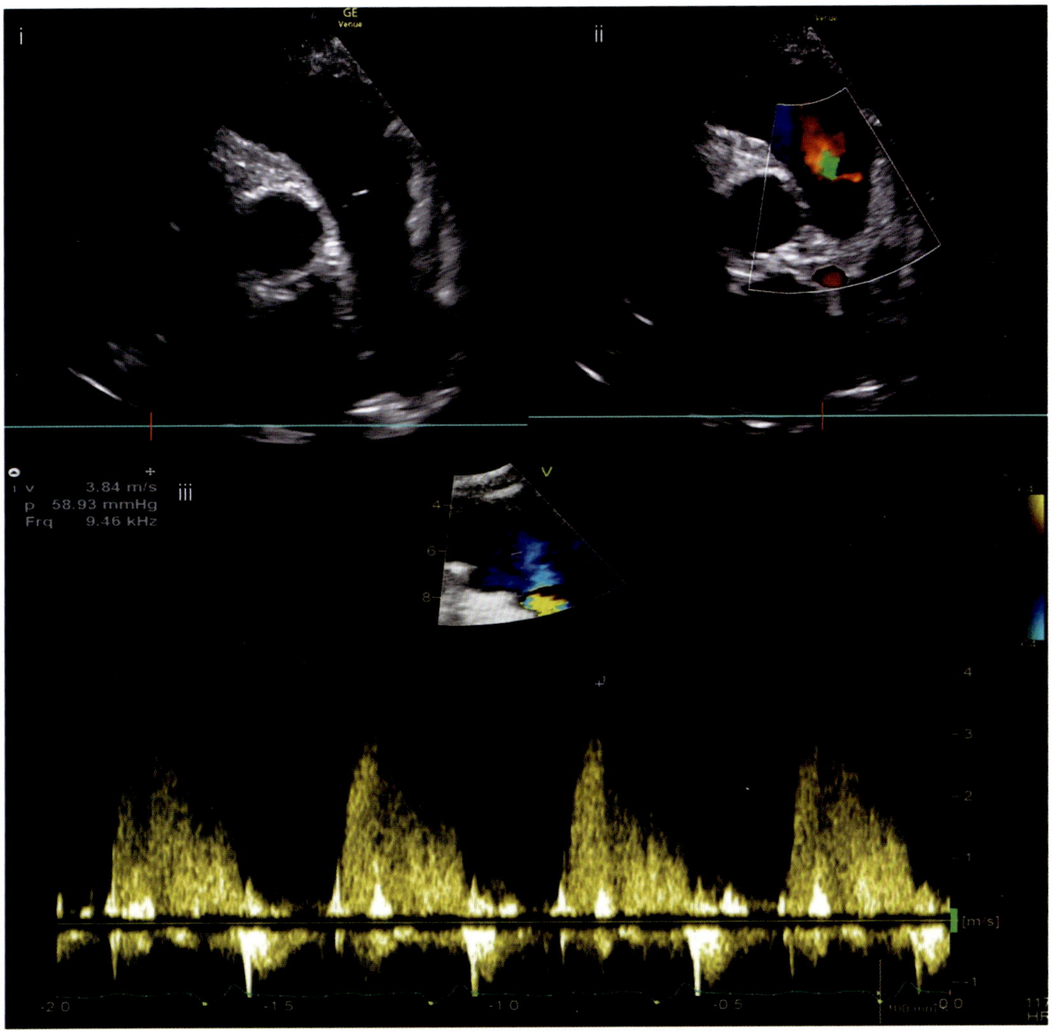

图9.9 （i）胸骨旁肺动脉瓣和主动脉瓣水平短轴切面。（ii）肺动脉瓣反流束（胸骨旁短轴切面）。（iii）肺动脉高压患者肺动脉瓣反流束的连续多普勒频谱（右室流出道切面）。

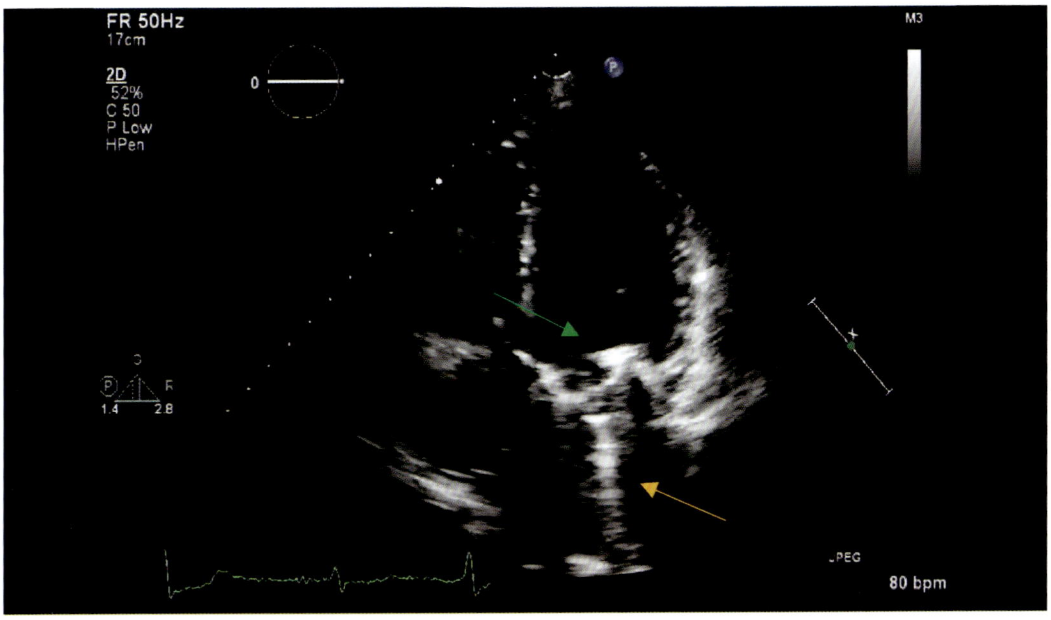

图9.10 机械二尖瓣（绿色箭头）产生的声影（橙色箭头）（心尖四腔心切面）。

件）。许多瓣膜都会出现微量或轻度的反流。这可能是机械瓣膜为防止血栓或血管翳形成的固有设计，也可能是出现了瓣周漏，这在经皮瓣膜置换术后越来越常见。人工瓣膜和瓣周漏的评估细则可以在美国超声心动图协会指南中找到[14]。

对人工瓣膜的评估主要集中在以下几个方面：

- 是否放置良好？
- 是否晃动？
- 有无瓣膜撕裂？
- 有无新发或显著瓣周漏？
- 瓣膜上有无血栓或血管翳？
- 有无可疑赘生物？
- 有无意外瓣膜狭窄？
- 有无瓣膜–患者不匹配？

无量纲指数（9.1.1节）可用于帮助确定异常的瓣膜狭窄，因为它避免了对流出道的测量。

人工瓣膜存在时的血流动力学不稳定除非证明有其他原因，应被视为人工瓣膜功能障碍所致，应紧急寻求专业人员评估。此外，在血流动力学不稳定的情况下，重症床旁超声应识别其他可能的原因，如低心输出量[2]。值得注意的是，高心输出量可以增加通过人工瓣膜的血流量，造成类似狭窄的情况。

9.6 心内膜炎

根据Duke诊断标准，诊断感染性心内膜炎需要结合阳性微生物学结果和超声心动图的典型表现（杜克诊断标准见下框）[15]。

超声心动图对于诊断感染性心内膜炎的敏感性只有50%～70%。结节、腱索断裂和弹力纤维瘤可能会导致假阳性。赘生物可能位于标准成像的“离轴”视图，如果是重点或快速扫查，可能会被忽略。另外，如果病变比较平坦，TTE可能也无法识别。因此，TTE不能也不应该排除感染性心内膜炎。然而，由于TTE比较实用，仍是标准的一线检查手段，有一些典型特征和技巧可以帮助发现和识别赘生物（见下文感染性心内膜炎成像技巧框）。

赘生物可见于自体瓣膜或异物，如起搏器导线和人工瓣膜。感染也可表现为脓肿或人工瓣膜撕裂。如果TTE不能确定但高度怀疑感染性心内膜炎，特别是涉及人工瓣膜时，可能需要TEE。如果是TTE成像的技术问题，如机械通气导致的视野有限，也需要TEE进一步评估。

成像技巧

感染性心内膜炎

感染性心内膜炎的超声重点评估包括经不同的标准切面对瓣膜进行“对轴和离轴”成像。

恰当使用zoom（放大）功能以便清晰地检查瓣膜。

注意人为因素，应至少从两个切面扫查。

存在新发反流应怀疑感染性心内膜炎。

赘生物的典型特征包括：

质地与心肌类似（稍高回声）。

一般在瓣膜的上游。

分叶状、来回摆动。

报告赘生物的位置、最大尺寸、活动度和有无反流（或狭窄）。

超声心动图标准作为诊断感染性心内膜炎的修定Duke标准的一部分

心内膜受累的超声心动图证据：

1. 在没有其他解剖解释的情况下，心脏瓣膜、支撑结构、反流束路径或植入材料上出现来回摆动的团块。
2. 心脏脓肿。
3. 新发的人工瓣膜撕裂。
4. 新发瓣膜反流。

9.7 总结

瓣膜的聚焦评估是指发现有临床意义的瓣膜功能障碍。应结合临床病史、检查和血流动力学特点解释评估结果。发现可疑重大瓣膜病变应及时转诊给专业人员，进行传统超声心动图评估。

邵沛琪 林佳鹤 译 华 震 校

10

第10章

心包评估及心包穿刺术

Alejandra Ceballos, Julian Rios Rios & Pradeep Madhivathanan

心包疾病的病理生理学和随之而来的血流动力学改变对临床医生来说往往是一个挑战。床旁超声（POCUS）是一种非常有价值、非侵入性的评估心包的诊断工具，可以在床旁进行。除了协助诊断和指导治疗，POCUS还可为心包积液放置引流提供程序性指导[1]。

10.1 心包的解剖

心包由两层膜构成，包裹心脏、大血管近端、腔静脉远端和肺静脉的。传统上，这两层膜被称为壁层（纤维）和脏层（浆膜）心包[2]。脏层心包附着于心脏表面的心外膜上，并延伸到大血管近端，在此与壁层心包融合。心包腔通常含有15～50mL的心包液，主要由血浆超滤液和少量淋巴液组成[2]。在心底部，大血管周围的心包反折，形成了两个窦。

- **斜窦**——位于肺静脉和下腔静脉之间。如果心包腔内液体增多，则斜窦会在超声心动图上显现出来。
- **横窦**——位于升主动脉和肺动脉干的后方。在胸骨旁长轴（PLAX）切面可以看到横窦。

10.2 心包的功能

心包有多种功能：它保护心脏免于过度扩张，减少摩擦，方便心脏自由运动，并提供足够的支撑，保持心脏在纵隔内的位置。此外，心包通过调节神经传递和韧带的收缩，还起到代谢、免疫和去纤维蛋白的作用。

10.3 正常心包的超声心动图特征

超声心动图上，心包表现为包绕心脏的高亮线性回声，厚度为1～2mm，在所有标准的床旁超声（POCUS）窗口中均可见。心包腔内正常存在的少量心包液可以显示为一条薄的无回声线，将心包的两层分隔开（图10.1）。

10.4 心包病理学

尽管心包的结构相对“简单”，但它可能受到先天性异常以及感染、肿瘤、炎症、创伤，和代谢性

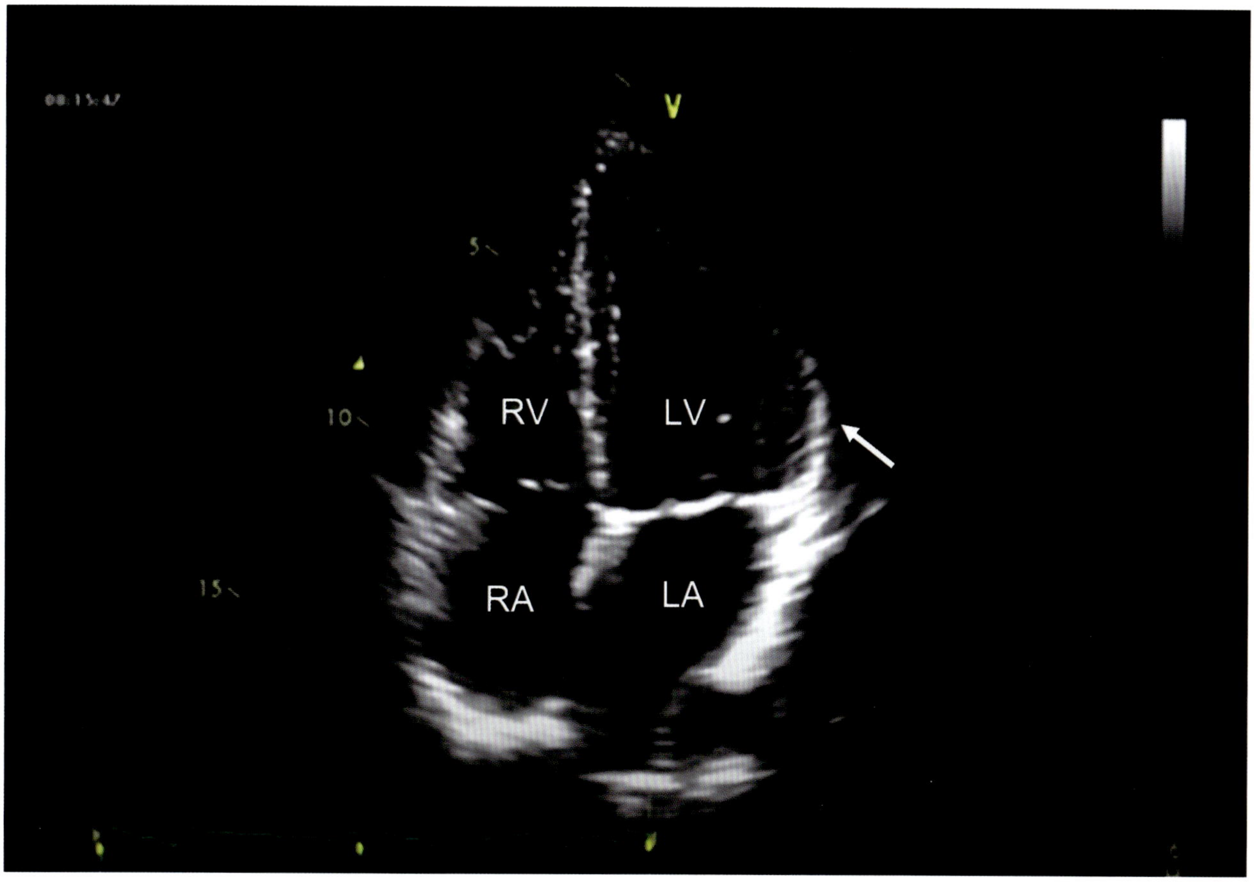

图10.1 心尖四腔心切面显示的正常心包（箭头所示）。LA-左心房；LV-左心室；RA-右心房；RV-右心室。

和特发性等多种病理过程的影响[3]。本章的重点是回顾与心包相关的最常见的病理改变：

- 急性心包炎。
- 心包积液（伴有或不伴有心包填塞）。
- 缩窄性心包炎。

10.4.1 急性心包炎

心包炎是指心包层的炎症，分为急性（＜4周）心包炎、复发性（在4～6周的无症状间隔后出现新的体征和症状）心包炎和慢性（＞3个月）心包炎。

引发急性心包炎的潜在原因很多。在发达国家，最常见的原因是病毒感染，而在发展中国家则是结核[3,5]。诊断是通过以下四项标准中至少存在两项来确认。

1. 胸痛。

2. 心包摩擦音。

3. 心电图改变。

4. 新出现的或加重的心包积液。

因此，超声心动图是首选的工具，因为它在诊断、评估生理和血液动力学效应、病程进展和治疗效果方面发挥着重要作用。然而，多达40%的患者超声心动图可能是正常的。

为了识别有可能出现并发症的高风险患者（例如合并血流动力学障碍和心包填塞的大量心包积液），必须对心包积液进行定量测量，这是通过测量舒张末期壁层和脏层心包之间无回声空间的大小来完成的。

超声心动图的发现可能包括心包积液、回声增强、心包增厚、室间隔弹跳征和节段性室壁运动异常[5]。

10.4.2 心包积液（伴有或不伴有心包填塞）

心包积液的大小（从少量到极大量）和其血流动力学反应各异（图10.2）。积液的大小分类如下：

- 微量（仅在收缩期可见）。
- 少量（＜10mm）。
- 中等（10～20mm）。
- 大量（21～24mm）。
- 超大量（＞25mm）。

对于心脏手术而言，术后出血可能是导致心包积液并发心脏填塞的原因（图10.3）。其他引起心包积液的常见原因包括恶性肿瘤、结核病以及免疫介导的疾病，如系统性红斑狼疮[6,7]。这些病变引起的心包

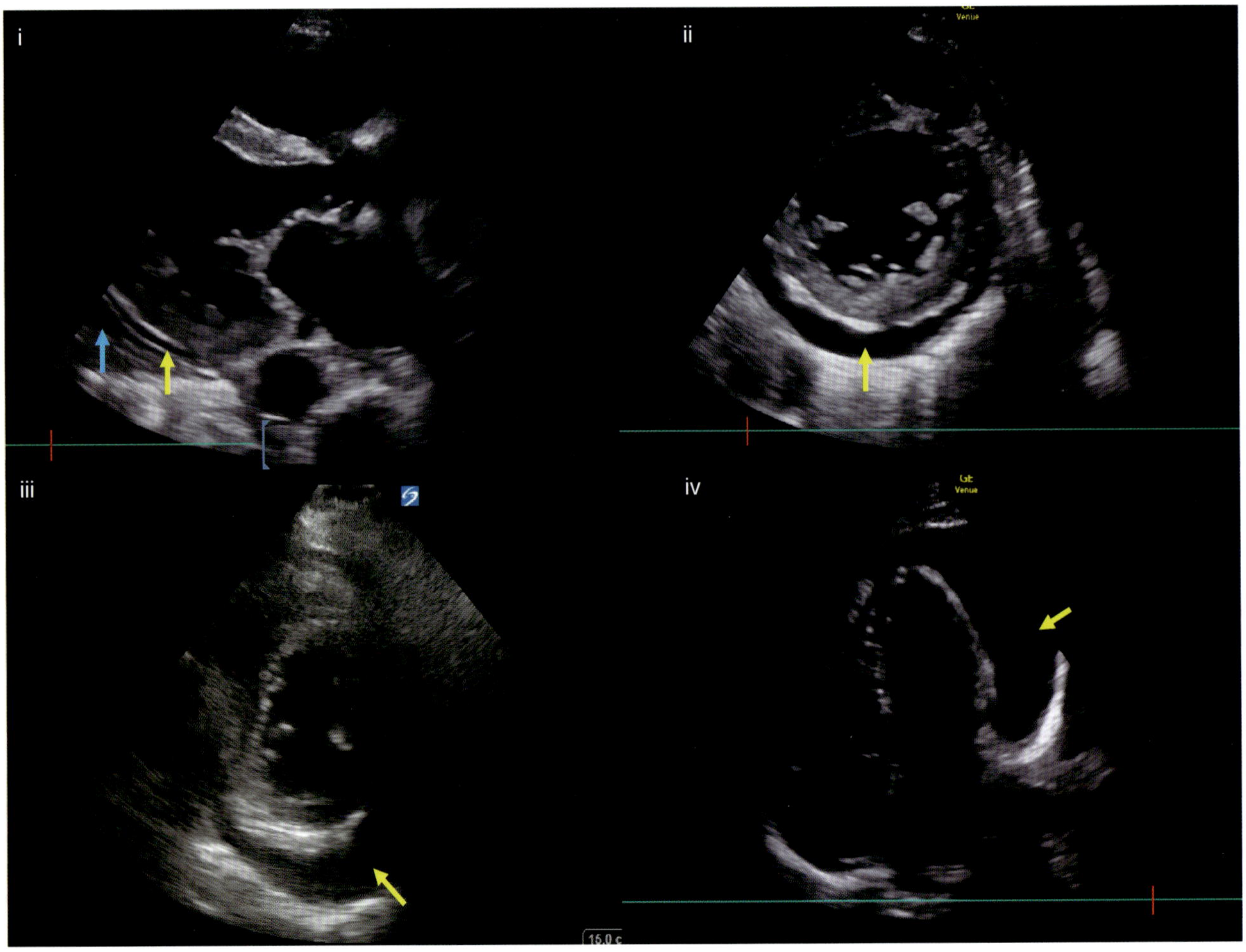

图10.2 心包积液。（i）胸骨旁长轴切面可见收缩期微量心包积液（黄色箭头）及胸腔积液（蓝色箭头）。（ii）短轴切面可见少量心包积液（黄色箭头）。（iii）短轴切面可见中等量的心包积液（黄色箭头）。（iv）心尖四腔心切面可见超大量心包积液（黄色箭头）。

积液通常积聚缓慢，积液量大，有时可超过500mL，由于心脏的适应过程而症状轻微。相反，心包腔内迅速积聚的小量积液可能导致严重的血液动力学不稳定[6,7]。这可以通过健康心包的J形压力/容积曲线（图10.4）来解释[7,8]。

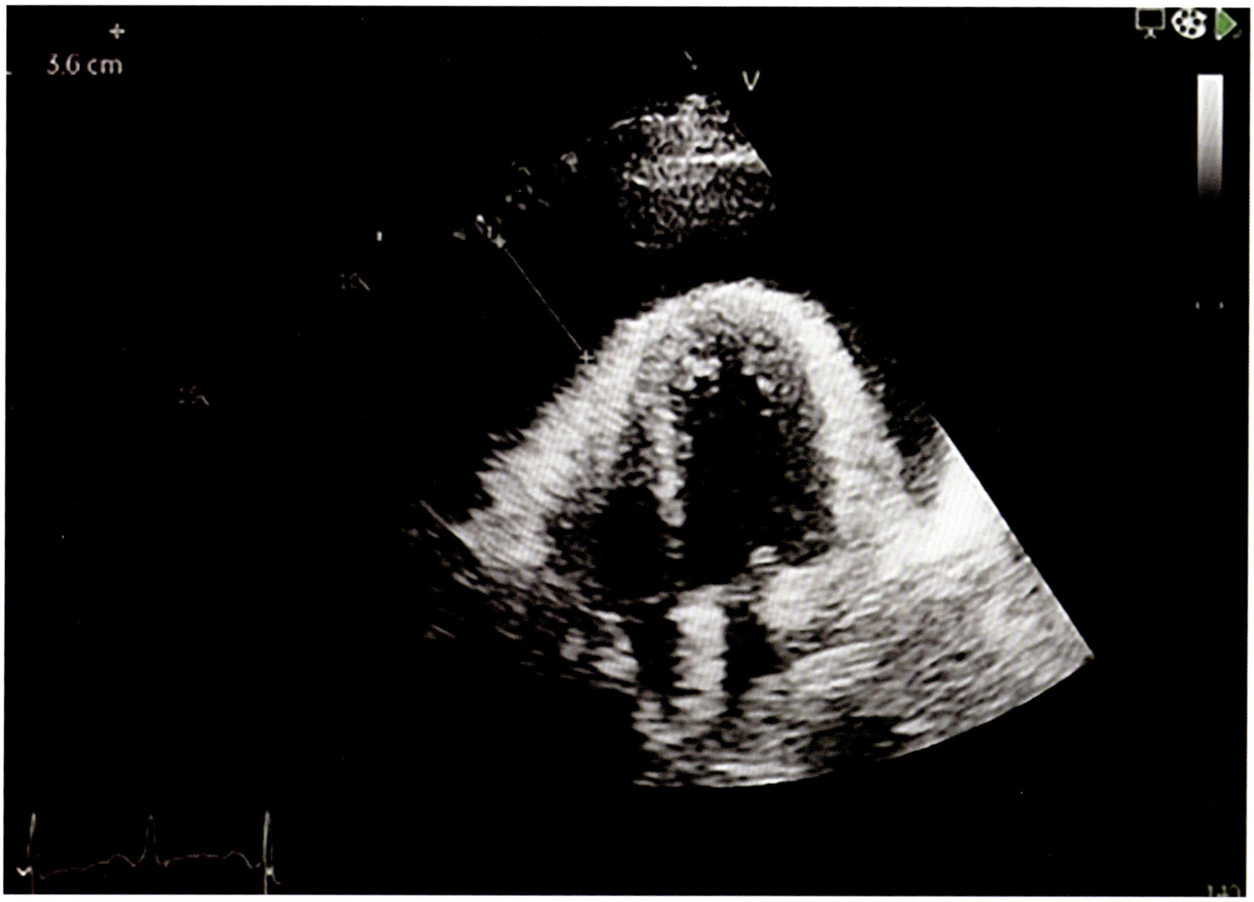

图10.3 1例合并超大量心包积液（3.6cm）的心包填塞患者。

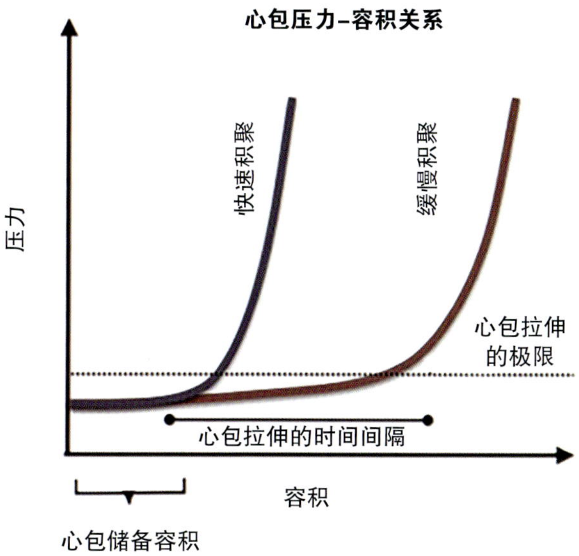

图10.4 急性或“手术”性心包填塞（蓝色线）导致心包积液迅速积聚，早期即达到心包拉伸的极限，导致心包填塞。积液缓慢积聚，例如慢性或“医源性”填塞（红色线）时，使得在达到填塞状态之前，心包有更长的拉伸时间。图片来源于Madhivathanan et al. [8]。

心脏填塞的病理生理学

理解呼吸对心脏舒张充盈动力学的影响至关重要。心室在舒张期进行充盈，此时房室瓣打开。在舒张期内，超声心动图下右室和左室均可识别到两个流入波形。

- E波——与舒张早期充盈有关。
- A波——与心房收缩或舒张晚期充盈有关。

通常，自主吸气期间，胸腔内和心包内压力的降低导致经三尖瓣的前向血流增加，从而增加了右心室（RV）的舒张充盈和射血量。然而，在心脏周期的这个阶段，心室相互依赖［室间隔向左心室（LV）移位］和有限的心包空间一起导致了在吸气早期时左心室射血量的代偿性减少。

呼气期间则情况相反。胸腔内和心包内压力增加，导致右心室舒张充盈轻微减少，与此同时，由于室间隔向右心室移位，左心室舒张充盈增加。

在生理情况下，心包内压力低于心内压力。然而，一旦心包囊内液体容积超过心包的伸展极限，则心包内压力增加，会导致心腔被压缩和正常舒张期充盈减少。心包填塞时，过多的心包积液导致心包内压力升高，心腔的舒张压随之升高以与心包内压力达到平衡[7,8]。因此，心室充盈受到限制，心输出量减少。最初，心腔内的最低压受心包内压力升高影响最大。因此，右心房（RA）在收缩期内会坍塌，这在超声心动图上可以见到[8,9]。

更严重的情况下，心包内压力变得与舒张期右心室压力相等，导致心室在舒张期被压缩和坍塌。一旦心包内压力超过心室内压力，就会发生奇脉；这是指在吸气期间收缩压降低超过10mmHg。奇脉是由于在吸气期间，右心室充盈增加或左心室游离壁变得僵硬或紧张，导致左心室充盈急剧减少引起的。这导致右心室扩张，使室间隔进一步移向已经充盈不足的左心室。心包填塞时，原本正常的呼吸对心腔充盈的影响明显[8,9]。

心包积液的临床特征

症状可能因液体积聚速度的不同而有所不同。常见的症状和体征包括劳累时气促、端坐呼吸、胸痛、恶心、疲劳、心悸和窦性心动过速。与压迫效应相关的症状包括由于食管、喉返神经和膈神经受压迫而引起的吞咽困难、声音嘶哑和呃逆。心包填塞时的贝克三联症包括低血压、颈静脉压升高和心音低沉[7]。

评估心包积液的关键点

- 获取心包积液的多个不同切面视图（图10.5）。
- 预测心包填塞时，积液的积聚速度比其容积的大小更为重要。
- 要注意假阳性，例如左侧胸腔积液或心包脂肪垫。
- 在胸骨长轴（PLAX）切面识别降主动脉——如果积液邻近或位于该结构的后方，则为胸腔积液。如果积液位于降主动脉的前方，则为心包积液。
- 心包脂肪垫在超声下显示为一个随心肌一起运动的回声结构。它通常呈高反射或颗粒状外观。

10.4.3 缩窄性心包炎

缩窄性心包炎的典型特征是由于心包层增厚、纤维化和粘连，使心包腔闭塞，导致心包囊的顺应性显著降低（图10.6）。这些变化导致舒张期心室充盈受损，心内压升高，同时使全身静脉压升高，心室相互依赖加剧。在发达国家，限制性心包炎最常见的原因是反复发作的心包炎、心脏手术后和放射治疗。

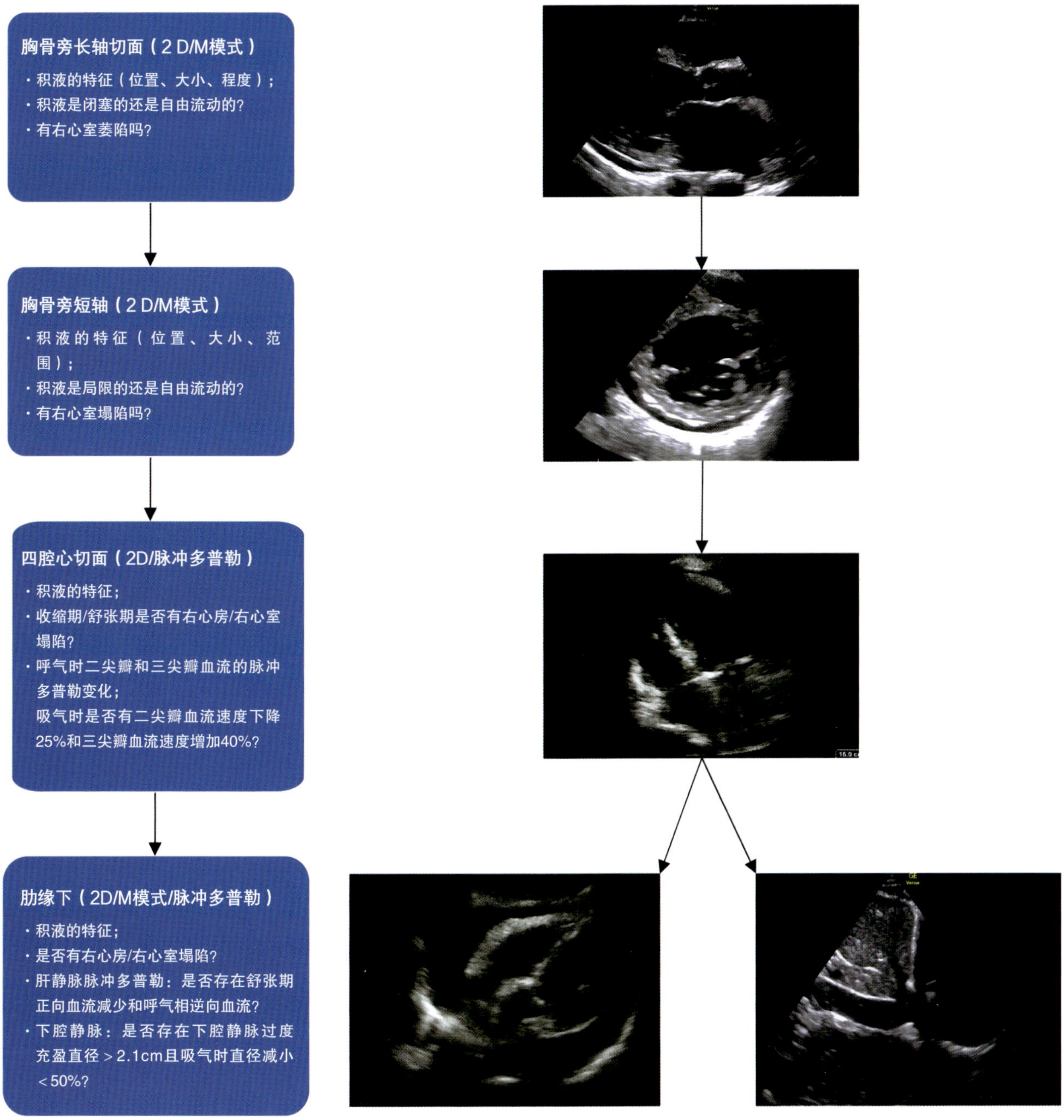

图10.5　经胸超声心动图评估心包积液的流程图。

在发展中国家，结核病仍然是最常见的原因[3,5]。

缩窄性心包炎的超声心动图特征

使用2D超声心动图：

- 心包增厚（＞4mm）：增厚可能呈非对称性分布，因此需要从多个不同的切面进行仔细评估。
- 室间隔异常运动：舒张早期室间隔向左弹跳（短暂的右心室压力＞左心室压力）。
- 心房扩张。
- 心包之外的下腔静脉和肝静脉扩张，直径不随呼吸变化（右房压升高）。

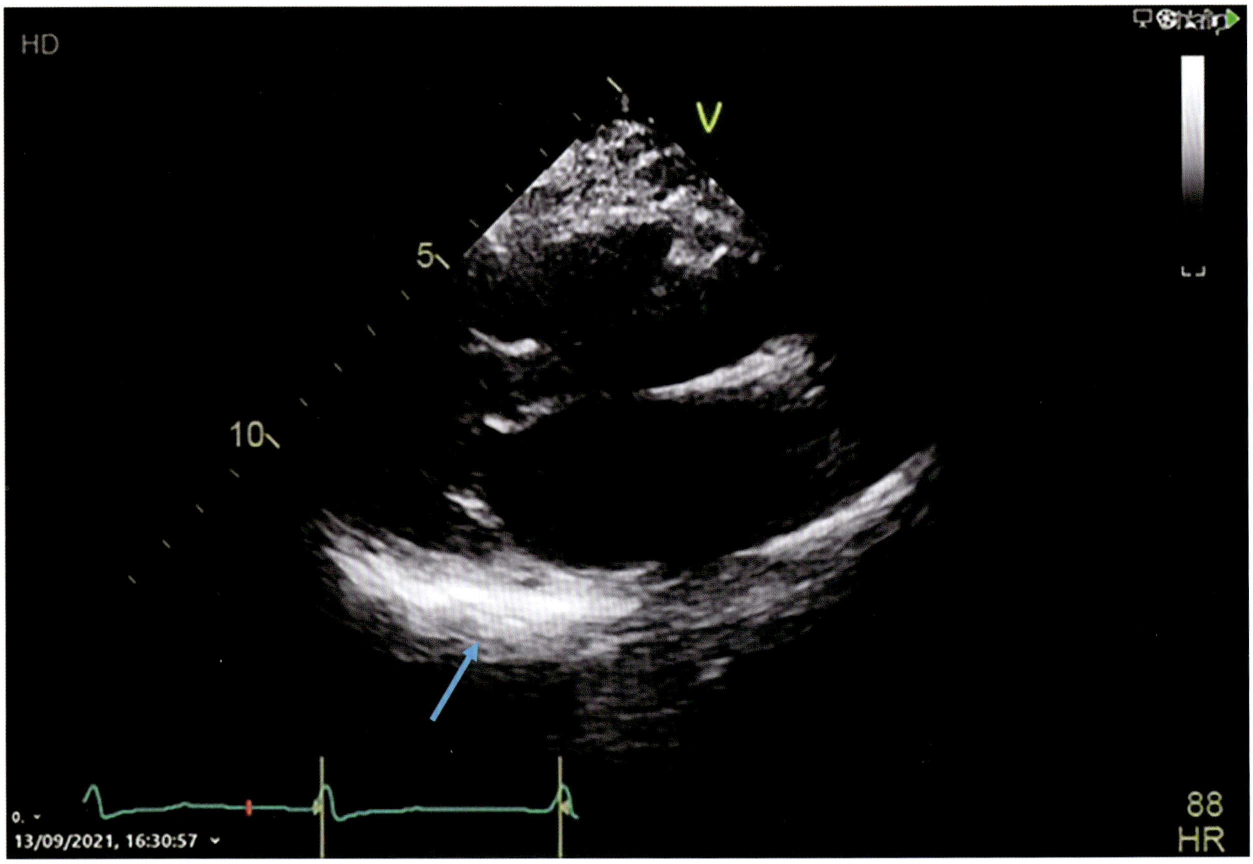

图10.6 1例缩窄性心包炎患者的胸骨旁长轴切面视图。注意心包显著增厚（蓝色箭头）。

使用M模式：

- 测量心包增厚程度非常有用。
- 在胸骨长轴（PLAX）和短轴（PSAX）切面中，它显示为左心室心外膜后回声增强区域。

使用多普勒：自主呼吸的健康患者，由于呼吸周期对体循环和肺静脉回流以及胸腔内压力的影响，使得流经三尖瓣和二尖瓣瓣膜的血流速度在吸气相和呼气相发生改变（呼吸相变异）。

- 三尖瓣瓣膜：
  - **吸气：**流入三尖瓣的血流速度最多可增加20%。
  - **呼气：**流入血流速度减少。
- 二尖瓣瓣膜：
  - **吸气：**流入二尖瓣的血流速度最多可减少5%。
  - **呼气：**流入血流速度增加。

自主呼吸的缩窄性心包炎患者，呼吸相变异明显增加，通常三尖瓣流入血流增加超过40%，二尖瓣流入血流增加超过25%。

多普勒记录还可能显示：

- E波速度高，E波减速时间缩短，A波速度非常小（图10.7）。
- 吸气时左室（心肌）松弛时间增加超过20%。
- 肺静脉收缩期/舒张期流入血流比（S/D）＞1，肝静脉收缩期反流。

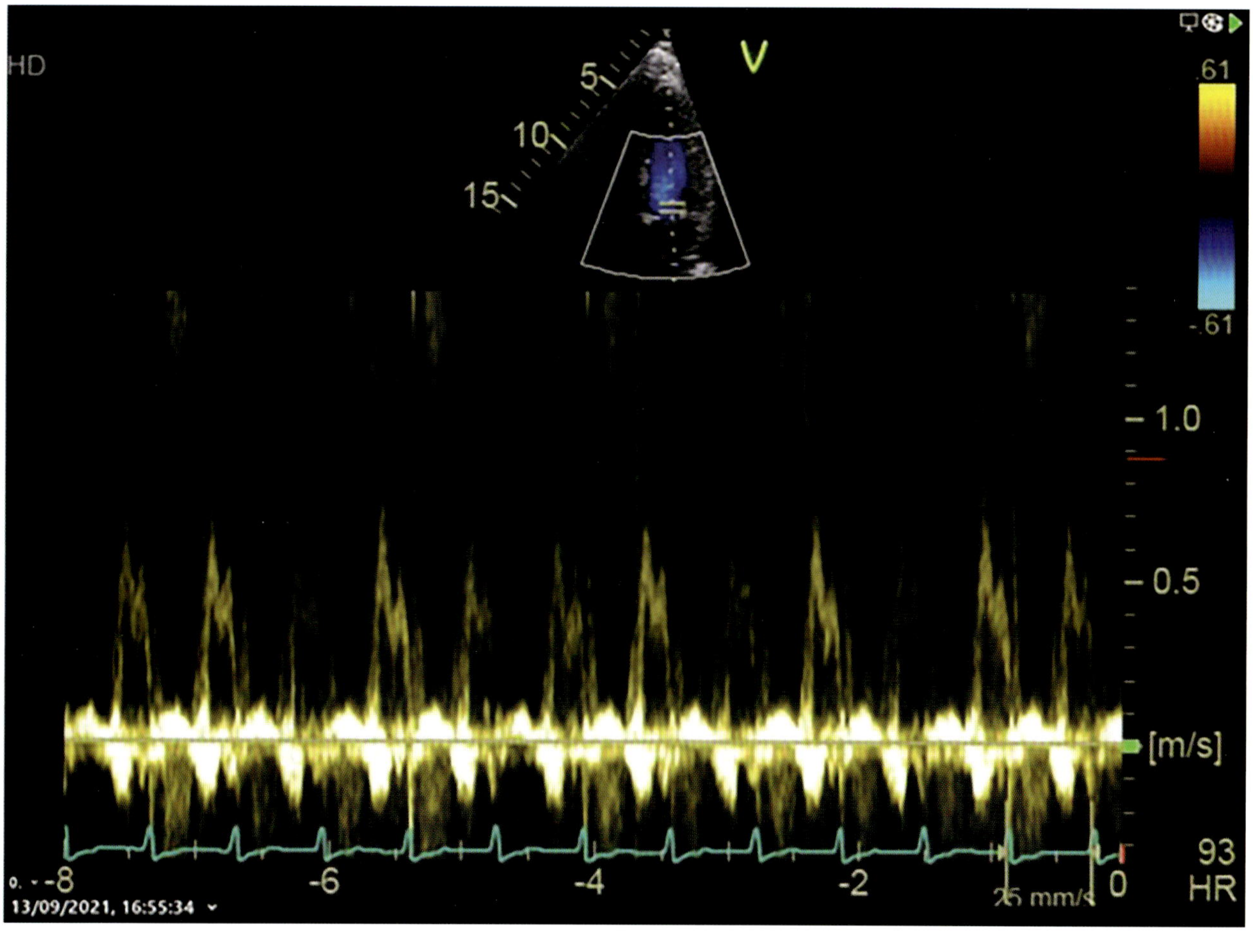

图10.7 心尖部四腔心切面，使用脉冲波多普勒评估二尖瓣流入血流。在这里我们看到一个高的E波速度，一个较短的E波减速时间和一个小的A波速度。

- 组织多普勒成像（TDI）中的E′波速度正常或增加。
- 组织多普勒成像“环反转”：室间隔处二尖瓣环的E′波速度高于侧壁处二尖瓣环E′波速度。

缩窄性心包炎与限制性心肌病的鉴别诊断

这两种病症在临床上非常相似，都表现为心脏充盈受损。因此，诊断有时可能颇具挑战性，可能需要进行其他检查，如心脏导管检查、磁共振成像（MRI）或心内膜心肌活检等帮助诊断。然而，病史、临床表现、血流动力学变化以及多普勒超声心动图血流速度测量，对于帮助区分这两种诊断而言尤为关键（表10.1）。鉴别诊断至关重要，因为二者的临床影响、治疗和预后可能存在显著差异。

10.5 超声引导心包穿刺术

心包穿刺术可能择期进行，但也可能需要在紧急情况下进行。择期心包穿刺大多为一种诊断技术，而紧急心包穿刺主要是一种治疗方法，当心包积液导致血液动力学不稳定、通常表现为低血压时才会进行[10,11]。

研究发现，使用超声引导心包穿刺术有并发症更少（＜2%）和成功率更高（＞95%）的优势[10,11]。超声引导心包穿刺术的方法有两种：

1. **超声辅助法**：操作者记住穿刺之前超声所确定的穿刺针路径，而非在超声实时引导下朝向心包腔进针。

表10.1 缩窄性心包炎与限制性心肌病的临床及超声心动图鉴别

临床及超声发现	缩窄性心包炎	限制性心肌病
心肌	正常	僵硬
传导干扰	不常见	常见
心室充盈	受损	受损
心室大小	正常	接近正常，但可能有左心室肥大，以及后期左心室缩小
左心室功能	保留	舒张和（或）收缩功能障碍
室间隔运动	随呼吸变化	正常
心包	增厚	正常
心房	正常	扩大
二尖瓣血流呼吸相变异	增加	正常
组织多普勒成像	正常速度，室间隔E′波速度＞7cm/s	速度降低，室间隔E′波速度＜7cm/s
E/e′ 比值	＜15	＞15
肺静脉血流	呼气相舒张期反流	吸气相舒张期反流
肝静脉血流	呼气相舒张期反流	吸气相舒张期反流

2. **超声引导法**：在超声实时监测下进针。

可以从三个不同的解剖位置穿刺进入心包腔：

1. 心尖。
2. 剑突下。
3. 胸骨旁。

心包穿刺术应在配备了复苏设备和急救药物的房间中进行。强烈建议进行心电图、脉搏血氧饱和度和有创动脉压监测，同时留置用于快速液体输注的大号外周静脉套管针。有时，需要中心静脉通路以便于给予正性肌力药和（或）血管活性药物。检查患者的血小板计数和凝血状态，并在需要输血时准备红细胞。如果可能，应获得患者知情同意。患者采取30°～45°的半卧位，并轻度向左侧旋转身体。

设备：

- 超声心动图探头。
- 无菌超声探头套。
- 无菌凝胶。
- 16～18号9cm聚四氟乙烯包裹的针（剑突下入路则为16cm针）。
- J形导丝。
- 6～8号扩张器和导管导入套。
- 心包引流套件。
- 消毒剂棉球。
- 无菌手套和手术衣。

- 用于皮下和沿针轨路径浸润麻醉的局麻药。
- 11号刀片手术刀。

主要并发症——需要重点关注：

- 室性心律失常。
- 气胸。
- 气性心包。
- 腹腔内脏器损伤。
- 冠状动脉撕裂。
- 肋间血管撕裂。
- 心包减压综合征（出乎意料的血液动力学恶化，伴发肺水肿和心源性休克）。
- 心腔损伤。
- 死亡。

次要并发症：

- 伴有心动过缓和低血压的血管迷走征象。
- 室上性心律失常。
- 胸膜心包瘘。

引流管置管技术——对于心包引流管置入方法的建议如下：

1. 最常用的路径是剑突下。
2. 对该区域进行无菌消毒。
3. 使用局麻药对该区域和沿穿刺针轨迹进行浸润麻醉。
4. 用连接盐水注射器的16cm套管针，从剑突和左侧肋下缘之间刺入，朝向左肩方向，以30°～45°的角度小心推进，进针过程中保持负压抽吸状态。
5. 通过超声和抽吸的血液或心包液，来确认穿刺针在心包腔内的位置。
6. 然后推进套管，退出穿刺针。
7. 使用Seldinger技术，将导管插入心包，使用注射器抽吸来排出积液。

10.6　评估心包的最佳建议

- 眼球法观察心脏的一般解剖结构并评估其功能。
- 寻找明显的病变，并将其与临床结合。
- 描述心包的外观（增厚、钙化、肿块等）。
- 识别环绕在左室和右室之外的无回声结构，并尝试区分这些结构是否为伪影或脂肪。
- 评估围绕心脏的液体是否导致左室或者右房或右室的游离壁受压。
- 选择多个POCUS声窗对心包进行观察非常重要。
- 确定积液为心包还是胸膜的（在胸骨旁左室长轴切面，心包积液可出现在降主动脉上方）。
- 记住你正在进行的是重点快速检查。确定是否存在心包积液，描述其外观（少量、中等或大量积液）及血流动力学影响。

- 并非所有心包积液都会导致心血管问题。然而，如果积液积聚迅速或患者本身容量不足，少量液体即可能导致心脏循环崩溃。
- 将超声上看到的情况与患者的临床状况相结合至关重要。
- 可以迅速估算心包积液的严重程度。如果积液测量＞1cm，至少是中等量的心包积液。

10.7 总结

POCUS已经发展成为对心包进行诊断性评估和指导治疗干预的重要工具。在评估心包积液时，临床情况至关重要，因为积液积累的速度通常比其大小更为重要。区分诸如缩窄性心包炎和限制性心肌病等疾病可能颇具挑战性，而超声心动图无疑可提供重要的帮助。

时　蓉 译　温　洪 杨昌明 校

肺部超声

第11章 床旁即时肺部超声基础知识

11

Hatem Soliman-Aboumarie & Luna Gargani

胸部超声评估在日常医学实践中的应用与日俱增。直到20世纪末，人们一直认为由于空气的存在理论上限制了肺实质的可视化，超声不适用于肺的评估。然而现在人们已经越来越多地利用超声波与胸腔结构（组织、空气和液体）相互作用产生的伪影，来评估和了解肺部病理变化[1]。肺部超声（LUS）的使用依赖于对伪影及真实影像的多种图像的分析。在诊断各种呼吸系统疾病方面，与胸部X线和（或）体格检查相比，LUS显示出更高的灵敏度和特异性[2]。

11.1 解剖

胸壁由皮肤、皮下组织和覆盖胸腔的肌肉组成。在肋骨的内侧是外层胸膜（壁胸膜）与内层胸膜（脏胸膜）间被一层薄薄的胸膜液分开。此胸膜液在呼吸时对两层胸膜间的运动起润滑作用。两层胸膜厚度都约为5μm，通常在LUS上表现为一条高回声亮线。

肺泡位于脏层胸膜深处，被小叶间隔分成小叶，在小叶内形成数百万个气囊。它们通常不可见，因为它们的分辨率远低于超声波阈值。增厚的小叶间隔是LUS诊断间质综合征的标志特征（B线）。需要注意的是，LUS是对每侧肺的局部评估，胸部X线摄影（CXR）是对双肺的整体评估。因此，一种系统性的LUS扫描方法与提高诊断准确性至关重要。

11.2 什么是LUS和它有哪些影像学特征

胸部超声的使用依赖于检测和分析伪影与真实图像。大多数胸部疾病都涉及胸膜，因此，清晰识别胸膜对于准确分析可能由其产生的伪影至关重要。肋骨是识别胸膜线的重要标志；纵向放置换能器，胸膜线连接两个肋骨阴影的边缘形成“蝙蝠征”（图11.1）。胸膜是与呼吸同步运动的水平亮线，脏层胸膜和壁层胸膜之间这种“闪闪发光”的运动被描述为“肺滑动”。当使用M模式时可见“海岸征”影像，提示扫描区域存在胸膜滑动（图11.2）；最前面的水平线表示胸壁；中间高亮水平线代表胸膜；之后独特的不均匀的沙状影像代表肺实质。

在气胸、广泛性胸膜纤维化、粘连或肺通气降低的情况下，胸膜两层之间存在的空气会导致肺滑动的减少或丧失。

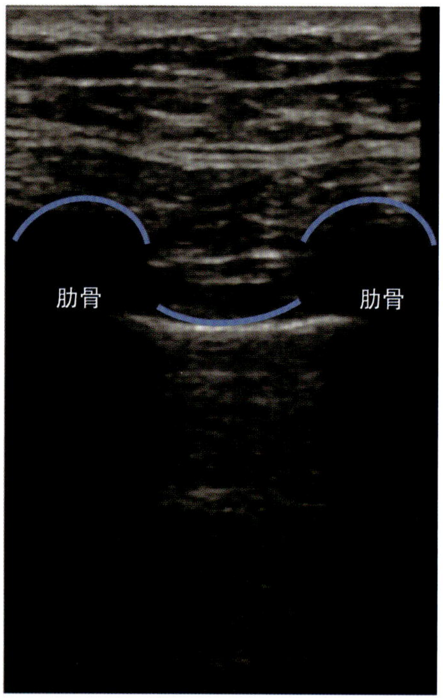

图11.1 “蝙蝠征”显示肋骨深面的声影；两肋间为高回声的胸膜线。

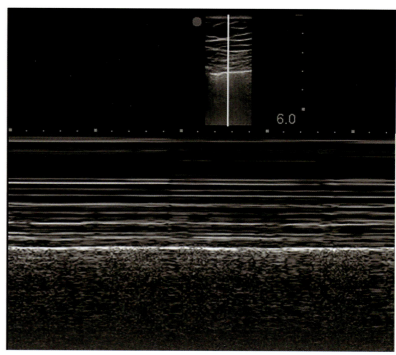

图11.2 在M模式下，可见肺滑动造成的“海岸征”。

A线是胸膜线的水平反射伪影（图11.3）。这些线形伪影彼此等距，反映了胸膜线与超声探头之间的距离。A线和肺滑动征的共同存在，表明扫描区域保持通气。当间质或肺泡内空气的部分被液体（渗出液、漏出液、血液等）取代时，垂直反射开始出现[3]。这些反射是肺和周围结构之间的声学错配减少所致。这些垂直伪影被命名为B线，其特征为：

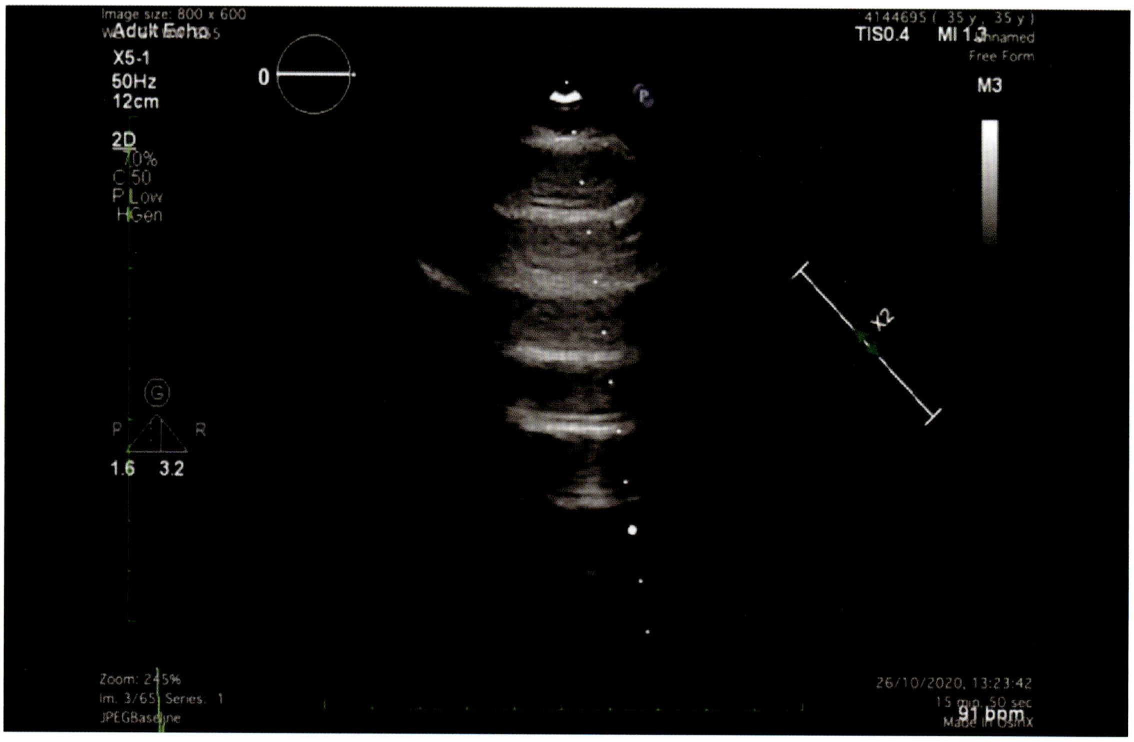

图11.3 A线是胸膜线的水平反射伪影。

- 高回声。
- 界限清楚。
- 类激光束从胸膜线开始，一直延伸到超声扇面远端。
- 与肺滑动同步运动。

B线被认为是肺实质部分通气的超声标志，其数量与肺水程度和肺密度增加密切相关[4]。在正常健康肺中，在一个肋间隙中最多可见两条B线，再多即视为异常。

Z线是从胸膜线发出的非病理性的垂直伪影。其特征为：

- 边界不清、不离散的光柱。
- 不随胸膜线移动。
- 明显无法到达超声区域的远场。

当肺进一步通气减少时，肺实质会形成“肝样”影像。肺看上去变成一实性结构，在外观上与实质器官（如肝脏或脾脏）相似，称为肺实变。这可能是感染性（肺炎）、阻塞性或压迫性（肺不张）、缺血性（梗塞）、外伤性（挫伤）或恶性病因。

胸膜因心脏搏动而产生的节律性运动在肺部不通气（如肺不张）时尤为明显，被称为“肺搏动”。2D和M模式扫描中可以看到与每次心跳同步的肺部搏动，反映出壁层胸膜和脏层胸膜的粘连。

肺底部出现幕状阴影，遮住了横膈膜的外侧部分，并与呼吸同步移动，被称为“窗帘征”。这反映了肺底充分通气[5]。

11.3 如何进行肺部超声检查

11.3.1 探头

低频探头（相控阵“心脏”探头和凸阵“腹部”探头）因其能够扫描深层结构常用于扫描肺实质，而高频探头（线阵“血管”探头）可以更好地观察胸膜和胸膜下间隙（图11.4）。凸形和微凸形探头是用于评估肺实质的通用探头；两者的中频适于观察胸膜和肺实质。因此低频换能器可用于评估胸腔积液、肺炎、肺不张、肺间质水肿和脓胸。高频换能器更善于对气胸进行评估，以及对胸膜线及胸膜下的异常做详细评估，可为非心源性肺水肿的诊断提供依据。值得注意的是，这些换能器中的任何一种都可以用于评估胸膜和肺实质。缺少推荐的理想探头不应妨碍临床医生尝试使用现有的探头，认知此探头的局限性并尽力优化图像质量。除线阵探头外，所有探头都可评估B线。

11.3.2 仪器设置

检查开始之前应将仪器调整为肺部预设（如果无法进行肺部预设置，则使用凸阵探头进行腹部预设置，或者使用线阵探头进行软组织或类似设置）。深度应设置为8～16cm，具体取决于患者的体型（消瘦者减少，肥胖者增加）。应针对整个图像优化增益，并将焦点调整到关注的区域（例如胸膜线）。探头可以垂直肋骨放置（纵轴方向），或者沿着肋间隙水平地放置（横轴方向/斜向）。相控阵换能器也可以用来观察肺实质，但是会削弱显示胸膜。每个点应至少检查一个完整的呼吸周期（5～6s）。

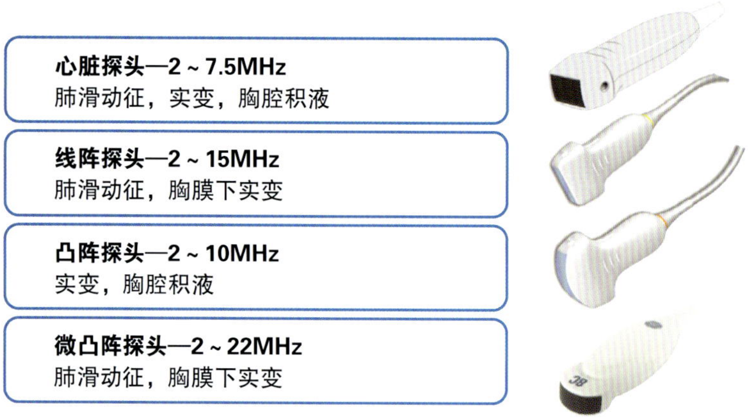
心脏探头—2～7.5MHz
肺滑动征，实变，胸腔积液
线阵探头—2～15MHz
肺滑动征，胸膜下实变
凸阵探头—2～10MHz
实变，胸腔积液
微凸阵探头—2～22MHz
肺滑动征，胸膜下实变

图11.4 可用于肺超声评估的超声探头。

11.3.3 扫描方案

从简单扫描到全面扫描，可根据不同的就诊时长（急性和慢性患者）选择扫描方案。只要可能，建议做全面和系统性扫描检查。在急性呼吸窘迫综合征（ARDS）监测中，首先建议采用12区扫描方案（图11.5）。将每侧肺分为前部、侧面和后部区域，因此每侧肺都有6个区。乳头连线水平上划分上部区域和下部区域，垂直方向的划分线是胸骨旁线、腋前线、腋后线和棘突旁线。搬动仰卧位的危重患者扫描后部区域通常具有挑战性，然而，我们建议扫描尽可能多的后外侧区域。这是因为仰卧位患者的胸腔积液、肺炎或肺不张经常出现在这些区域。一种更通用的扫描方案是8区方案（图11.6），它不涉及后部区域的评估，在心力衰竭患者中更标准化，在呼吸衰竭/急性呼吸困难的鉴别诊断中更常用[6]。值得注意的是，英国的重症监护肺部重点超声评估（FUSIC）方案是6区方案：双侧的前上区、前下区和后外侧区。

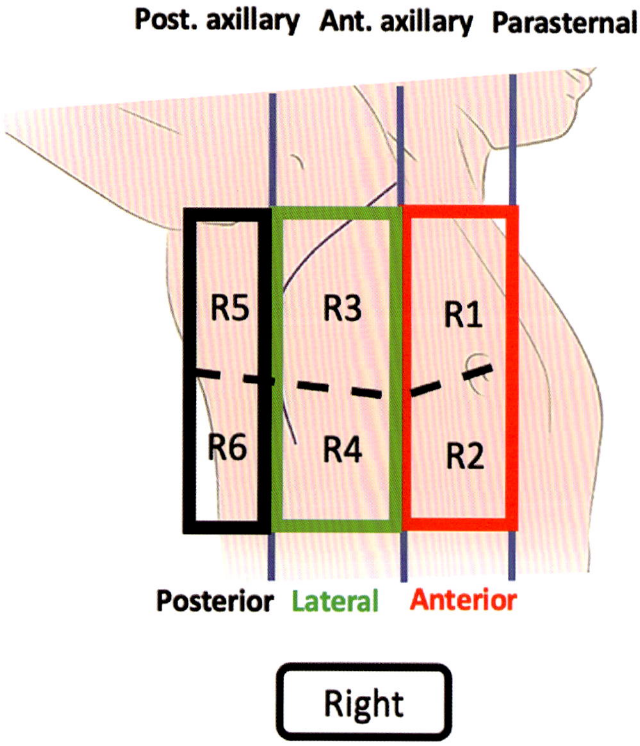

图11.5 12-zones lung scanning protocol with the thorax divided into anterior, lateral and posterior segments (six zones demonstrated here on the right hemithorax). Reproduced from Gargani et al. [15] with permission from Oxford University Press.

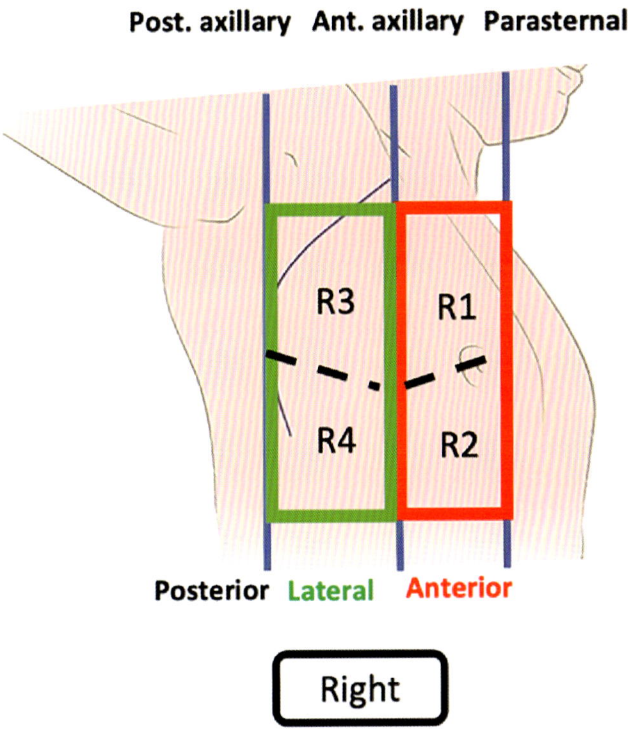

图11.6 8-zones scanning protocol (four zones on the right hemithorax demonstrated). Adapted from Gargani et al.[15] with permission from Oxford University Press.

11.4 肺超声的应用

本节将介绍LUS的一些常见应用和局限，肺和胸膜病理学在第12章中有更深入的介绍。

11.4.1 气胸

脏胸膜和壁胸膜间的空气聚积会妨碍脏胸膜的显像，因此看不到肺滑动征。对于气胸患者，肺滑动消失对于诊断具有很高的敏感性，特异性主要取决于患者的临床表现。肺滑动的消失导致M模式满屏幕出现重复的水平线，这被称为“条形码征”或“平流层征”（图11.7）。除了气胸，还有一些病理情况会导致肺滑动消失（见下文），肺滑动的存在可以明确排除气胸，具有100%的特异性[7]。

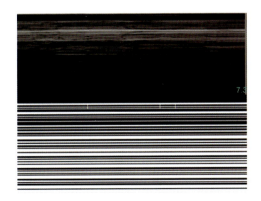

图11.7 平流层征或条形码征。

肺超声检查时肺滑动消失的可能原因：

- 气胸。
- 右主支气管插管（对侧肺滑动消失）。
- 广泛胸膜增厚。
- 粘连。
- 纤维化。
- 胸膜固定术后。
- 肺切除术。
- 心脏骤停。
- 超保护性通气，如静脉–静脉体外膜肺氧合（VV–ECMO）。

肺滑动区和无滑动区之间的交界是气胸最特殊的地方，称为“肺点”，对气胸的诊断有100%的特异性[7]。在床旁对可疑气胸患者按照如下流程（图11.8）进行诊疗，可能会挽救生命[7]。

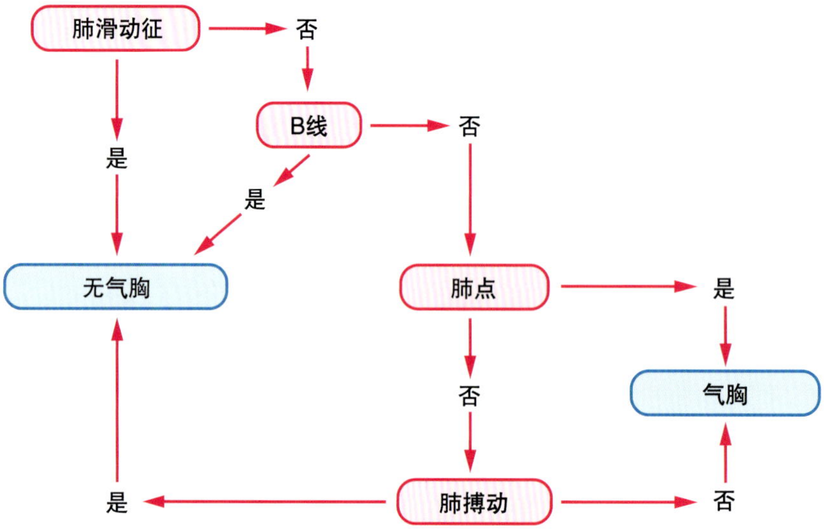

图11.8 存在气胸的超声评估方案。

11.4.2 肺不张

肺基底不张常见于机械通气的患者，由于近端黏液堵塞（吸收性肺不张）或是由于胸腔积液压迫（压缩性肺不张），尤其好发于重力依赖区域。肺不张中可见静态空气支气管像，即不随呼吸运动的高回声点状颗粒影像。在几乎一半的肺炎患者中可见静态空气支气管像，因此在解释超声所见时建议结合临床考虑。

实变的肺漂浮在胸腔积液中，是压缩性肺不张伴单纯胸腔积液的特殊表现，是为“水母征”。复杂性或渗出性胸腔积液都会导致肺尖在积液中的漂浮运动消失。

11.4.3 肺栓塞

心肺一体超声可以通过提供直接证据帮助临床医生诊断肺栓塞，并排除其他原因引起的喘憋。例如，当患者同时出现呼吸困难、血氧饱和度降低、干肺影像（大多为A线）、双侧肺滑动和深静脉血栓形成时，高度怀疑是肺栓塞[8]。更严重的肺栓塞在超声心动图可见右心室扩张，通常伴有血液动力学不稳定。

在肺梗死中，LUS的发现可能包括：

- 梗死灶周围的局灶性B线。
- 多发胸膜下实变——通常较小且呈“楔形”。
- 局部积液，双肺下部更常受累[9]。

这些异常在新冠肺炎患者中经常出现，并被建议作为合并血栓栓塞的证据[10]。

11.4.4 胸腔积液

LUS可以可靠地发现胸腔积液的存在、评估积液的量和复杂性。胸腔内出现肺实质外无回声的现象提示为单纯胸腔积液，其常见于肺部重力依赖区。一般情况下胸椎因为充气的肺组织阻碍了超声波束的传播而不可见，因此在肝脏边界外可见到脊柱的高回声阴影（脊柱征）时，提示肺底部组织通气不足，见于合并肺炎、肺不张和（或）胸腔积液时。LUS可提示胸腔积液性质的复杂性：

- 单纯的无回声胸腔积液一般是漏出性的。
- 包含纤维粘连的浑浊液体的存在可能表明有渗出性病变。
- 浑浊的胸腔积液内存在多个回声点（气泡）提示渗出液、血胸或脓胸（“浮游生物征”）。

LUS用于胸腔引流可减少手术并发症（第13章）。LUS还可以用于胸腔穿刺术后残余积液的监测及排除医源性气胸。高回声液体的存在会引发脓胸或出血性积液的可能性。

胸腔积液多少的估计可以定性（少量、中量或大量）、半定量或定量进行[11]。Balik等提出了一个定量估计胸腔积液的公式[12]：

$$\text{积液量（mL）}=20\times[\text{脏胸膜–壁胸膜间隔（mm）}]$$

11.4.5 静水压性（心源性）肺水肿

在评估静水压性肺水肿时，LUS的灵敏度远高于CXR或体格检查[13]。B线可被视为血管外肺水（EVLW）增加的声像生物标志物。因此，B线的外观和模式可与其他临床检查和超声心动图征象一起使用来诊断心源性肺水肿。这类患者通常有双侧对称的B线分布，且B线更多见于重力依赖区。在肺充血的早期阶段，这些B线是分散的，在后期则变得更加密集。胸膜线通常较细，即使在老年患者中也是如此，肺滑动征保留，除非同时存在肺炎，否则很少有区域幸免。

可以采用半空置的方法来估计间质水肿的程度。用“白屏”的百分比除以10来估算出B线的数量（即50%的白屏等于5条B线）。胸腔积液也经常出现在心源性肺水肿患者中，可为单侧（多见于右侧）或双侧。

11.4.6 非心源性肺水肿

非心源性肺水肿患者也会出现EVLW增加，然而，其分布模式与心源性肺水肿患者不同。在轻度和中度ARDS中，在保留通气区外，B线通常呈斑片状、不对称、非重力相关分布，并存在胸膜异常，如胸膜不规则和胸膜下小实变。B线的存在表示肺该区域的部分不通气（因为间质-肺泡内的空气被液体取代）。发自肺实变处而非胸膜线的垂直伪影不被视为B线。但是，发自胸膜线的垂直伪影围绕着实变区被认为是B线，它们代表实变周围的水肿。在严重的ARDS中，可以看到大面积实变。也可能存在程度不等的胸腔积液。

11.4.7 肺炎

LUS对肺炎的诊断敏感性远高于CXR（93%对比54%），而胸部CT是诊断的金标准[14]。在肺炎早期，LUS可以显示局灶性B线和保留的肺滑动征，之后（病情进展）就观察到胸膜下的小实变和（或）大叶实变。实变是不通气肺表现出组织样回声结构的区域。“碎片征”是指不通气肺与部分不通气肺之间的不规则的粗糙的边缘。肺炎的特殊征象是存在“动态空气支气管征”，表现为移动性高回声小颗粒（气泡）随着呼吸在支气管内来回移动。

11.4.8 肺内分流

肺内分流的存在可以在实变肺内通过彩色血流多普勒和（或）脉冲多普勒检查发现肺动脉、中央支气管和外周支气管动脉血流的独特影像来证明（图11.9）。同时还需要进一步地研究来评价多普勒特征描述、肺内分流量化以及治疗反应评估的潜在益处[16]。

11.4.9 慢性间质性肺病

肺纤维化患者有多条双侧B线，这些B线在肺底更为弥散。胸膜线在早期通常未被波及，在晚期则变得不规则和破碎。值得注意的是，超声图像中胸膜线的变化并不代表胸膜的解剖学变化，因为胸膜本身未受病变影响。小的胸膜下实变或胸腔积液在慢性间质性肺病中是罕见的。

11.5 肺超声在新冠肺炎中的应用

SARS-CoV-2大流行产生了一种具有挑战性的呼吸衰竭综合征，即Covid-19肺炎呼吸衰竭综合征。不同于其他众所周知的急性呼吸道疾病，相当一部分患者的临床表现和放射学检查结果不一致（即无症状却有严重的LUS异常）。在一个理论模型中，描述了两种表型。

其中一种是L表型，即肺顺应性相对较好，但有不成比例的低氧血症，其原因可能是病毒引起的弥散异常和肺泡充血。另一种是H表型，肺顺应性降低，胸部CT显示肺叶实变（与典型ARDS相似）。LUS的结果与非心源性肺水肿的常见结果相同，但更多的新冠肺炎患者具有独特的斑片状肺泡水肿表现（融合的窗帘状B线，其余区域为A线），胸膜异常也频繁出现。这种闪亮的白色零散B线模式与胸部CT磨玻璃影和铺路石征有关[14]。“光束”伪影被描述为新冠肺炎的早期迹象；这是一种大的带状透明伪影，起自薄胸膜线，随着呼吸出现和消失。

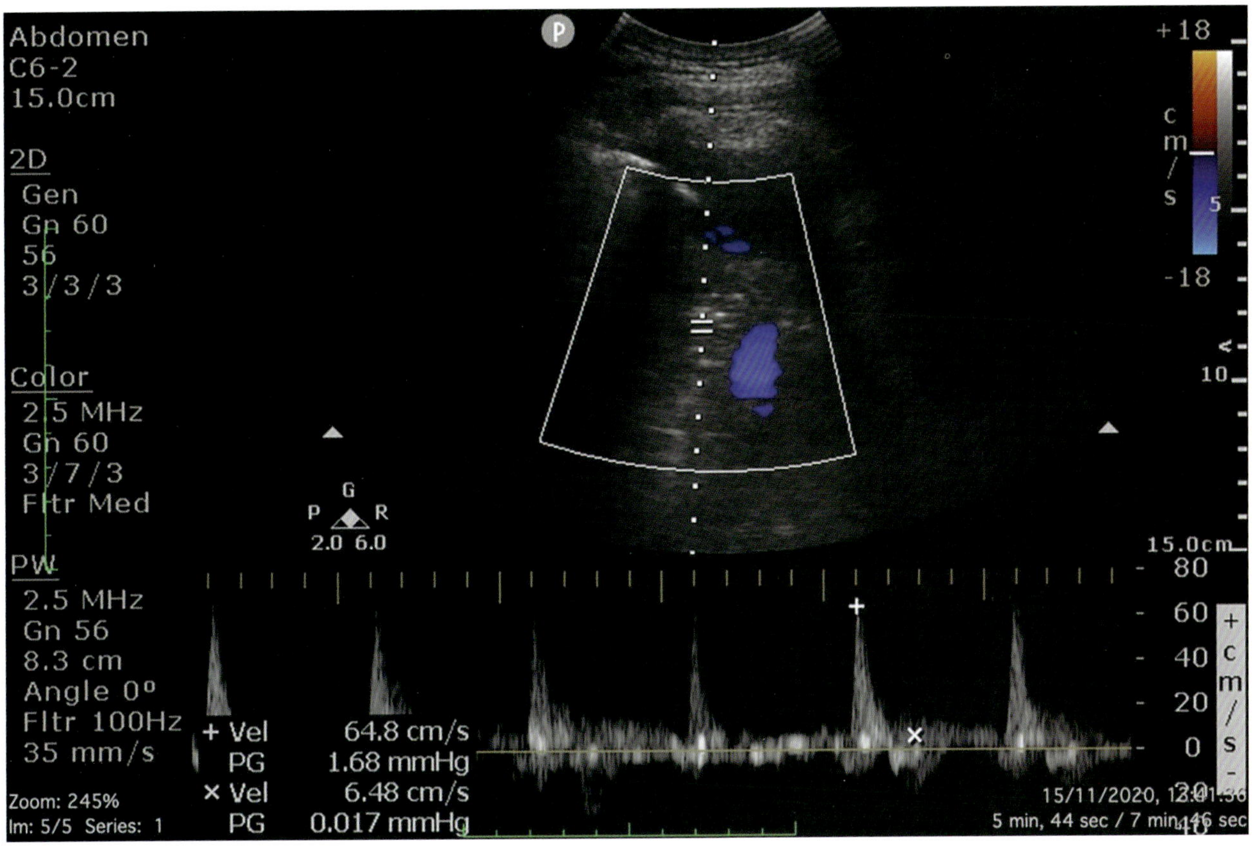

图11.9 多普勒评估支气管动脉血流。

11.6 使用超声监测肺复苏

体外和体内的实验研究表明，通气的逐渐恶化与以下超声变化相关：

绝大多数为A线（A模式）
↓
出现越来越多的B线（B模式） **通气恶化**
↓
B线融合直到完全不通气，这与组织样实变有关

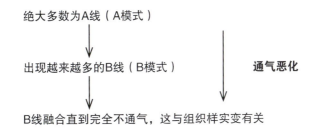

这种动态变化导致屏幕上出现深浅不一的白色/灰色超声（图11.10），代表LUS能够在床边监测各种治疗操作（正压通气、复张、物理治疗、支气管镜检查等）引起的通气/不通气进展情况。为了对通气/不通气的变化进行半量化，（我们）对不同的LUS通气评分进行了研究。

危重患者最常用的评分系统划分了通气损失的四个等级，每个等级由0～3的数字表示：

- A线或少于三条B线（通气正常，得0分）。
- 三条或三条以上B线（中度通气损失，得1分）。
- 融合的B线（通气严重不足，得2分）。
- 实变（完全失去通气性，得3分）（图11.10）。

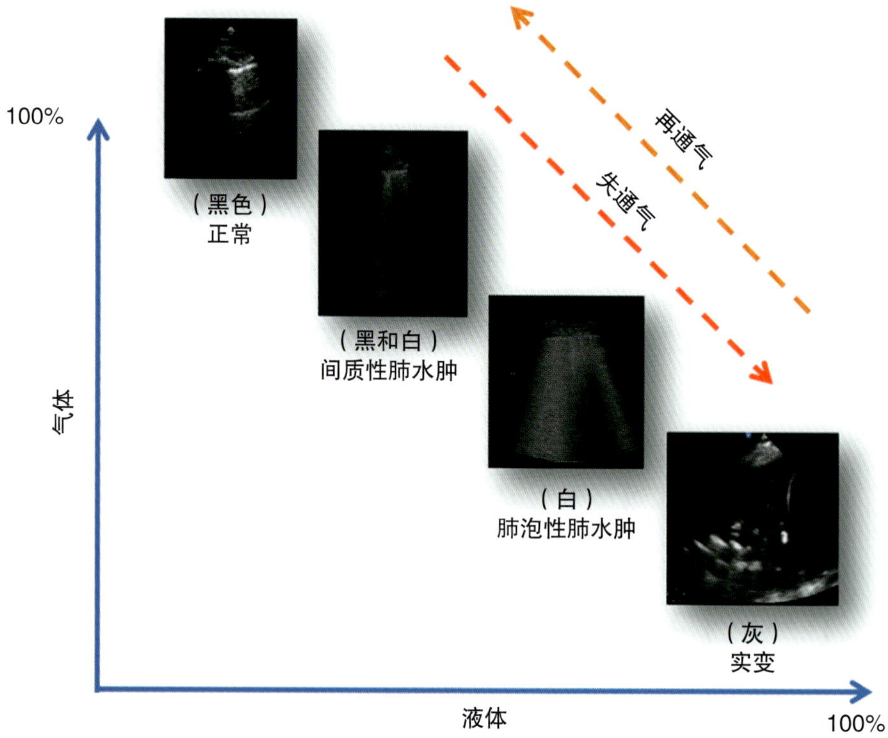

图11.10 肺通气减弱时肺部超声的改变。

估算左右半胸各6个区域（12个区域）中每个区域的分数，然后将所有区域的得分相加得出整体通气得分，得分从0（最佳通气）到36（完全不通气）不等。在ARDS患者中，区域和整体LUS通气评分与胸部CT定量扫描测量的组织密度密切相关。此外，整体LUS通气评分与经肺热稀释法评估的EVLW相关。在以下情况下，使用LUS通气评分进行日常监测可能很有用：

- 评估患者脱离机械通气的准备情况。
- 预测拔管失败。
- 评估过度输液是否会导致肺充血。
- 作为胸部X线的替代方案评估VV-ECMO治疗呼吸衰竭的通气进展情况。

然而，LUS提供的信息应始终在临床背景下进行解释，并结合临床、实验室和其他可用的影像结果来考虑。

11.7 LUS的局限性

与其他成像方式一样，LUS也需要培训。不过，与其他超声模式相比（如超声心动图），它相对容易学习。它对肺部疾病诊断的灵敏度较高但特异性较低，因此，它的效用主要是用于排除而不是推导特殊疾病。

它在检测胸膜以外的深层结构异常方面也有公认的局限性。因此，支气管周围受累的疾病可能无法通过LUS进行很好地评估，LUS也无法识别肺过度充气。

11.8 小结

肺部超声是一种重要的床旁成像工具。它可以帮助诊断各种原因引起的呼吸衰竭和心力衰竭，并帮助临床医生诊断和监测对心力衰竭治疗的反应，以及监测危重患者的氧合/复张情况。我们建议将LUS纳入危重患者的日常评估中，并将其作为床旁体格检查的延伸。要想充分受益于这一具有划时代意义的床旁成像方法，还需要对LUS的优势和局限性及其在重症监护中应用的有限但不断进展的证据进行正确评估。

王　芳 蒋添雨 译　陈东升 王　云 校

第12章

肺和胸膜病理学

12

Ashley Miller, Marcus Peck & Jonny Wilkinson

肺部超声（LUS）是目前诊断危重患者临床关键问题的一种重要工具。它不仅具有很高的诊断准确性，而且简单易学并易于实施。肺部超声具有无创、就地检测、易于重复监测和无电离辐射等特点，诊断准确性优于胸片，对于多种病变，与计算机断层扫描（CT）效果相当。本章将介绍临床中各种可以通过超声评估的病理问题，对其进行描述和解释。与其他医学诊断工具一样，预测概率非常重要，超声检查结果应始终结合实际情况。

从根本上讲，肺部超声回答了“为什么这个患者会出现呼吸衰竭”的问题，但它也可以回答一些更具体的问题，本章将会依次介绍。所有这些问题，通过对每侧胸部进行简单的三点检查，一般就都可以做出快速解答了，该检查由前侧上下点和后外侧点组成（图12.1）。

首先，辨认胸膜线并检查肺滑动。其次，胸膜线下检查会发现A线、B线、实变、萎陷或积液。在每一点上，使用BLUE方案决策树进行超声检查（在某些情况下与DVT扫描相结合）的诊断方法，已被证明对急性呼吸衰竭具有极高的诊断准确性（图12.1）。除急性呼吸衰竭外，利用该方法获得的诊断可能需要进行调整，然而即便得出的诊断结论不同，但仅在这些点进行检查就可以明确大多数肺部病理改变。待经验丰富之后，可以对整个胸部进行更全面的检查，但也是在寻找相同的超声征象。每种肺部病理都有其特有的表现，这就引出了我们的临床问题。

12.1 气胸

脏层胸膜和壁层胸膜通常彼此紧密相贴，中间有少量液体。超声下可以看到这两层胸膜随着呼吸而相互滑动，临床上被称为肺滑动征。肺滑动征通常会比较细微，可通过采取相应措施改善其可视程度，包括减浅显示深度、降低增益、提高超声频率以及将聚焦点放置在与胸膜相同的深度；若存在疑问，使用高频线性探头则可进一步改善图像。胸膜线中的小缺陷会在水平面上来回移动。B线（见下文）也将随着这种滑动而移动，加深显示深度，可见到胸膜下闪动的回声影。

一旦显示肺部滑动征，就可以立刻排除检查点存在气胸的可能。胸膜腔内空气会聚集在位置相对较高的区域，因此可让患者稍微坐起来一点，检查前上点就可以排除气胸。没有肺滑动征并不一定意味着出现了气胸，当呼吸停止、单肺插管、胸腔积液、肺不张以及因炎症（如肺炎）而使胸膜粘连时都会导

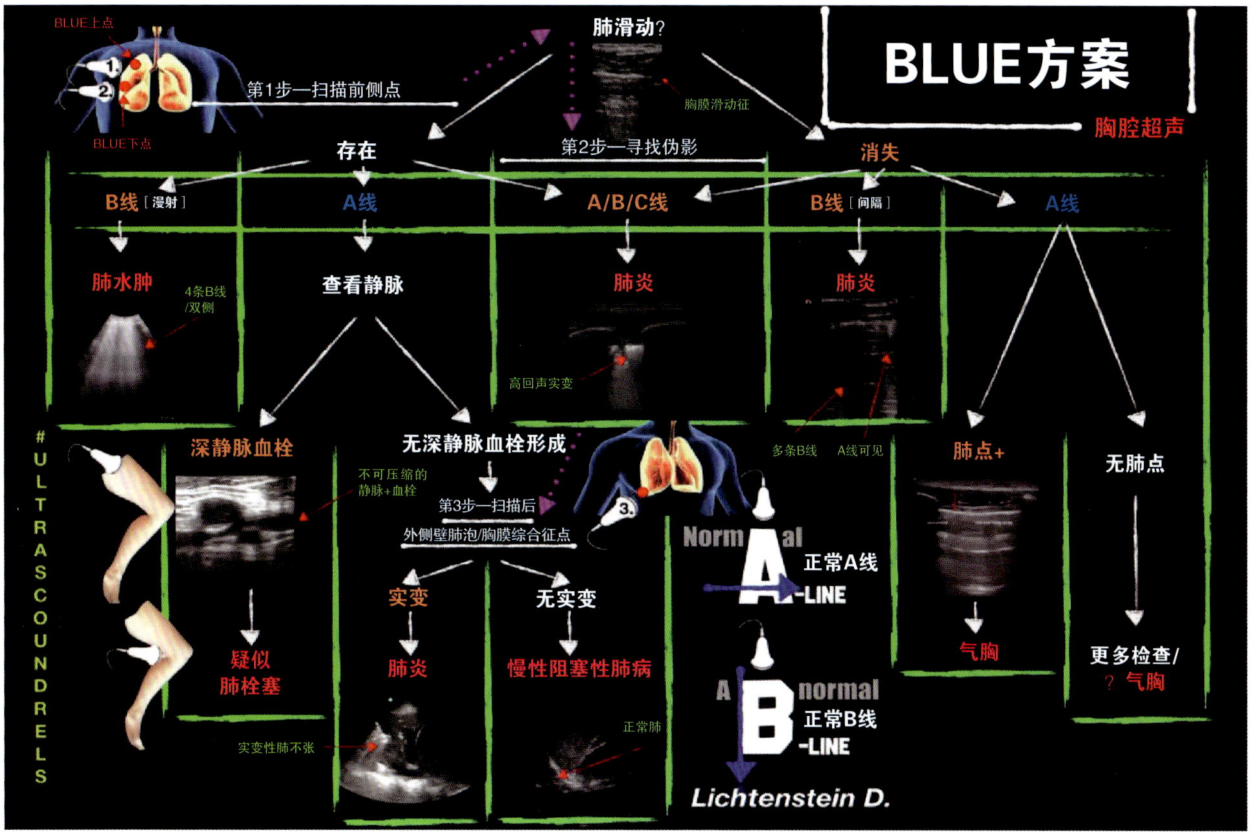

图12.1　Daniel Lichtenstein的床边肺部超声急救（BLUE）方案。

致无肺滑动征。潮气量低、肺过度膨胀和严重的限制扩张的实质性病变将减少肺滑动，幸运的是还可以用其他方法确定或排除气胸。

B线、实变或积液的存在意味着胸膜腔中不可能有空气，因此可以排除此点的气胸。传递的心脏搏动，也被称为肺脉搏，可以在2D或M模式下检测到，但前提是胸膜层没有分离（图12.2）。值得注意的是，虽然肺滑动的存在很容易确认，但肺滑动的缺失确认起来更加困难，特别是存在气胸风险较大的情况下。尽力优化探头选择、浅深度、低增益、高频率和焦点位置在胸膜所在深度将会有助于扫查的准确性。

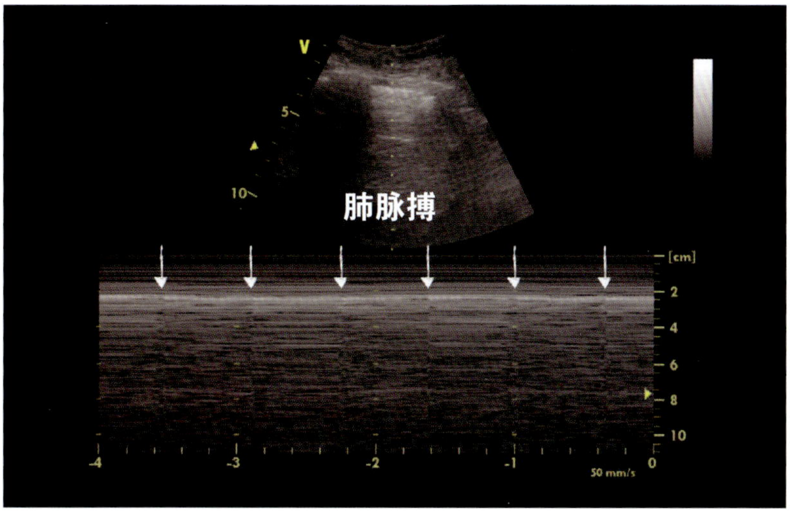

图12.2　M模式下的肺脉搏。

当存在气胸时，根据其范围大小，可能会有一个两层胸膜（因未完全分离）贴合在一起的点——从无滑动到有滑动的过渡点，这个超声被称为肺点。因为充气的肺部会向上移动，肺点会随之而移动。超声检查时，探头置于前胸部并向外侧滑动，可在肺滑动征出现的位置找到肺点。通过测量胸骨和肺点之间的距离，可粗略估算气胸量的大小，并且监测气胸的进展。肺点结合滑动征消失诊断气胸具有100%的特异性。对于中小量气胸，肺点通常很容易找到（只要不是大量的气胸）。

小量气胸通常不需要治疗，即使是对于机械通气的患者。重复进行肺部超声检查，注意每次肺点的位置，可安全地监测气胸的大小。肺点向存在滑动征的区域迁移意味着气胸正在扩大。

12.2 肺水肿

当超声波遇到软组织和空气的界面时，几乎所有的超声波都会被反射回探头。然后，一些声波在探头和胸膜之间来回反弹，导致在胸膜下方产生重复的伪影，称为A线。随着肺水量的增加，间质充血，声波就会在肺泡内的空气和肿胀的肺泡隔之间发生反射，导致在胸膜线下方产生伪影，称为B线（图12.3）。这些B线起自胸膜线，像激光一样，随着肺滑动而移动，一直达到影像的深处，将A线消除。随着水肿的增加，它们变得更多，直到肺泡充满水时，它们融合在一起。这些融合的B线可以进展到“白化”的外观。

虽然心源性肺水肿是B线的常见原因，但在任何导致间质增厚的情况下，都可以看到这些B线，如纤维化、淋巴管癌症或炎症（挫伤、细菌或病毒性肺炎），新冠肺炎（Covid-19）的大流行也很好地证明了这一点，其特征性改变就是B线。实际上，肺部超声作为临床检查和疾病监测的必不可少的方式，在Covid-19期间使用量呈指数级增加。B线的分布模式可以帮助疾病的诊断：如果是肺炎，则B线只会出现在感染部位；在炎症或纤维化时，B线会散在分布于正常的胸膜之间。如前所述，预测概率始终对确立诊断非常重要。

12.3 肺炎

肺炎时，肺内的空气被炎性液体不同程度地替代，从而使声波可穿透肺部而不是被反射。如前所述，肺炎可以表现为局限性的B线，然而，肺炎最常见的特征是实变，二者的存在使肺炎（在超声下）表

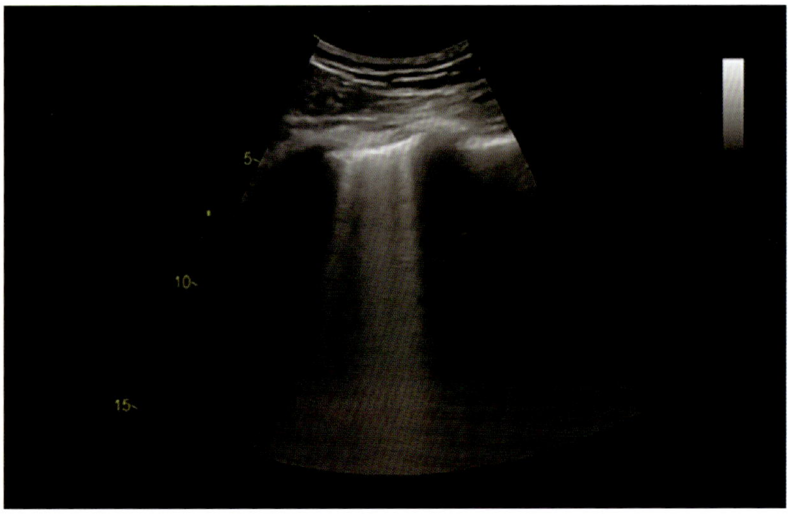

图12.3 B线起自胸膜线，呈激光状，随着肺部滑动而移动，到达图像深处并将A线消除。

现出一系列的不同外观。

当存在部分肺叶实变时，可以看到实变组织和空气之间的界面。像B线一样的伪影将从这个界面产生。因为空气和液体相邻时，总是可以看到这些伪影。严格地说，这些并不属于B线（因为它们并不从胸膜产生），尽管在实变非常小（毫米级）的情形下，这些线紧靠胸膜下方产生，让人感到困惑。此时，它们是否被称为B线确实是个语义问题（对于这个术语，还需要进一步达成共识）。肺部通气程度也可能会随着呼吸而发生变化，因为进入超声波束平面内的肺部通气和不通气的不同部分，随着呼吸不断地进入和移出视野，导致超声图像产生相应变化。

一个完全实变的肺叶，能够使我们看到整个肺部（病变）区域，这时，肺的密度和回声强度与腹部器官相似，因此这种表现有时被描述为肺肝样变（图12.4）。在肺中可能会看到液体（黑色）和气体（白色）的支气管伪影，这是肺炎的高度特异性表现。如果这些结构与声束平行，它们将表现为线状，如果垂直，则呈点状。甚至可以看到空气在气道内进出，这种表现被称为"动态支气管充气征"。

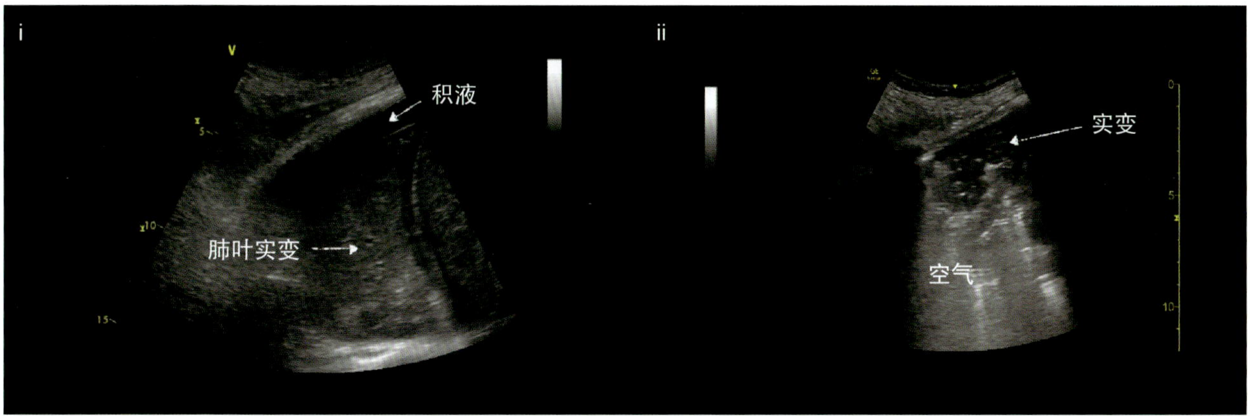

图12.4 （i）完全实变的右下肺叶被小量的积液包围。（ii）部分实变显示了液体和空气之间的界面。

12.4 肺萎陷

肺萎陷/肺不张在外观上非常类似于肺实变，因为这两者的特征都是肺部的空气被排出。由气道阻塞引起的大叶萎陷会导致半横膈明显抬高。支气管充气征可以作为鉴别因素，除非是早期阶段，否则在肺萎陷中不会出现支气管充气征，因为后期远端的气体就被吸收了。因胸腔积液外部压迫引起的肺萎陷，很难与伴有积液的肺炎性肺实变区分开来。唯一能够将二者绝对区分开来的方法是排出积液，观察积液排出后肺是否会复张：大量的积液几乎都会压迫肺部，而通常情况下，排掉中至大量积液后肺会重新扩张。

12.5 胸膜病变

胸腔积液可能是肺超声检查时最容易发现的病理变化。液体允许声波传播，就像被积液压缩的肺一样。此时超声科医师可以直接观察胸膜下的解剖结构，而不是解读伪影。在超声图像中，液体呈现为黑色（无回声），尽管其中可能会有些回声物质（如脓液、凝结的血液等），还可能有纤维蛋白和分隔的腔室。当有积液时，我们很容易看到横膈，这对于确定液体的位置是一个重要的参考点（不要将腹水和胸腔积液混淆，在某些情况下两者可能同时存在）。目前虽然有几种公式可以通过测量来估计积液的大小，但没有一种是特别准确的，而且对我们而言，仅需判断积液是少量、中量，还是大量即可（而无须知道具体数字）。对积液量多少的估算，主要还是靠对患者进行扫描检查积累的经验：根据粗略的经验，如果胸膜层之间的距离在任何位置都超过5cm，那么积液量可能超过1L。探头置于腋后线，并且平行于地面而非调整角度（使超声波束垂直于胸膜腔）对胸膜腔进行扫描时，超声波束可能从包裹性积液的中间切过而错过了肺，这样看到的积液会显得比实际情况更大。所以始终要记得，我们用超声波扫描的是三维结构，在对感兴趣区域进行扫描时，要（向两侧倾斜探头）进行扇形扫描。

胸膜增厚在超声下易于识别，有时会颇为显著。但它可能会与胸腔积液混淆，因为增厚的胸膜看起来像液体一样是黑色的。二者可以这样区别：当存在积液时，脏层胸膜会随着呼吸靠近和远离壁层胸膜（如果用M模式查看，会生成正弦波形），而胸膜厚度在呼吸周期内将保持不变（图12.5）。

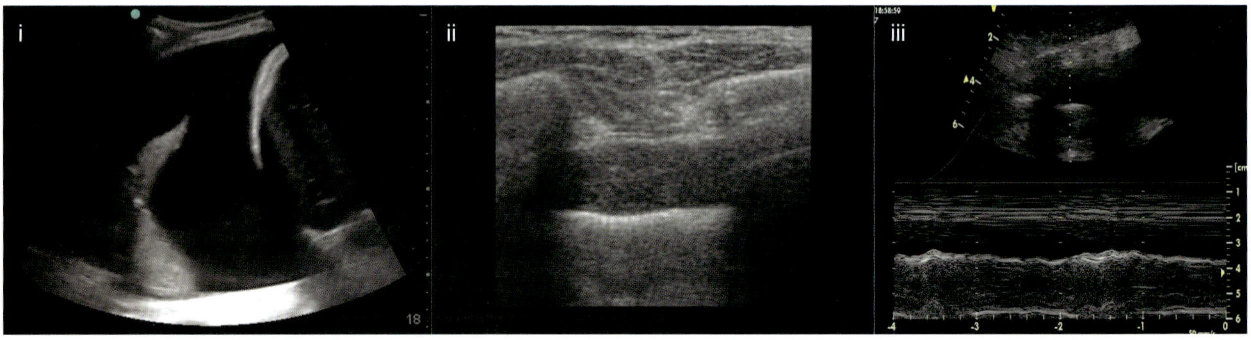

图12.5 （i）大量胸腔积液压迫肺部；可以清楚地看到膈肌。（ii）容易被误认为积液的胸膜增厚。（iii）通过对无回声区域进行M模式检查，显示其宽度随呼吸而变化，证实它是积液而非胸膜增厚。

12.6 肺挫伤

钝性胸壁创伤可以引发肺挫伤，在创伤部位，超声检查时会出现B线或小面积的肺实变征象（图12.6）。病灶的大小和数量与伤害的严重程度相关。如果不知道创伤病史，挫伤在外观上与由其他原因引起的肺部炎症是无法区分的。

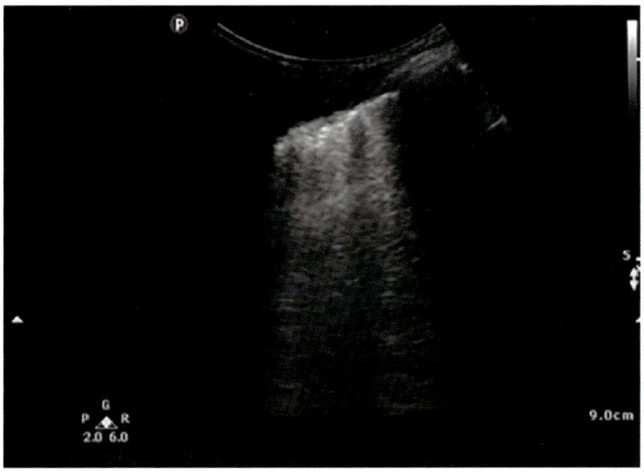

图12.6 创伤患者的小型肺挫伤类似于一小块实变区域。

12.7 肺炎

肺炎（包括病毒性肺炎）的特征是广泛分散的B线，这些B线常常融合在一起形成宽的B线（有人建议将其命名为光束）。毫米级的实变使胸膜线看起来变厚，如上所述，很难确定是胸膜还是这些实变区产生的B线伪影。然而，这些术语的名称并不重要，他们的存在表明肺组织的炎症和肺水增多。即使在非危重患者中，这些特征有时也会非常明显。有证据表明超声特征反映了临床严重程度，但这尚未得到充分证实。通常会有一些未受影响区域，胸膜线看起来更正常（图12.7）。积液并不常见，并会反映出液体平衡。在疾病的后期才能看到密集的实变，且通常与继发的细菌感染、萎陷或液体超负荷有关。任何导致急性呼吸窘迫综合征（ARDS）的病因都会出现这种表现。现在越来越多的医生意识到，既往许多被认为是ARDS的情况实际上是医源性液体超负荷的表现，现在，可以通过肺超声检查是否有胸膜腔液体的存在、液体出入平衡、体重增减、超声心动图和静脉充血参数等来加以鉴别。

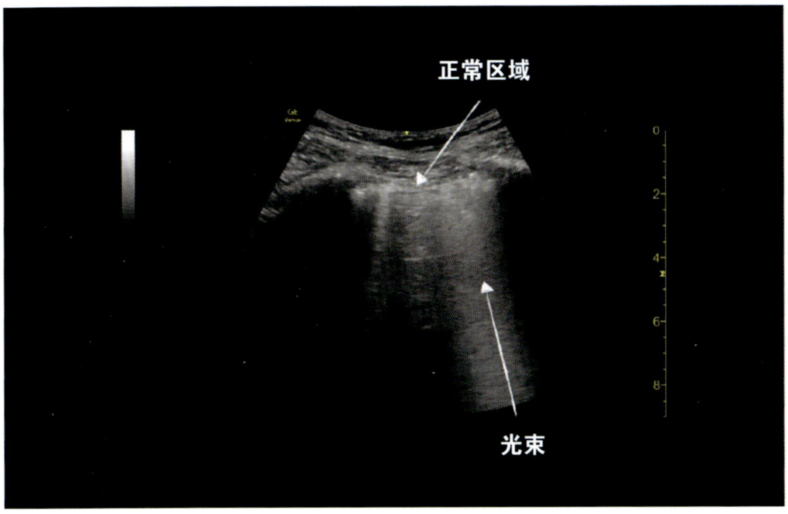

图12.7 伴有B线（包括“光束”）的肺部炎症，并留有一个正常区域，该区域的胸膜线看起来是正常的，且下方有A线。

12.8 肺栓塞

与胸部放射检查类似，肺栓塞（PE）时肺部超声图像（LUS）的表现通常是正常的。在临床上，正常的LUS结合低氧血症应首先考虑PE。利用超声检查下肢静脉，寻找深静脉血栓，以及对心脏进行超声检查寻找右心压力过负荷的证据，这些信息能够提供重要的额外信息。栓子可导致小的周围梗死灶，有时可通过肺部超声检查看到，看起来很像小范围的周围肺实变。最近，有人提出使用超声造影作为一种判断这些小的异常区域是无血供的梗死还是简单实变的方法，对此还需进一步的研究。

12.9 感染源

感染源通常很难确定，尤其是存在多器官功能障碍的危重患者。90%以上的肺实变都会影响到胸膜，所以在超声下易于观察到。如前所述，肺实变和肺萎陷可以通过超声区分开来，气-液支气管（显影）征对肺炎具有很高的特异性；如果胸腔积液是感染性的，我们可能会在积液中看到回声增强的颗粒混浊物，纤维蛋白丝或粘连形成的分隔腔室（图12.8）。超声比CT分辨率更高，可以揭示CT扫描无法看到的分隔。虽然根据超声特征可以提示胸腔积液为感染性的，但却不能确诊，不过，超声可以指导胸膜腔穿刺或引流，从而取样进行检测（参见第13章）。

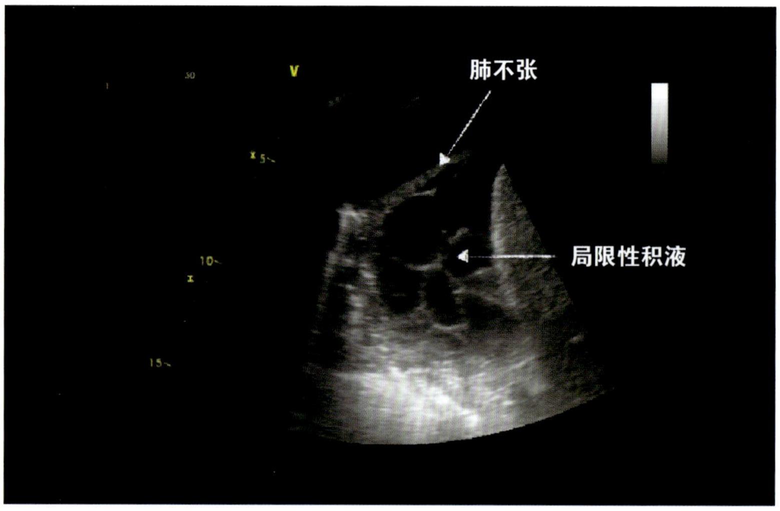

图12.8 由于感染而产生粘连形成的复杂性局限性胸腔积液。

12.10 患者液体过量

肺毛细血管和肌肉及结缔组织中的血管一样，既非窦性毛细血管，也非有孔毛细血管，这使得毛细血管内压力增加时液体容易外溢。肺间质充血，肺泡间隔变宽，肺间质渗液与肺泡气体的界面产生了混响伪影（B线）。随着肺水肿的加重，B线变得越来越多，直到肺泡完全被液体占据，此时会因B线融合而出现白肺现象。液体受重力作用而积聚，所以液体过量导致的B线在位置较低的区域更严重。胸腔积液也是液体过量的一个常见特征。

对液体过量诊断，肺部超声只是一小部分。病史、液体平衡、周围水肿、体重和其他超声特征（右心大小、左房和肺动脉压力、下腔静脉大小和静脉流动模式）都是关键因素。然而，如果B线的出现不是由于纤维化，那就意味着湿肺或者是肺部炎症。有一些线索可以区分简单的心源性肺水肿和急性肺损伤（表12.1），但是这两者常常重叠，尤其是在危重患者和需要呼吸机辅助的患者中。无论什么原因，在肺部的血管外水分增加的情况下，快速大量液体输注只可能使呼吸功能进一步恶化。

表12.1 液体过量和肺部炎症的超声检查结果对比

心源性水肿/液体超负荷	肺炎
薄而清晰的胸膜线	胸膜线增厚
相关区域的征象更明显	无特定的表现明显的区域
双侧，均匀	散在分布，未受影响的区域，正常和异常区域并存
常见胸腔积液	胸腔积液不常见
基底叶实变	小而分散的实变区域

12.11 肺复张

随着肺部含气量越来越少，超声图像的表现从较少的B线发展为多个融合的B线，再到部分实变，最后发展至整个肺叶实变（图12.9），随着肺复张或胸腔积液的排出，则可表现出相反的进程。在第11章有以研究为目的肺部定量化评分系统的讨论。另一种方法是通过抗生素治疗、胸腔积液引流、增加呼气末正压等治疗措施后，动态观察这些特征的变化。需要注意的是，超声无法显示肺的过度膨胀，充气的肺显示A线特征，该特征不会随着肺容积的增加而改变，所以应始终采用安全的通气支持方法（避免肺过度膨胀）。

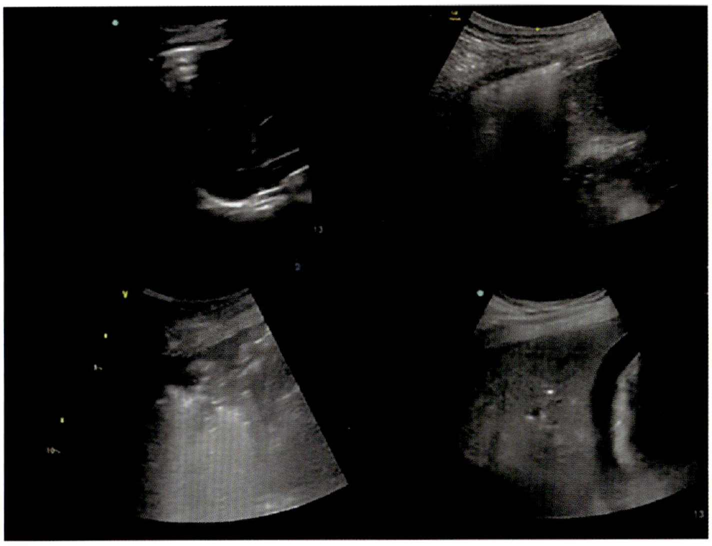

图12.9 从左上角的充气状态到右下角的完全实变状态，显示出不同的充气程度。

12.12 撤机失败

撤机失败可能是呼吸道疾病、肌肉虚弱、心力衰竭或中枢神经系统疾病所致，可导致撤机失败的大部分肺部病变，在超声检查中很容易被观察到。虽然肺部评分系统进行定量测试比较耗时且尚处于研究阶段，但是与撤机时机之间已经显示出良好的相关性。也可以使用超声对膈肌进行评估，膈肌的运动方向、移动距离和肌肉增厚度（在自主呼吸期间）都可以测量，尽管其临床应用价值尚待进一步研究（有关更多细节，请参见第27章）。结合心脏超声进行评估非常重要，若同时发现圆形扩张的左房与B线，则几乎可以肯定存在左房压力（LAP）增高。左室衰竭或二尖瓣反流都有可能是引起LAP增高和肺水肿的原因。所以，心脏超声和肺部超声相结合，是帮助临床医生诊断患者为何难以撤机的非常有价值的方法。

12.13 总结

肺部超声是评估和监测患者的强有力手段。结合来自病史、体检和辅助检查的预测概率，临床医生可以以极高的准确度回答一系列关键临床问题。因此，它可以指导患者管理，为从诊断到监测治疗反应的各个环节提供帮助。

王东红 译 薛建军 温 洪 校

第13章

超声引导胸腔穿刺术

13

Chuen Khaw, Luke Flower & Jim Buckley

近年来，随着POCUS（床旁超声）临床应用范围的不断扩大（无论是设备还是技术），超声引导下的各种临床操作也越来越普遍，并且大大提高了各种操作的成功率和安全性。本章将详细介绍超声引导下胸腔引流的穿刺技术以及需要关注的一些要点。

13.1 扫描患者

放置胸腔引流管时，肺部超声（LUS）的主要目的是：

- 确认积液或气胸的存在与否。
- 确定积液的多少和性质，以指导是否进一步处理（即是否适合进行抽吸或放置引流管）。
- 指导临床医生选择安全的穿刺引流位置，并尽可能减少脏器损伤的风险。

13.1.1 探头选择

扫描胸腔积液通常选择曲阵探头，因其具有相对较大的视窗及良好的穿透性，便于观察胸腔深部结构。高频线性探头具有高分辨率的优点，便于观察浅部的细小病变，如胸膜表面和胸膜下的病变。

13.1.2 患者体位

在开始扫描之前，选择合适的患者体位对于图像获取至关重要。最佳体位取决于患者和场景，并受到以下几个因素的影响。

- 根据胸部X线片或计算机断层扫描（CT）结果发现的病变部位：
  - 患者直立坐位，向前倾斜，双臂抬高扶在前方的小桌上［图13.1（i）］，这一体位最适合扫描后部胸壁。
  - 患者仰卧，手臂外展［图13.1（ii）］，这一体位最适宜检查侧胸壁和前胸壁。
- 操作者的偏好。
- 患者因素，如患者不能取坐位，扫描可能需要在仰卧位下进行。

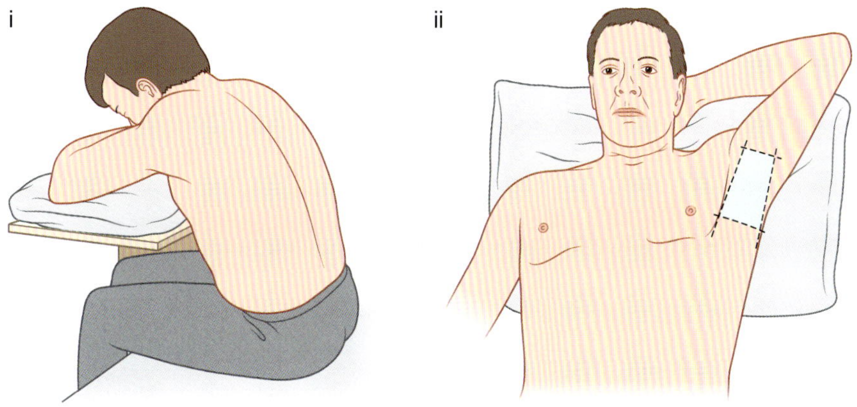

图13.1 （i）患者坐直，身体前倾，这是扫描后胸壁时的首选体位。（ii）仰卧位患者手臂外展-扫描侧胸或前胸时的首选体位。

13.1.3 开始扫描

扫描胸腔积液时，一般从横膈以下的长轴开始，探头置于腋中-后线（仰卧时）或后部（坐直时），确定一个腹腔器官（右侧为肝脏，左侧为脾脏）作为参考，并将探头沿长轴平面向头部移动，直到显示肺部的运动图像。

13.2 正常胸部超声图像

肺部正常超声图像在第11章和第12章中有更深入地讨论。在本章中，我们将简要回顾一下在胸腔积液和气胸时看到的一些常见超声影像。

胸腹部的解剖关系，由于肺部空气伪影形成了一个清晰的界线，随着呼吸运动而移动，这种征象被形象的定义为窗帘征。正常情况下，膈肌侧面被“窗帘”掩盖，因而肋膈角不能显现[1]，当存在少量胸腔积液时，肋膈角便显现出来，这是胸腔积液的早期迹象（图13.2）。

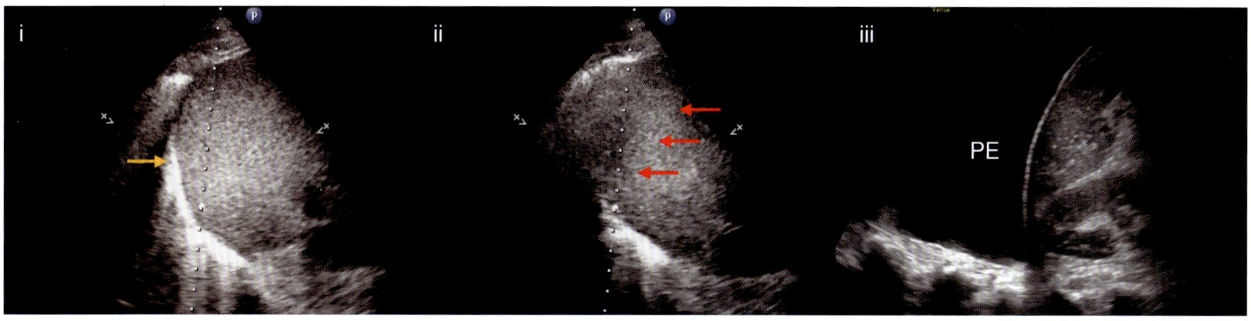

图13.2 （i）和（ii）显示窗帘征，在吸气时肺（红色箭头）遮挡了膈肌（橙色箭头）。（iii）大量的胸腔积液（PE）窗帘征消失。

13.3 胸腔积液的超声表现

胸部超声对于诊断胸腔积液的敏感性和特异性比胸部X线片和CT更高。

13.3.1 胸腔积液的类型

明确胸腔积液的可能病因，对于决定下一步治疗策略是非常重要的[2]。胸腔积液体主要有四种超声特征，这些特征取决于其内部对超声波的反射特性（图13.3）：

1. **无回声**：完全无回声，积液流动自如。可见于漏出液、急性血胸和某些恶性胸腔积液等情形。
2. **均匀回声**：可见于渗出液或亚急性血胸。
3. **复杂非分隔性**：积液有回声，且内部有不同密度物质漂浮旋转。多见于渗出液或恶性积液，极少数情况下也可见于漏出液。
4. **复杂分隔性**：形容积液中细丝状结构的存在（将积液分割在不同的腔室）。可见于渗出液或恶性积液。

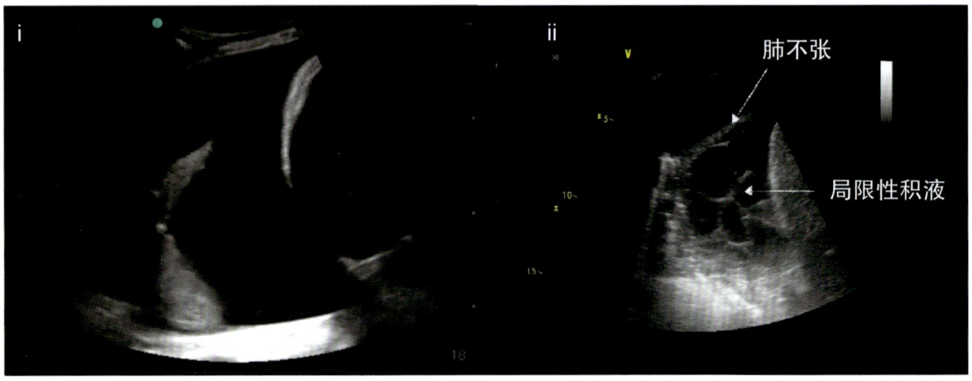

图13.3 （i）无回声积液。（ii）复杂分隔性积液。

13.4 干预时机

一旦明确了积液的存在及其特性，下一步则需判断是否需要穿刺吸引或置管引流。目前普遍认为，以下两种情况需要穿刺吸引或引流：

1. 积液量很大，以致于影响了呼吸功能。
2. 怀疑为渗出液。

当然，应该考虑穿刺或引流的临床风险和收益。包括：

- 患者知情同意。
- 患者因穿刺吸引/引流而可能获益。
- 是否存在凝血异常或其他禁忌证。

尽管无回声的积液大多是漏出液，但它们也可能是渗出液（这种情形在恶性积液并不少见）或急性血胸。有回声的积液通常是渗出液。关于使用积液的回声特性来区分漏出液和渗出液的研究发现，其特异性仅有57%，因此建议积液的回声性质不应影响临床决策[3]。

因此，是否穿刺抽取积液取决于临床疑似诊断和其他诊断的可能性。胸部超声无疑有助于支持这种临床决策，并确保安全地进行穿刺/引流[4]。

与临床疑似诊断相符的回声积液，在决定进行胸腔置管引流之前，应首先进行简单的胸膜腔穿刺。

胸膜腔穿刺抽出超过50mL的胸腔积液，有助于区分是简单/复杂性炎性胸腔积液还是脓胸，若为脓胸则需要放置引流和适当的抗生素治疗。

13.4.1 确定积液量的多少

积液量太少或分隔将无法抽取，可能需要经验更加丰富人员来操作。衡量积液量多少的方法有很多种，其中一些在前面的章节已经讨论过。另一种更实用的方法是按照曲阵探头范围将积液的体积分类：

- 极小量：积液限制在肋膈角。
- 小量：积液超出肋膈角，但仍限于探头显示范围内。
- 中量：积液超过探头显示范围，但小于两个探头显示范围。
- 大量：积液大于两个探头显示范围。

积液量的大小对于手术方式的选择也很重要：是简单抽吸、Rocket导管抽吸还是置入胸腔引流管。

通常，Rocket抽吸导管（6Fr）既可用于诊断性抽吸，也可用于治疗性抽吸，可抽取多达1.0 ~ 1.5L的积液（图13.4）。操作完成后即撤出导管。

简单抽吸适用于积液的诊断评估，可以使用简单的针和注射器完成。胸腔引流置管将在本章后面深入讨论。

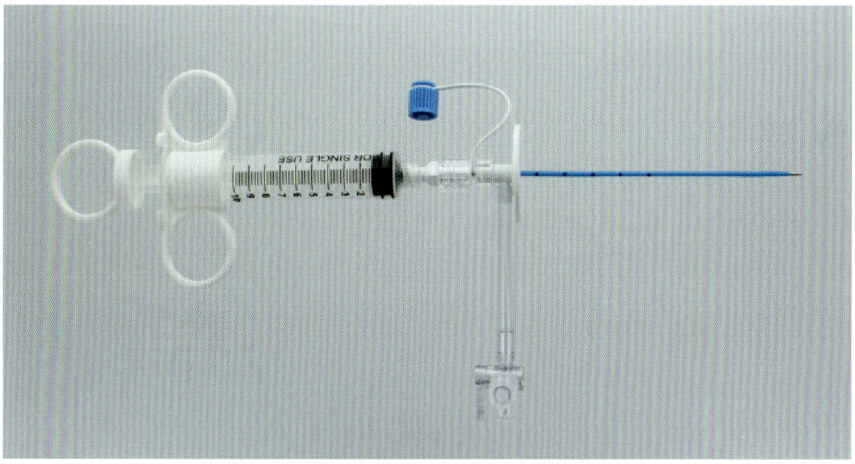

图13.4 Rocket aspiration catheter. Reproduced with permission from Rocket Medical.

13.5 安全置入引流管的最佳位置

确定一个安全有效的引流穿刺点很重要，可以减少内脏损伤（例如肺、肝、脾、心脏）的风险。所选位置应具有以下特性。

- 胸膜腔积液具备足够深度，通常胸膜脏壁层之间的测量距离至少达到1cm（取决于经验）。穿刺1cm以下的积液增加了内脏损伤的风险（图13.5）。
- 最大吸气情况下也无肺脏侵入（操作区）。
- 要降低肋间血管神经束损伤的风险。为此，穿刺针应在下一肋骨的上缘刺入肋间隙最好位于安全三角之内。有时对位于后胸膜腔的积液，需要在更靠后的位置进针。肋间血管神经束通常由上位肋骨的肋沟覆盖。但是，它可能沿着一条向后-向内的曲折路径向肋骨角走行。为避免损伤，选择在距脊柱或肩胛骨中线外侧5～10cm的位置进针更安全［图13.1（i）］。

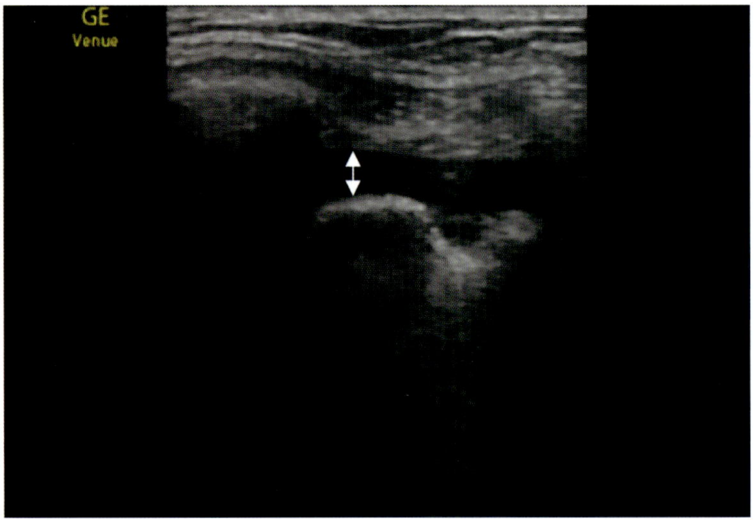

图13.5 一位Covid-19患者，深度小于1cm的小量胸腔积液（双头箭头表示）。

13.6 假性胸腔积液

在进行穿刺抽吸或引流之前，一定要考虑假性胸腔积液的可能性，包括以下几种情形。

- **胸膜增厚**：无回声或低回声的胸膜增厚容易被误认为是少量胸腔积液。有胸腔积液的患者，由于呼吸和心脏跳动传导，在彩色多普勒模式下可看到血流样信号，否则多半是胸膜增厚。
- **腹水**：位于横膈（附着点）上方腹水的反射，可能被误认为胸腔积液。有腹腔积液的患者应从多个不同角度进行扫描加以鉴别。

13.7 小孔径胸腔引流穿刺——赛尔丁格（Seldinger）技术

赛尔丁格技术可能是最常用的非手术胸腔引流穿刺技术。精通中心静脉穿刺置管或类似操作的读者，对这项技术会有熟悉感。我们把这一操作分成了如下12个步骤。

1. 如上所述，使用超声确定置入引流管的最佳穿刺位置。引流管可以在超声实时引导下置入，也可以（利用超声）预先标记好穿刺点后操作（如果采用这种方法，一旦标记好位置，就不能再改变患者的体位，并且应尽快进行操作）。
2. 选择尺寸适合的引流管。小孔径引流管（12Fr）通常作为首选。对于脓胸患者，最大可考虑选择18Fr的引流管。
3. 打开并准备好完整的引流包（图13.6），并且要采取无菌技术，包括无菌手术衣和手套。
4. 皮肤消毒并铺单。
5. 使用利多卡因对标记点进行局部浸润麻醉（不含肾上腺素的最大剂量3mg/kg：约70kg患者，使用20mL 1%利多卡因或10mL 2%利多卡因）。首先应使用小号针（例如25号橙色针）行皮下注射。然后可以用较大的针（例如21号绿色针）对肋间肌和胸膜等更深部位进行局部麻醉。预计使用绿色针头时即可抽吸到液体（虽然在胸壁较厚的患者中可能做不到），这将进一步证明最初的超声检查结果是正确的。

6. 将引导针连接注射器，在下位肋骨上缘，边抽吸边慢慢在皮肤和皮下组织推进，直至抽吸到液体。记住此前进行局麻时抽吸到液体时的深度，会有助于指导你现在的穿刺操作。
7. 通过引导针送入J型导丝，并将引导线放置到胸腔的顶部（气胸）或底部（胸腔积液）所需的位置。固定住导丝，同时拔出引导针。有些临床医生会再次扫描胸部，以确认导丝位于正确的位置。
8. 用手术刀在穿刺点导丝周围切一小口，而后通过轻柔的推进和旋转动作，将扩张器推进到与导丝相同的平面上。通常扩张器的置入深度，仅比步骤6中使用引导针测量的胸膜深度超出1cm。
9. 在确保导丝尾端始终可见的情况下，沿着导丝推进带有内部加固器的胸膜导管。通常情况下，引流管应至少插入8 ~ 14cm，具体取决于胸壁的厚度。
10. 然后将导丝和内部加固器一并取出。
11. 把一个三通和一个带管子的鲁尔锁连接器连接到胸膜导管上（图13.6）。然后将其与胸腔引流瓶的连接管相连，引流瓶要预充达到刻度的盐水。
12. 确保引流管不要移位，通常是用不可吸收的丝线缝合固定。

13.8 气胸的胸腔引流置管

在不便进行胸部放射线检查且需要快速诊断的情况下，使用超声来诊断气胸是极其重要的[5]。它也有助于诊断在胸部X线检查（CXR）中可能被忽略的较小气胸，尽管在CXR上看不到的较小气胸不太可能引起症状或改变当前的治疗。

超声也可能在区分气胸和胸膜下肺大泡、甚至皮肤皱褶伪影方面发挥作用[5,6]，不过这对检查者的要求很高，需要丰富的经验。在临床实践中，如果怀疑并非气胸而是类似气胸的胸膜下肺大泡，那么接下

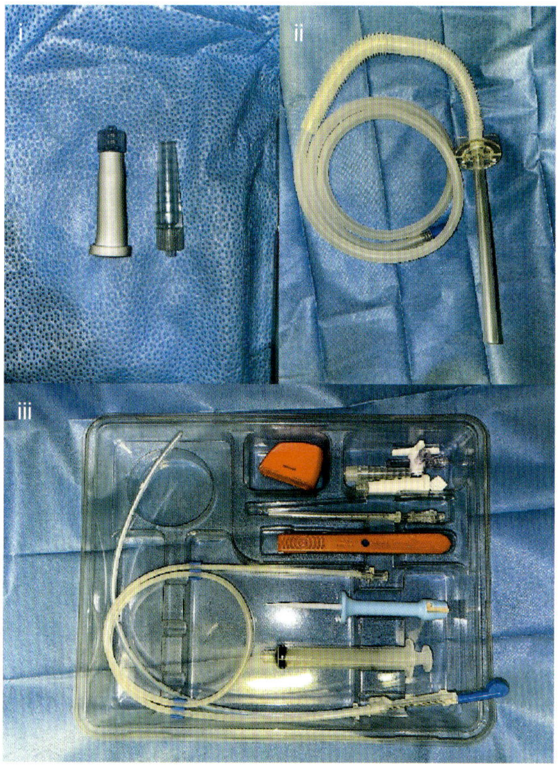

图13.6 （i）鲁尔锁连接器。（ii）胸腔引流瓶连接管。（iii）赛尔丁格胸腔引流套件。

来的合理步骤就是进行胸部X线或者CT检查。

某些超声表现将会帮助你诊断气胸（在第11章和第12章有详细讨论），不过关键的发现就这几点：

- 无胸膜滑动。
- 无B线。
- 存在肺点。
- 无肺脉冲。
- M模式图像与无胸膜滑动一致（“条形码”征或“平流层”征）。

尽管在大量气胸且无肺脏与胸壁粘连的情况下，通过“安全三角”盲法穿刺置入引流管通常都很安全，但是使用超声辅助可以帮助将内脏损伤的可能性降到最低。对于小量或局部气胸的患者，建议由经验丰富的人员来操作，因为需要使用超声来确定气胸的位置，确保引流管置入位置远离肺点。

13.9 一些围术期安全要点

- 所有放置胸腔引流管的操作人员，都必须接受过培训能够胜任，或者在经验丰富的医生指导下操作。
- 接受抗凝治疗的患者，若非需要紧急置入胸腔引流管，则应在国际标准化比值（INR）小于1.5或距最后一次用药过去足够时间之后，再进行置管。
- 理想情况下，手术开始前应该有最近的胸部X线片。
- 应尽可能获取书面同意。并发症包括疼痛、感染、出血、气胸、引流管脱位和内脏损伤。
- 除非确有在其他部位操作的指征，否则应在“安全三角”内插入胸腔引流管。
- 如若可能，应在操作前予以镇痛药，同时在手术过程中使用利多卡因局部麻醉。
- 避免暴力操作。
- 引流管置入后，应连接具有单向阀门的引流系统，防止液体或气体进入胸膜腔，可以使用水封瓶，翼形阀或其他得到认可的装置。
- 插入引流管后，通常应进行胸部X线片检查以复查位置。
- 插入后，如果考虑引流管位置不当，绝不能进一步推进，因为存在感染风险，但如果需要的话，可以往回撤。
- 如果胸腔引流管持续有气泡溢出，则不要夹闭引流管。
- 引流的第一个小时内，排出液体不能超过1.5L，在排出大量胸腔积液时需要加以控制，以防止复张性肺水肿的风险。
- 应每天至少检查一次引流情况，以察看是否有感染的迹象，检查排出的液体量，以及阀门是否摆动或（水封瓶）有气泡排出。

13.10 总结

对于胸腔积液或气胸的患者，胸膜腔穿刺术可是一种至关重要的诊断和治疗技术。使用POCUS无论是辅助定位还是实时引导，都可以提高手术成功率和安全性。

王东红 译 薛建军 温 洪 校

腹部超声

第14章 肝脏和胆道的基础超声

14

Jonny Wilkinson, Marcus Peck & Ashley Miller

14.1 肝脏超声

本章着重介绍肝脏的基本超声解剖，并讨论与POCUS（床旁腹部超声检查）相关的血管供应、解剖分段和基本测量。

在锁骨中线处，肝脏的前后（A–P）径，男性不应超过14.5cm，女性不应超过13.5cm（从膈肌中点到可探及的最外侧端进行测量时）。一条穿过胆囊、肝脏主叶裂和下腔静脉（IVC）的线将肝脏分为左右叶（图14.1）。

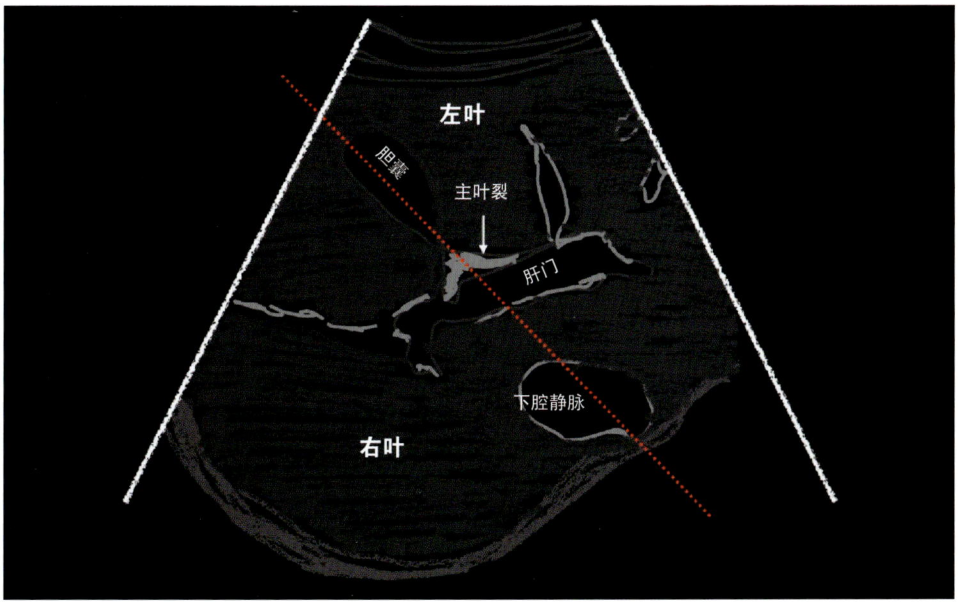

图14.1　肝脏左右叶及其解剖关系。穿过胆囊和下腔静脉的红色虚线为分界线。

14.1.1 肝叶

肝脏可以被粗略地分为三个叶：

- 右叶——分为前段和后段。
- 左叶——分为内侧段和外侧段。
- 尾状叶——位于肝脏的后部，在超声下不易辨别；IVC构成其后界，静脉韧带裂构成其前界（图14.2）。

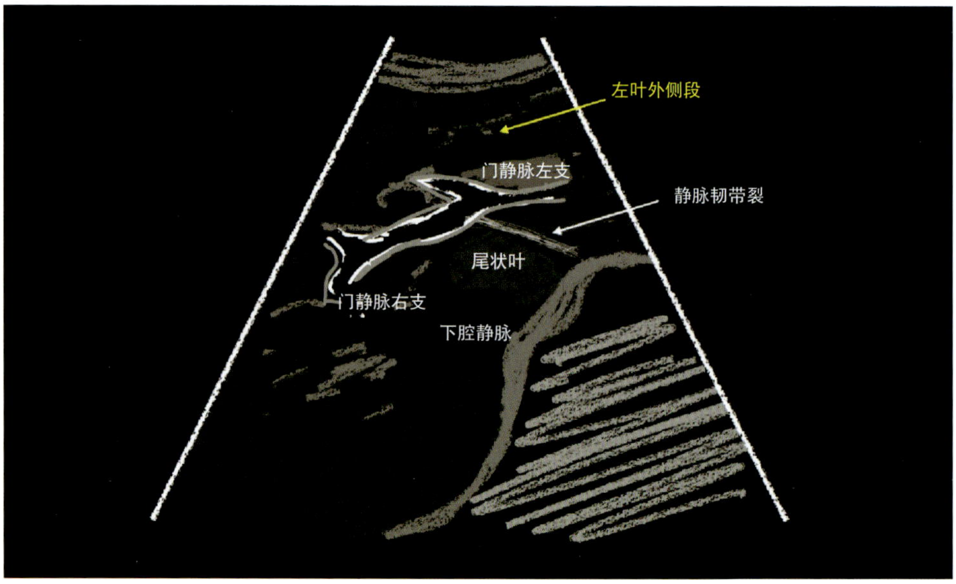

图14.2 处于后方的尾状叶及其解剖关系，以及门静脉及其分支。

14.1.2 血管

肝静脉

肝脏有三条主要的肝静脉，在肝脏上部扫描时成像最佳（图14.3）。它们在肝段间和肝叶间走行：

- 肝右静脉——走行在右侧段间裂内，将右肝叶分为前段和后段。
- 肝中静脉——将肝脏的右前叶与左中叶分开。
- 肝左静脉——将左肝叶分为内侧段和外侧段。

门静脉

门静脉收集来自肠静脉、脾静脉、胰腺静脉和胆囊静脉的血液，朝肝门斜向上走行，伴随肝动脉和胆总管，构成第一肝门。在肝门处它分为左右两支，走行在肝段内（图14.2）：

- 门静脉——分成左右两支。
- 门静脉左支——分为内侧支和外侧支。
- 门静脉右支——分为前支和后支。

门静脉和肝静脉在超声图像中有明显的差异：

- 门静脉：
  - 高回声（白色血管壁）。
  - 仅走行在肝段内。
- 肝静脉：
  - 无高回声血管壁，呈树干状。

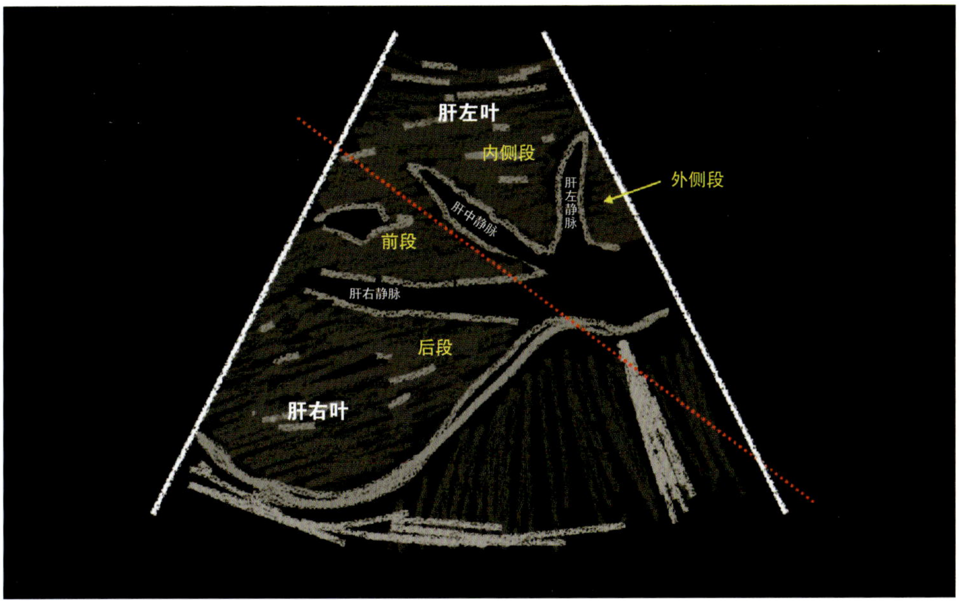

图14.3　肝脏上部扫描显示门静脉及其与肝叶的解剖关系。

○ 走行在肝段及肝叶之间。

14.1.3　Couinaud肝段划分法

这种分类方法将肝脏分为八个功能段。每个肝段都有自己独立的动脉、静脉供应及胆道引流。实际上，在每个肝段内都有一个包括了肝动脉、门静脉和胆管分支的三联结构。

这是最佳的解剖划分方式，因为它将肝脏分为八个独立的部分，而不是像传统那样，根据肝脏外观进行形态学的划分。

用于分段的主要解剖结构有：

- 肝静脉——将肝脏分成四个肝段。
- 一条穿过门静脉左右支的线——将四个肝段进一步分为八个。

八个肝段分别为（图14.4）：

1　　位于后方的尾状叶

2+3　　左外叶上段和左外叶下段

4a+4b　　左叶内侧段

5+6　　右叶下段

7+8　　右叶上段

14.1.4　超声表现

就超声回声强度而言，肝脏是参照其周围器官来描述的。

可以按照“PLiSK”来记忆，根据回声强度从大到小依次为：

- 胰腺。
- 肝脏。

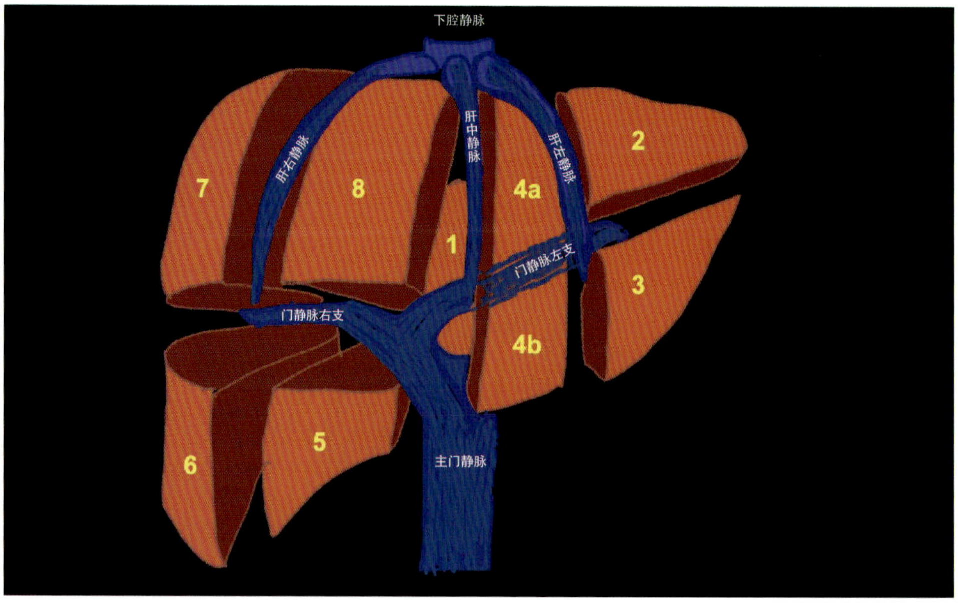

图14.4 Couinaud肝段划分及其解剖关系。

- 脾脏。
- 肾脏。

14.2 胆道超声

胆道疾病是诱发急腹症的常见原因。床旁超声是胆囊结石和急性胆囊炎的一种非常敏感的影像学检测方法。只要临床医生对大体解剖和超声解剖熟悉，就能够很容易掌握并快速实施超声检查。

这部分我们将介绍胆道的基本解剖结构、实施胆道超声检查的适应证、常见胆道病变的超声表现，以及临床医生应该认识到的一些陷阱。

首先需要辨别几个关键解剖结构（图14.5）：

- 胆囊。
- 肝动脉。
- 门静脉。
- 胆总管。

14.2.1 胆道超声的益处

胆道的超声检查可以在患者的床旁实施。床旁即时检查可以缩小急腹症的鉴别诊断范围。对于有经验的医生来说，敏感性和特异性都很高：

- 诊断胆石症的敏感性为89.8%，特异性为88.0%。
- 诊断胆囊炎的敏感性为87%，特异性为82%。

14.2.2 胆道超声的适应证

需同时进行肝脏和胆道超声检查的适应证包括：

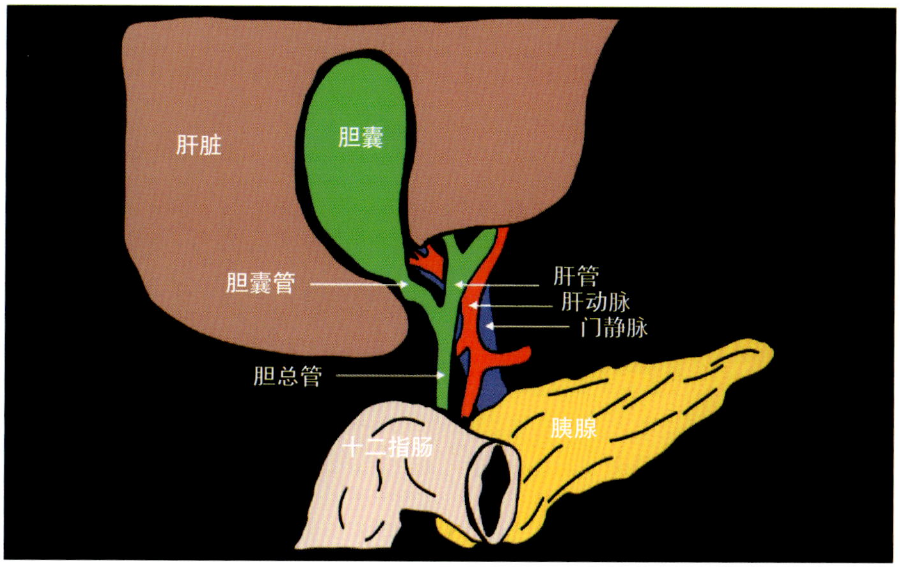

图14.5 胆道超声的相关解剖。

- 右上腹痛。
- 腹痛伴发热。
- 恶心和胀气性消化不良病史。
- 黄疸。
- 呕吐。
- 危重症患者的感染筛查。

14.2.3 胆道超声检查

在进行POCUS时，需要关注以下六个主要征象：

- 胆结石。
- 胆囊壁增厚。
- 胆囊增大。
- 胆囊周围液体。
- 胆总管（CBD）扩张。
- 超声Murphy征的检查。

探头选择

胆道超声最常使用凸阵探头。然而，一些便携式超声设备不具备独立的凸阵探头。此时，也可以选择相控阵探头。

扫查技巧

理想情况下，胆囊应同时进行纵向和横向扫描。有三种常用的技巧（图14.6）：

1. **传统剑突下扫查**

患者体位：

- 仰卧或左侧卧位。

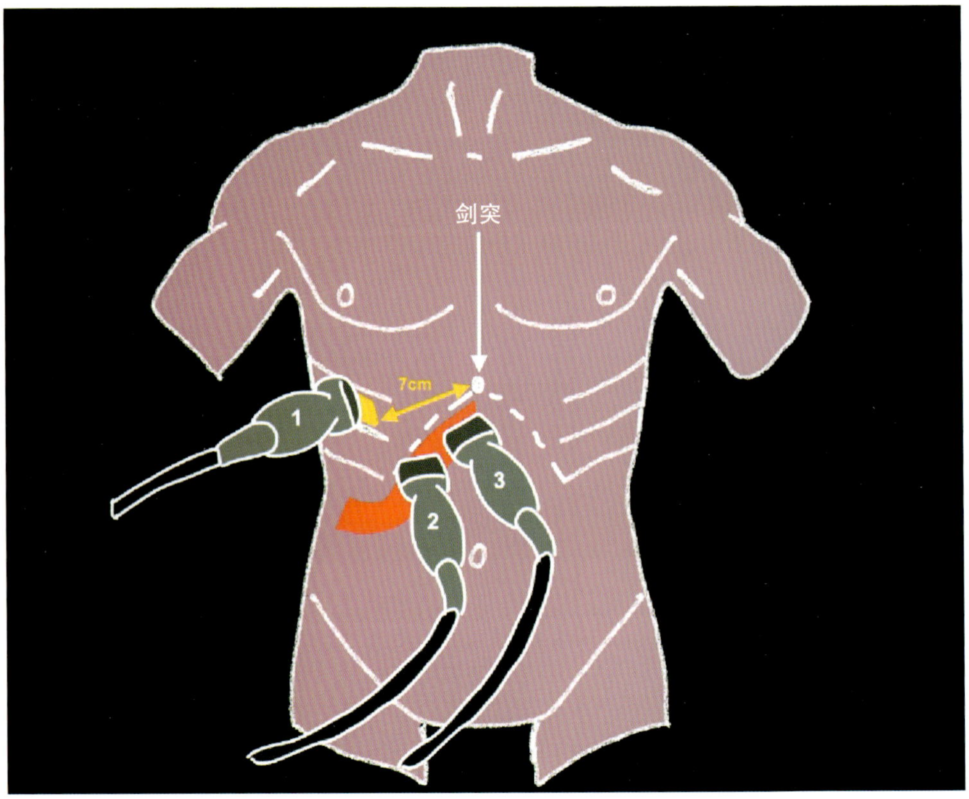

图14.6 胆道超声的探头位置。（1）X-7位置；（2）胆总管位置；（3）传统剑突下位置。

探头放置：

- 将超声探头以头尾方向放置在剑突下方约2cm处，标记点朝向患者头侧。

探头移动和图像优化：

- 将超声探头沿肋缘下从左到右移动，直到获得所需的解剖结构。
- 可能还需要左右倾斜探头以获取最佳图像。

实用建议

传统剑突下扫查

- 如果肠道气体影响成像，请患者“鼓肚子”或深吸气，然后暂时屏住呼吸。
- 如果上述方法失败，可尝试将患者转为左侧卧位。
- 寻找超声Murphy征：
  - 患者吸气时，胆囊接近探头，患者感到疼痛（相当于传统检查时出现的征象，即吸气时肝脏下移，检查的手接触胆囊，产生疼痛）。

2. X-7

患者体位：

- 仰卧或左侧卧位。

探头放置：

- 将超声探头以头尾方向放置在剑突右侧约7cm处；稍微逆时针旋转探头，使标记点位于11点钟位置，探头位于肋间隙。

探头移动和图像优化：

- 轻微倾斜并向侧方移动探头来优化肋间图像。
- 如果找不到胆囊，继续从剑突向外侧移动探头。

实用建议

X-7

- 向外侧移动探头时，将探头在肝脏的每个点呈扇形来回扫查，直到看到胆囊（通常为低回声）。
- 一旦看到胆囊，将探头的尾侧向下压，对准患者右侧肩膀，以确保在胆囊长轴上获得尽可能宽的胆囊图像。
- 如果还是找不到，定位肝脏内的主叶裂（高回声结构），由它追寻到第一肝门。主叶裂将第一肝门与胆囊连接起来，呈现出“惊叹号”征（图14.7）。
- 若已经找到胆囊，继续寻找第一肝门，它应该毗邻胆囊。第一肝门包括：
    - 门静脉
    - 胆总管
    - 肝动脉
- 第一肝门在超声中有一个专门的描述——“米老鼠”征（图14.8）。之所以这样命名，是因为胆总管和肝动脉就像“米老鼠”的耳朵，而“米老鼠”的头就是门静脉。

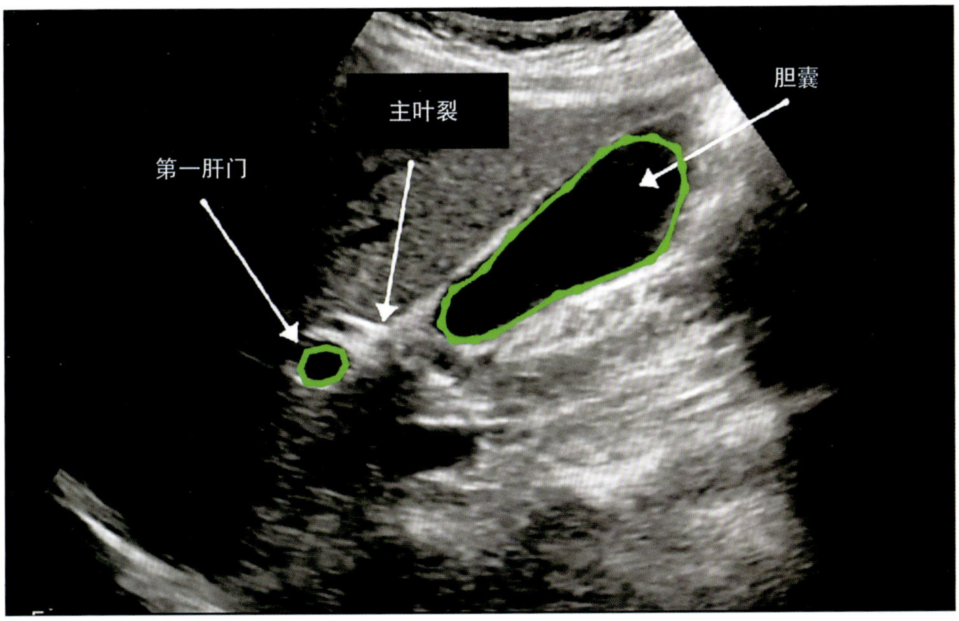

图14.7　连接胆囊和第一肝门的主叶裂。

相关超声解剖

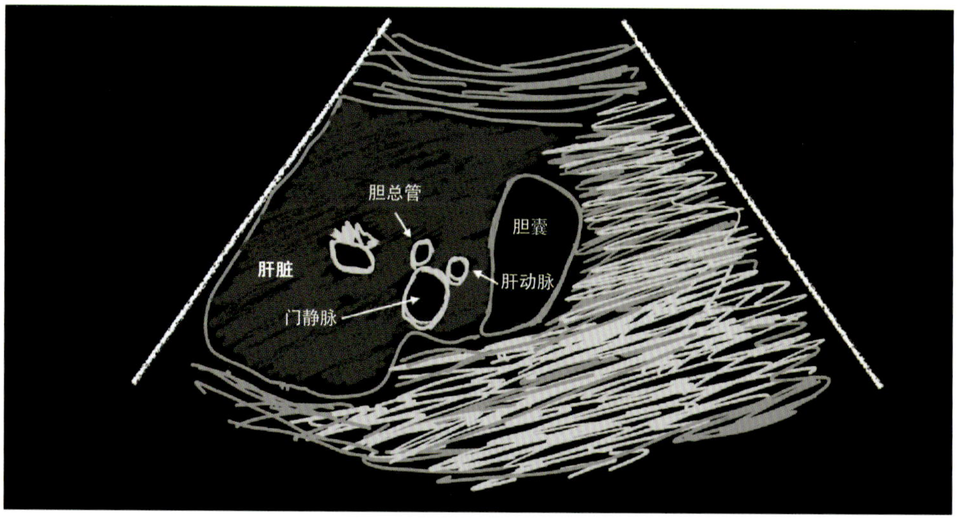

图14.8 第一肝门：肝动脉、门静脉、胆总管。

3. 胆总管视图

胆总管通常非常难找，这部分关注如何寻找胆总管。

患者体位：

- 仰卧或左侧卧位。

探头放置：

- 将超声探头水平放置在剑突下方约2cm处，标记点朝向患者右侧。

探头移动和图像优化：

- 将腹主动脉置于图像的中心——它是一个位于椎体（高回声冠状结构，后方伴声影）上方的搏动性结构。
- 定位肠系膜上动脉（SMA）——它是一个位于腹主动脉上方的无回声（黑色）结构，管壁为高回声（白色）。
- 定位门静脉脾静脉汇合处：
  - 寻找门静脉——它是位于SMA 11点钟位置的逗号形无回声结构。
  - 寻找脾静脉——它是位于SMA 2点钟位置的扁平无回声结构（图14.9）。
- 定位肝门——将探头顺时针旋转至11点钟位置，从而拉长门静脉，追踪其进入肝脏的肝门位置。
- 定位胆总管：
  - 稍移动探头，就可以看到胆总管位于肝门上方（平行关系）。
  - 它是一个管壁高回声的管状结构（图14.10）。

14.2.4 常见胆道病变的超声评估

这部分将讨论一些可以通过超声鉴别的最常见的胆道病变。

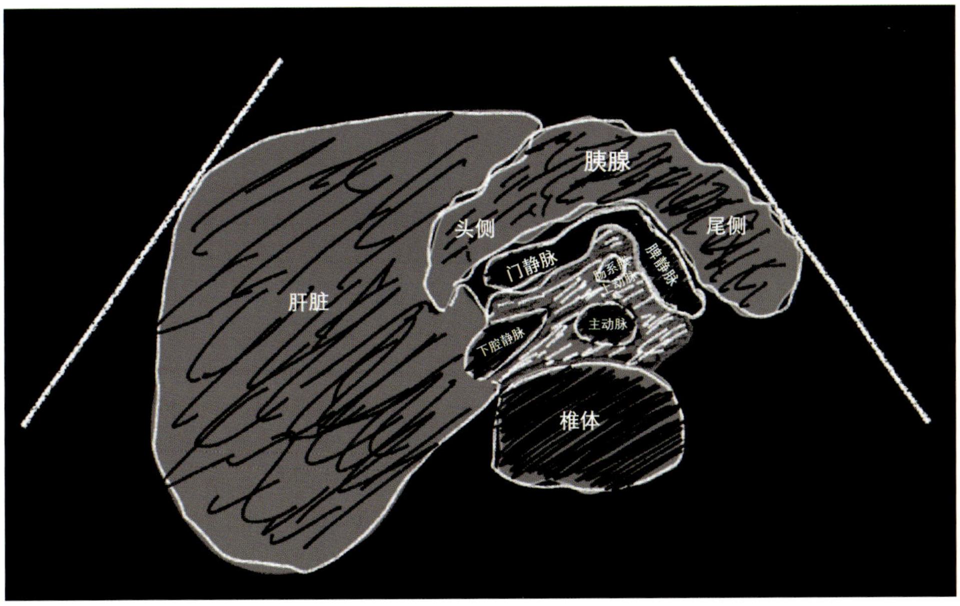

图14.9　胆总管位置的相关超声解剖。

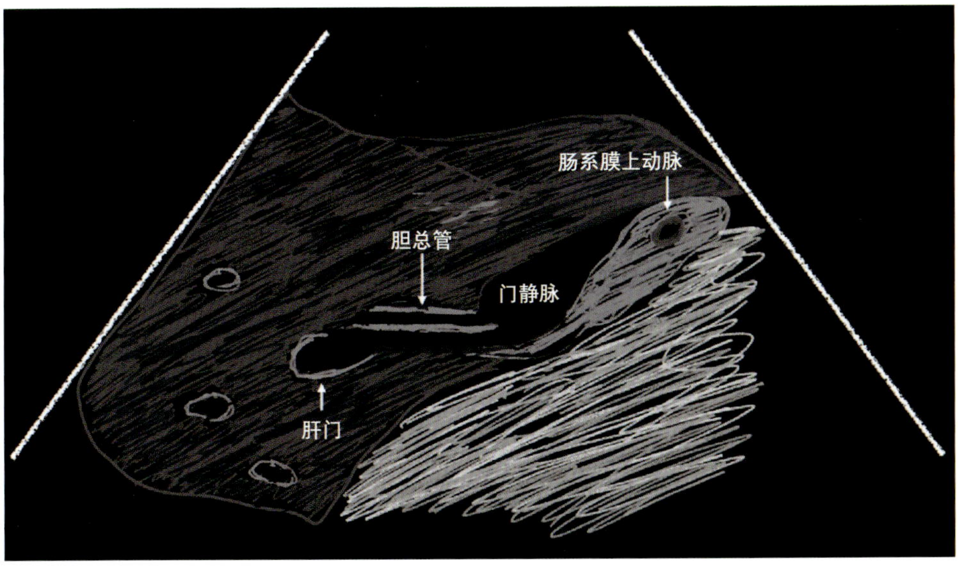

图14.10　将水平放置的探头向11点钟方向旋转获得胆总管图像。

实用建议

胆总管视图

- 另一个帮助找到胆总管的关键结构是肝门。如果很难找到，重新定位到腹主动脉和SMA，并再次追踪门静脉。
- 在11点钟位置上稍倾斜并旋转探头来寻找胆总管。它在图像上常时隐时现。
  - 嘱患者慢慢吸气和屏住呼吸可以最大限度地减少胆总管时隐时现的现象。
- 一旦找到，放大。
- 通过彩色多普勒确认它是胆总管；其内不应有血流通过（图14.11、图14.12）。

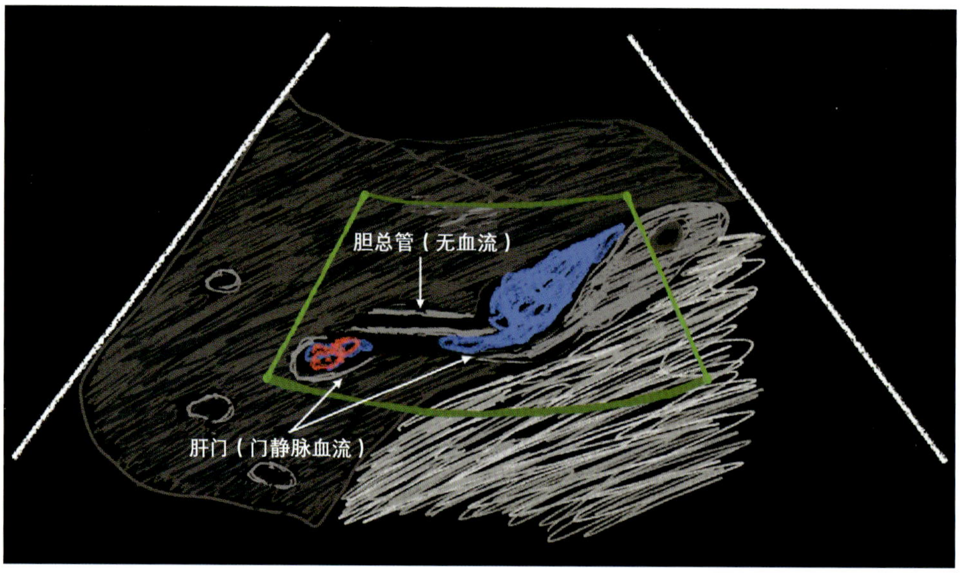

图14.11 彩色多普勒显示胆总管内无血流（下腔静脉长轴），而周围的静脉内有血流。

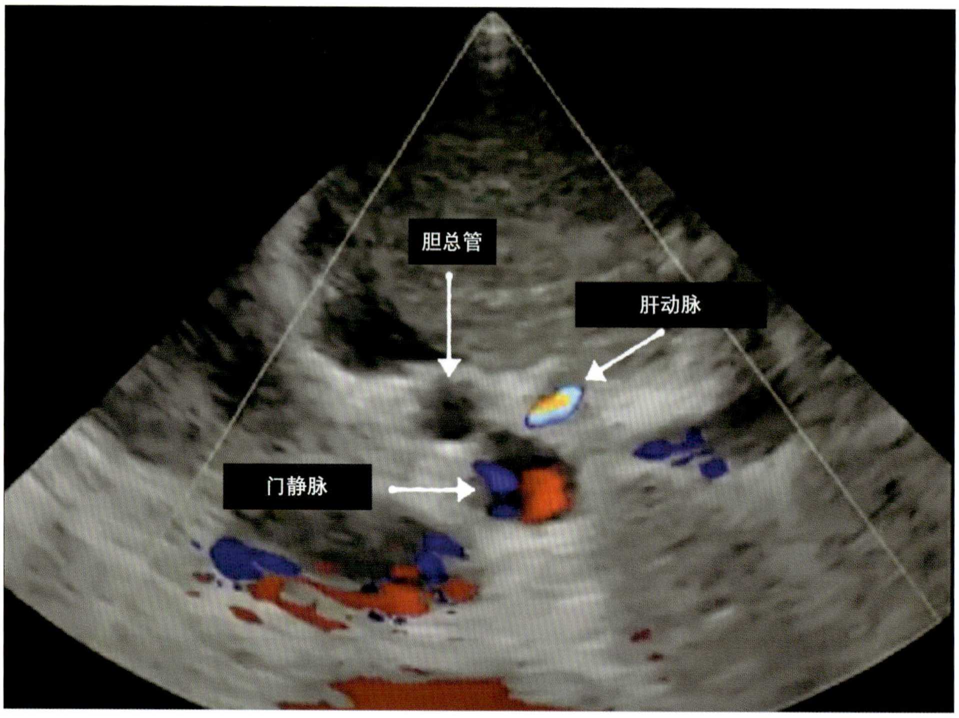

图14.12 彩色多普勒显示胆总管内无血流（水平位"米老鼠"征），而周围的静脉内有血流。

胆囊结石

胆囊结石通常为高回声。由于结石吸收声波，其后方有声影（高回声白色结构伴后方低回声黑色阴影）。应尽量扫查整个胆囊，因为漏查胆囊颈部可能会漏诊嵌顿在那里的结石。结石也可能停留在胆总管中（图14.13、图14.14）。

实用建议

胆囊结石

扫查时，改变患者体位有助于区分可移动的结石和嵌顿的结石，因为松动的结石往往会在重力作用下掉落到下方区域。胆囊泥沙可能是胆囊结石的前体，有时与疾病有关。泥沙在胆囊内表现为受重力影响的混合回声液体。

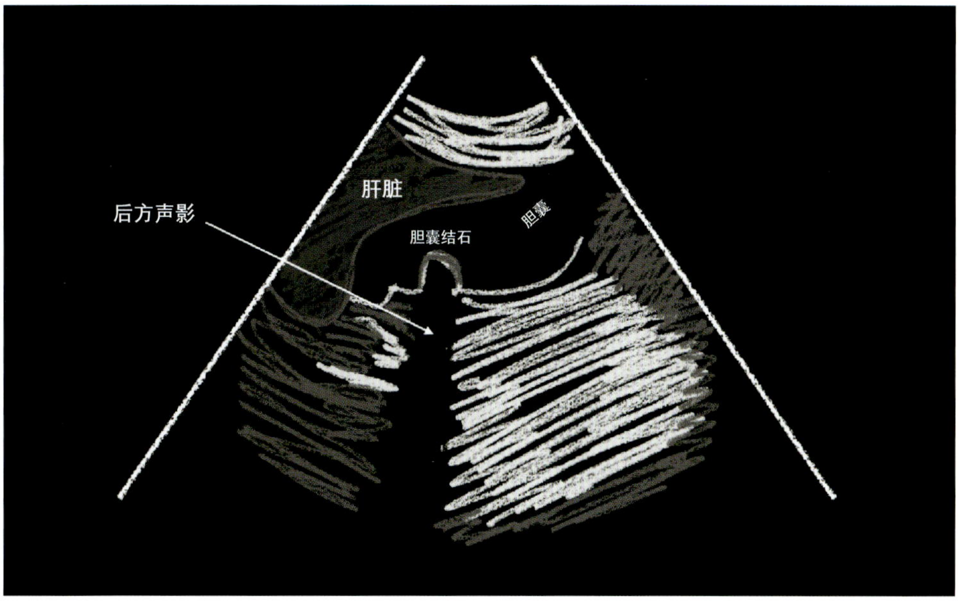

图14.13 胆囊颈附近活动的胆囊结石；注意看高回声、边界清楚的胆固醇外壳及其后方的声影。

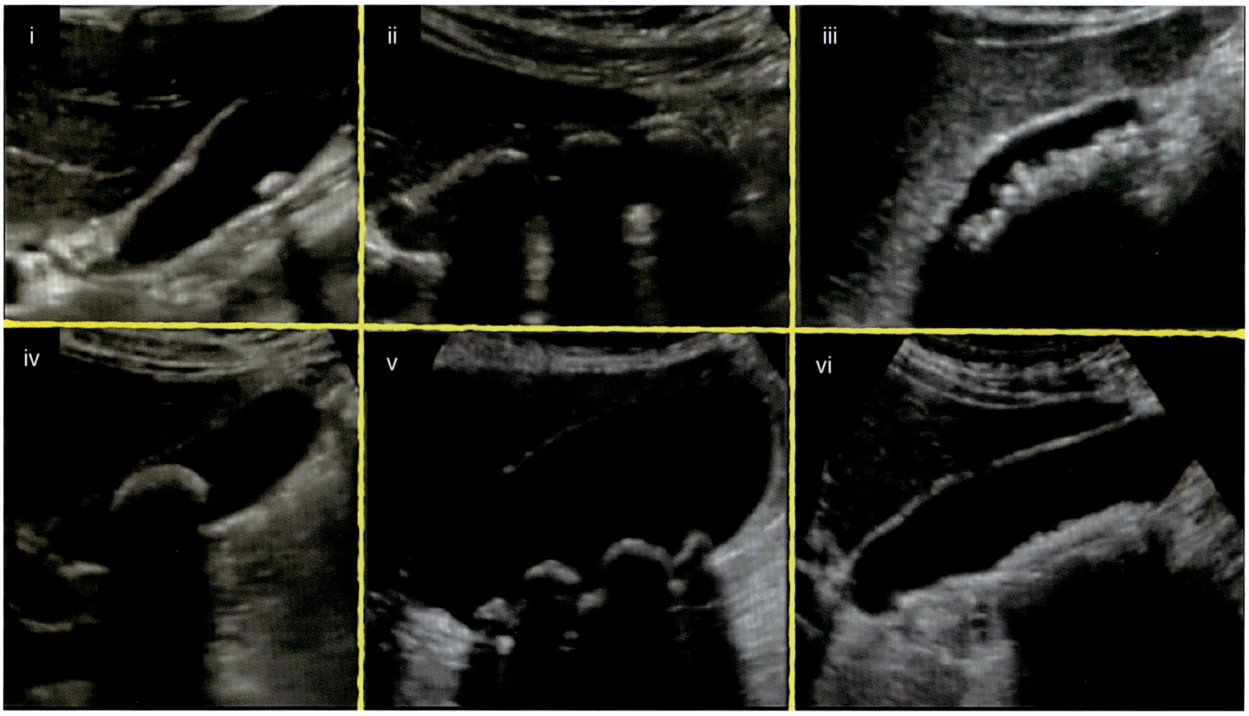

图14.14 各种胆囊结石的表现。（i）单一的活动结石伴后方声影。（ii）收缩了的胆囊内多个大的结石伴后方声影。（iii）多个多形胆囊结石。（iv）嵌顿在胆囊颈部的大的胆固醇结石及多个小结石。（v）多个结石，随着患者运动和重力作用，这些结石聚集在低处。（vi）后方聚集的多个小结石。

胆囊壁增厚

胆囊炎和胆管癌可出现胆囊壁增厚。正常的胆囊壁厚度不应超过3mm。尽可能同时进行短轴和长轴的测量，重点关注胆囊前壁。由于声波增强或肠道气体的伪影，后壁可能会出现增厚的假象。

充血性心力衰竭、液体超负荷、肝硬化伴腹水、低白蛋白血症、人类免疫缺陷病毒、胰腺炎、肾功能衰竭或餐后完全收缩的胆囊也可出现胆囊壁的增厚。

重要的是要观察整个胆囊，特别注意不要错过胆囊颈部，以确保没有漏诊任何结石（图14.15、图14.16）。

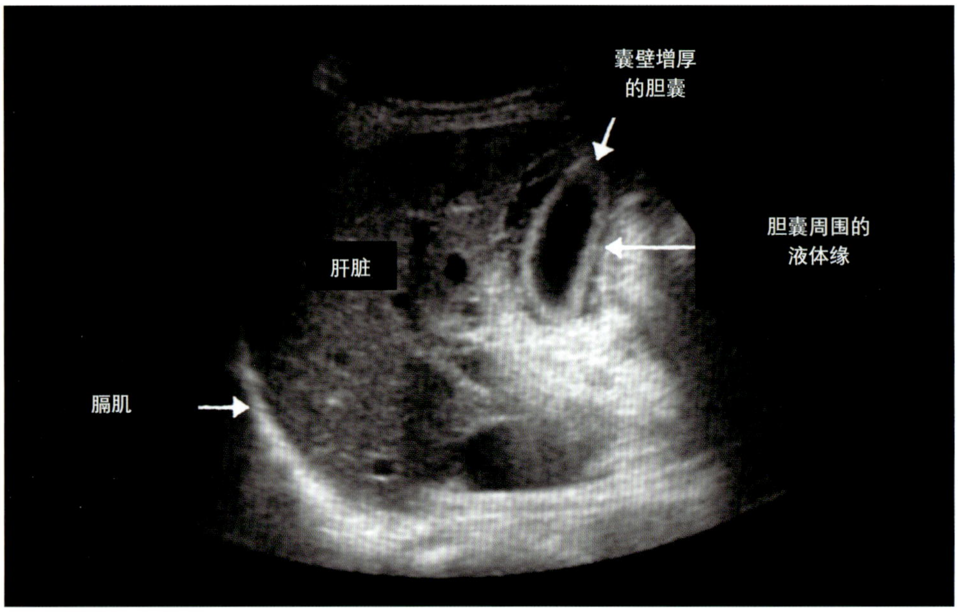

图14.15 急性胆囊炎。

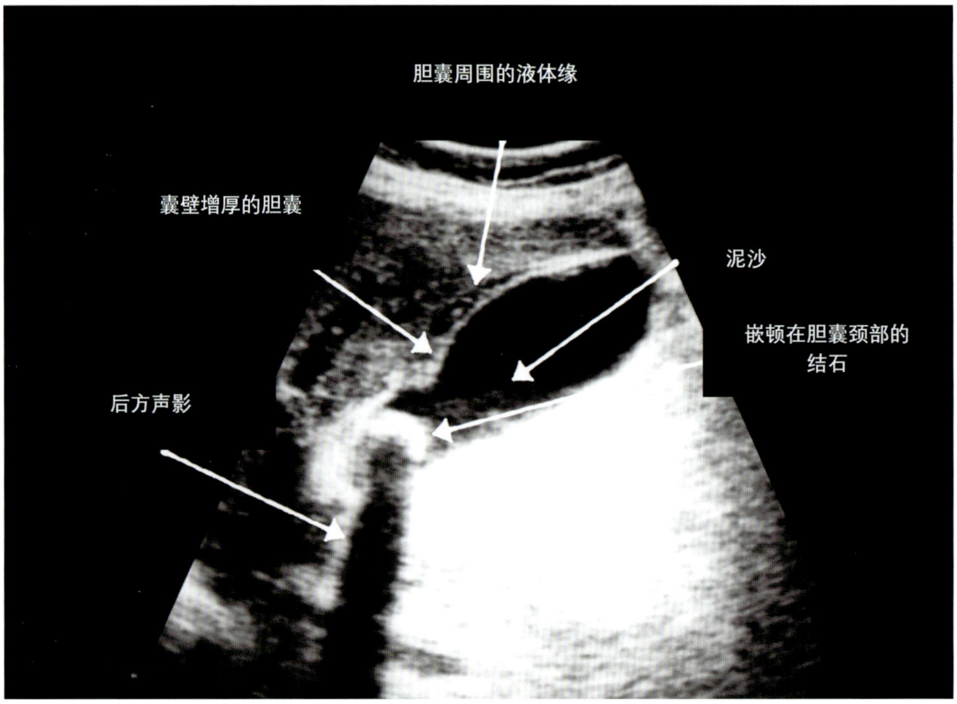

图14.16 嵌顿在胆囊颈部的胆囊结石引发胆囊炎。

胆囊周围液体

胆囊周围液体与心包积液相似，胆囊炎时胆囊周围会出现液体，表现为聚集在胆囊低垂部位外周的低回声条带。胆囊和肝脏间隙是观察的最佳位置。

胆总管扩张

胆总管的内径应小于6mm。随着年龄的增长，它的内径每十年增加约1mm。注意：如果患者已经切除了胆囊，其胆总管内径会自然扩张达1cm（这是一种正常现象；图14.17）。

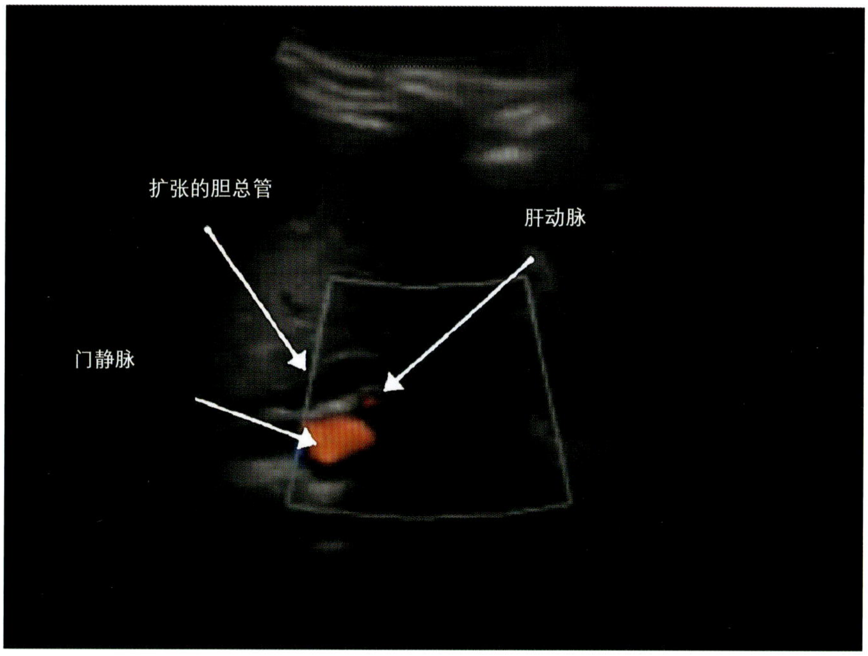

图14.17 一位胆囊切除术后的患者，胆总管扩张（正常变异）。

超声Murphy征

如果在扫查并获得了良好的肋缘下胆囊图像时，右上象限有最大压痛点，为超声Murphy征阳性。注意该征象不适用于X-7的探头位置，因为肋骨能起到屏蔽作用。

14.2.5 常见陷阱和其他征象

胆囊收缩

收缩的胆囊可能难以辨别。胆囊壁看起来可能会增厚，但是，如果经仔细检查并放大后，看到囊壁有三个不同的层次，这属于正常（图14.18）。

其他混淆诊断

十二指肠、肝囊肿或肾囊肿也需要与胆囊进行鉴别。

囊壁-回声-声影征（WES征）

当胆囊充满结石或收缩到结石上时，就会出现这种现象。由于声波的穿过路径上受到了多种干扰，处于后侧的胆囊壁无法显示。于是首先看到胆囊前壁，然后是高回声的结石，最后是结石后方的声影，这三者构成了WES征（图14.19）。

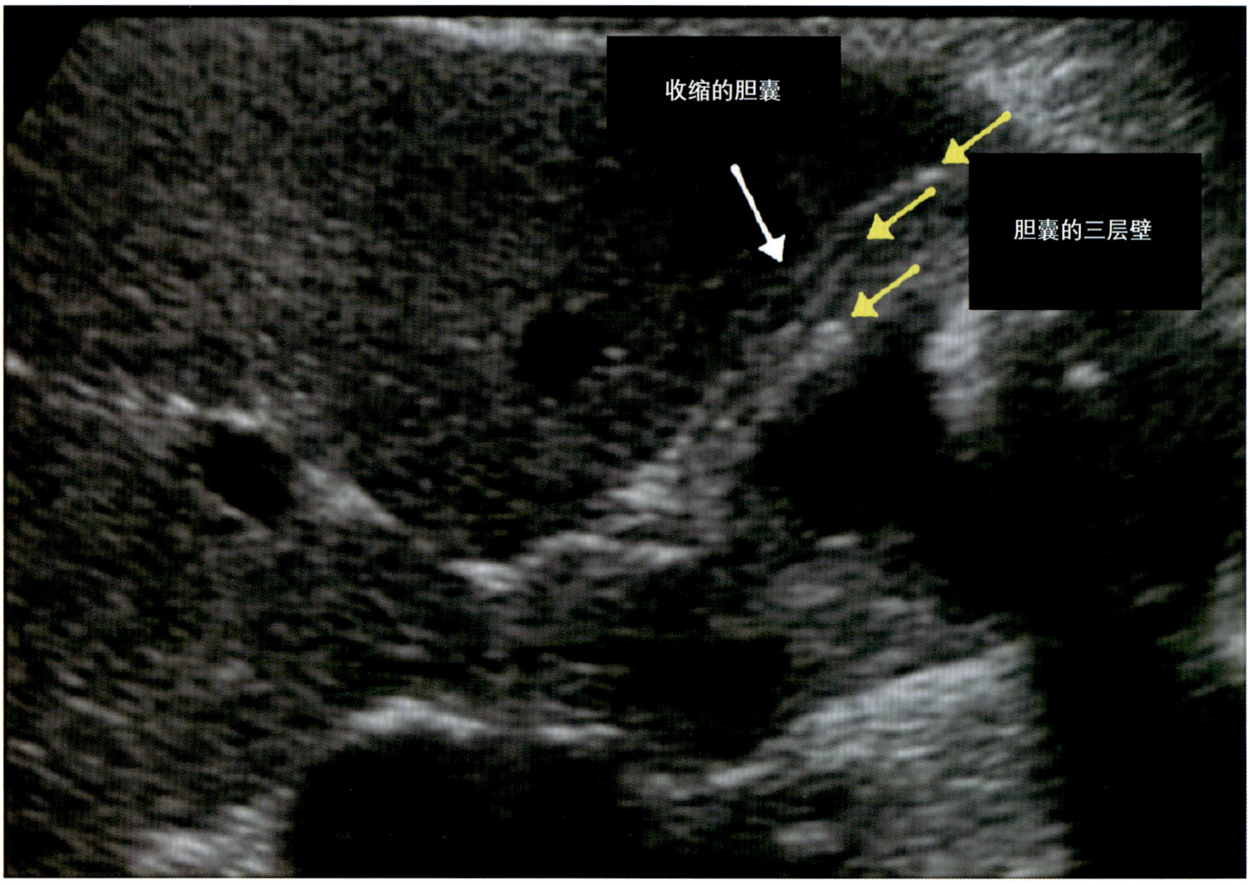

图14.18 餐后胆囊，收缩变小但表现为“三层”壁结构。

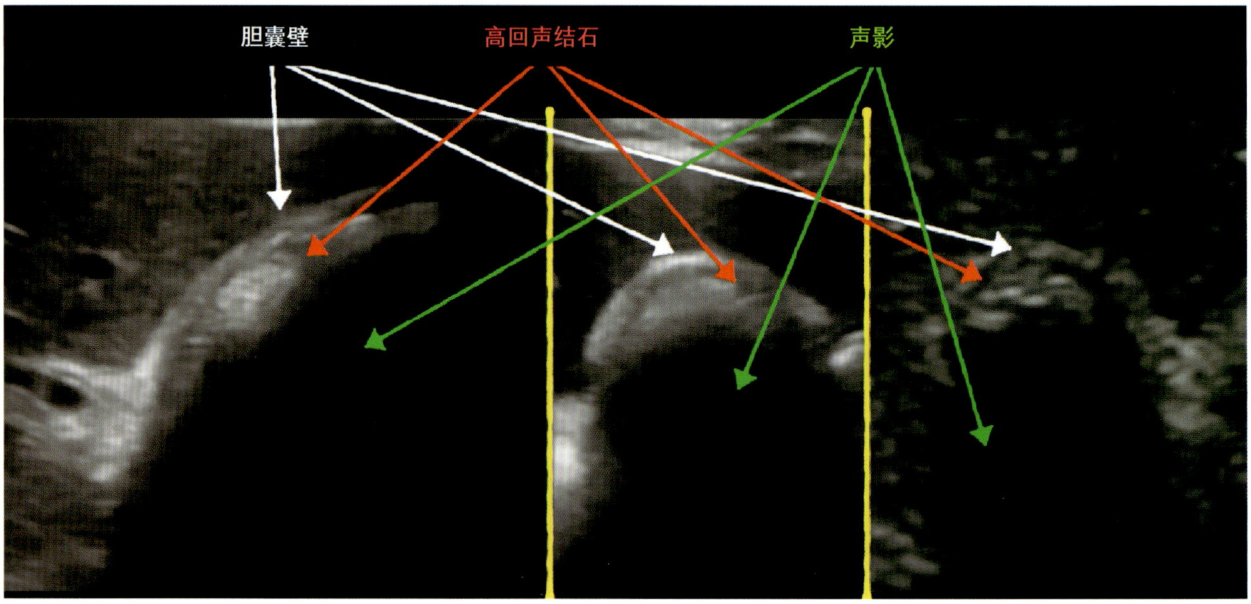

图14.19 胆囊壁-高回声结石-声影征。

胆囊息肉

区分胆结石和胆囊息肉（图14.20）具有挑战性。表14.1列出了一些技巧。

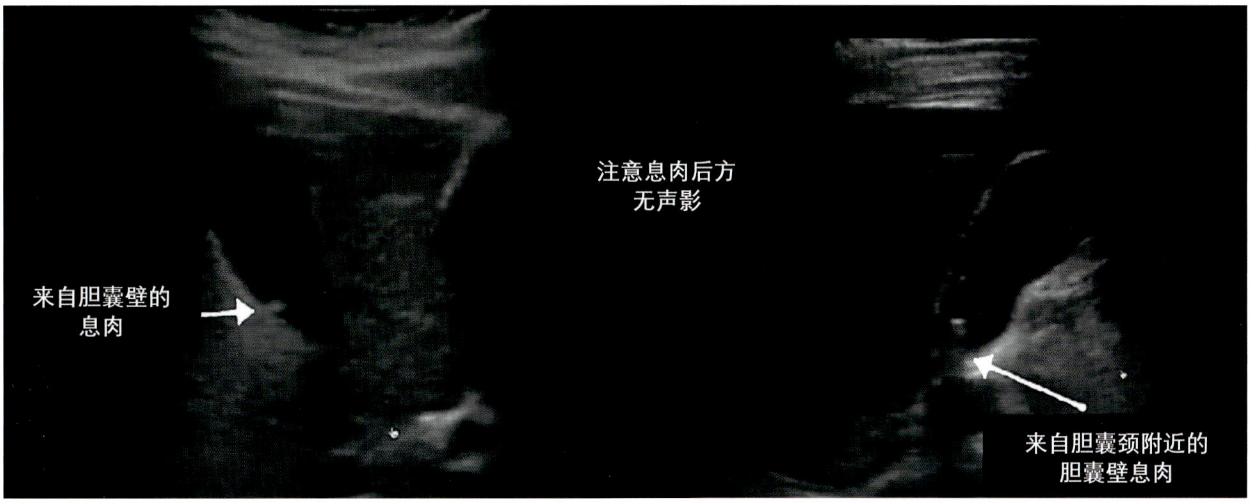

图14.20 胆囊息肉。

表14.1 超声下区分胆囊结石和胆囊息肉

胆囊结石	胆囊息肉
位于胆囊腔内	附着于胆囊壁
通常可随体位变化移动（除非嵌顿）	不随体位变化移动
后方声影	后方无声影

14.3 总结

肝脏和胆道超声检查都可以在床旁快速有效地进行。正确熟练掌握后，能够快速无创地识别各种疾病。对于那些无法转运去做其他影像学检查或转运过程有风险的患者来说，床旁超声检查是极其有用的。

蒋 嘉 译 关 雷 校

15

第15章

肾脏和膀胱的超声评估

Maryam Khosravi

重症监护室，对肾脏和膀胱的床旁超声（POCUS）评估应作为增强临床思维和鉴别诊断的常规操作。临床医生在行POCUS前，首先要根据患者的症状、体征和目前情况快速做出鉴别诊断（表15.1），以便有目的地来进行超声检查。通过这种方式，POCUS可以防止容易识别的问题（如尿潴留或肾积水）被延误诊断和治疗。

随着更多的研究，POCUS还可以通过测量血流和计算肾脏内的阻力指数，来监测和管理液体平衡或肾脏损伤。重症监护中原有肾脏基础疾病的患者，可以通过评估其肾脏替代途径（如血管POCUS以检测血栓形成）以及可能的肾移植，而获益于POCUS。

表15.1 进一步实施床旁超声检查的临床适应证

临床症状和体征	超声有助于哪些鉴别诊断?
腹部、侧腹部、腰部和腹股沟区疼痛	肾盂肾炎（脂肪淤积、感染灶、脓肿、结石） 肾积水 结石、囊肿、肿瘤、创伤
创伤	肾包膜下积液（Page肾） 破裂和出血——腹腔游离液体
肾功能损害	AKI/CKD（慢性肾疾病的肾缩小和肾皮髓质分界消失）
少尿或无尿	梗阻/肾积水 尿闭 AKI/CKD
血尿	AKI/CKD 结石 囊肿 肿瘤
排尿困难	结石 梗阻/积水 尿闭

AKI—急性肾损伤；CKD—慢性肾脏疾病。

15.1 超声扫查

在本节中，我们将讨论进行肾脏和膀胱超声检查的基本步骤。

15.1.1 探头的选择

一般选择曲阵低频探头，因其具有更深的穿透性，有利于评估肾脏和膀胱。如果没有曲阵探头，也可以使用相控阵探头。

15.1.2 探头放置

肾脏是腹膜后器官，位于脊柱的两侧（T12～L3）。因为肝脏比脾脏体积大，所以右肾比左肾稍低且靠后一点。患者取仰卧，沿长轴和横轴扫描每侧肾脏。

扫查两侧肾脏时，探头首先放置在腋中线，标记点朝向头侧。在这个位置，通过前后倾斜探头做扇形扫描，可以纵向观察肾脏（图15.1）。将探头倾斜10°～20°有助于避开肋骨阴影从肋间隙获得超声图像。

将探头旋转90°可获得肾脏的水平面视图。将探头向头侧和足侧倾斜做扇形扫描，可获得肾脏从上极到下极的完整视图。

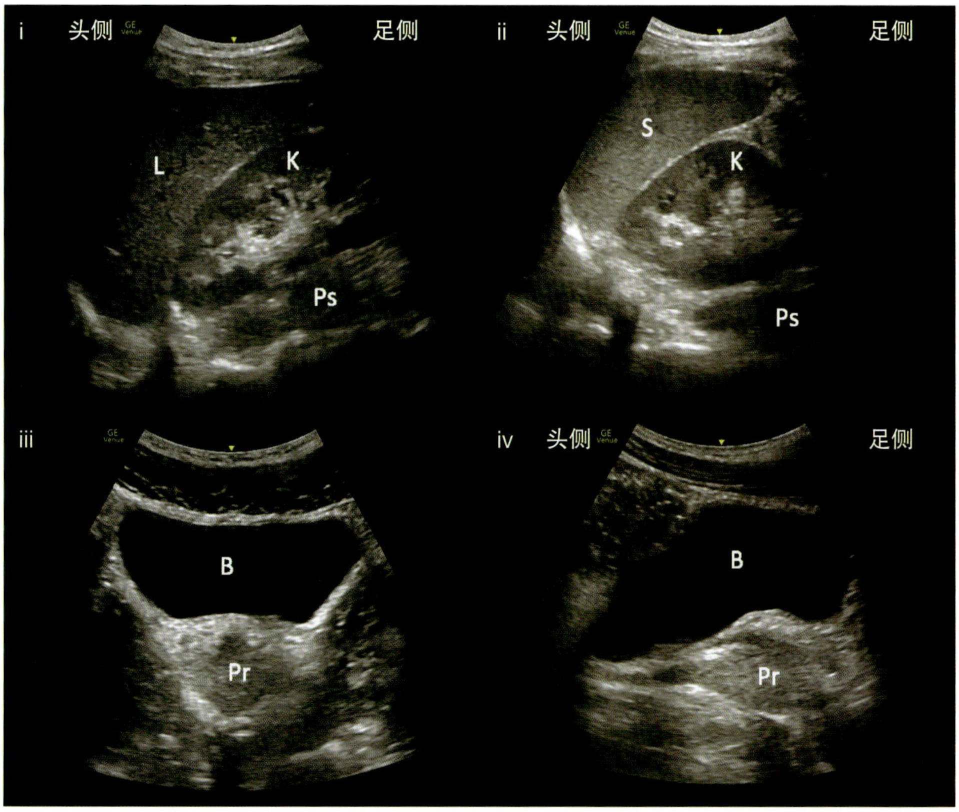

图15.1 （i）正常右肾纵切面。（ii）正常左肾纵切面。（iii）膀胱水平位切面。（iv）膀胱矢状位切面。图片由D. Mistry博士提供。B–膀胱；K–肾；L–肝；Pr–前列腺；Ps–腰肌；S–脾。

评估膀胱时，需要获得膀胱的矢状面和水平面切面：将探头置于耻骨联合上方，标记点指向头侧，探头指向耻骨联合（足侧）向下扫查。膀胱呈现为黑色、无回声、充满液体的囊状结构，后部回声增强（图15.1）。正常的输尿管通常很难看到，但可利用彩色血流多普勒（CFD）于膀胱三角区观察到输尿管的射流。

15.2 超声解剖

正常肾脏大小与人的全身面积相关，沿纵轴从上极到下极为10～12cm，沿横轴其深度是5～6cm。肾脏解剖结构超声影像的对应关系如图15.2所示。

15.3 扫查目标

POCUS的扫描策略始终要以问题为导向。

15.3.1 肾脏大小和回声是否正常

患者仰卧时，以肝脏为解剖指引，很容易找到右肾。将探头置于腋中线，标记点朝向头侧，以首先获得肾脏的长轴切面，肾皮质层最靠近探头。

通过倾斜探头前后扇扫，可以看到肾脏的边界。其边界平滑，周围被薄而高亮的筋膜和肾周脂肪包

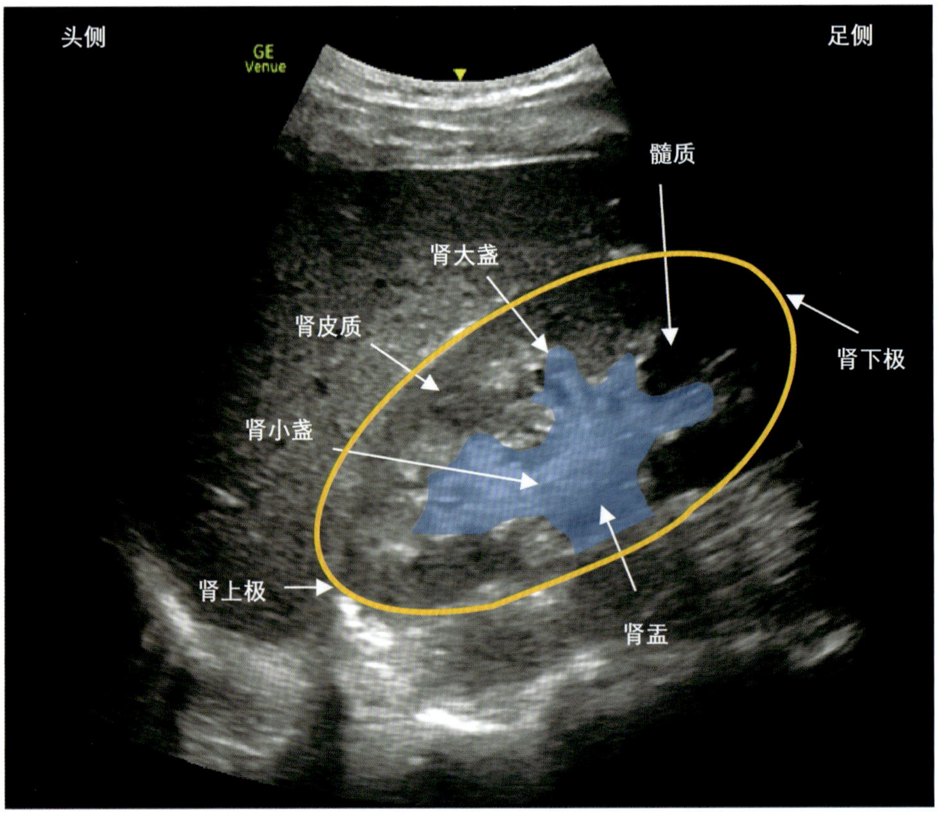

图15.2 肾脏的超声解剖。

绕；肾脏随着呼吸向下移动。右肾的肾实质可以与肝实质相比较，正常肾实质应该和肝实质回声相同或稍暗。左肾回声较脾脏为低（较暗），位置通常比右肾略高。肾窦和肾盂的脂肪通常呈高回声。肾脏病变时，肾实质可能更亮，或者也可能皮质与髓质间的分界消失。获取肾脏的纵轴切面，测量上下两极的距离，可以为估计肾脏大小提供一个很好的指标。慢性肾脏疾病时肾脏缩小。

15.3.2 是否有肾积水

对于经验丰富的医生来说，POCUS对肾积水的检测具有极好的敏感性和特异性。肾积水的影像学证据通常分为正常、轻度、中度和重度（图15.3、图15.4）。

轻度肾积水时，肾盂扩张。随着肾积水的进展，肾盏受累，直至肾盏扩张严重，导致肾皮质变薄。重要的一点是要意识到存在解剖变异，如肾外肾盂或突出的肾血管可被误认为肾积水。

15.3.3 是否有肿块（占位）

需要强调的是，要认识到正常肾脏解剖结构可能也存在变异，其中一些变异可能是发育性的而非病理性的，因此需要进一步的放射学检查。POCUS检查偶然也能发现肾内肿物，应该进行追踪随访。肿物可能是肾脏恶性肿瘤，如肾细胞癌，或良性肿瘤如血管平滑肌脂肪瘤（可能与系统性疾病有关，如结节性硬化症，也可能与之无关）。

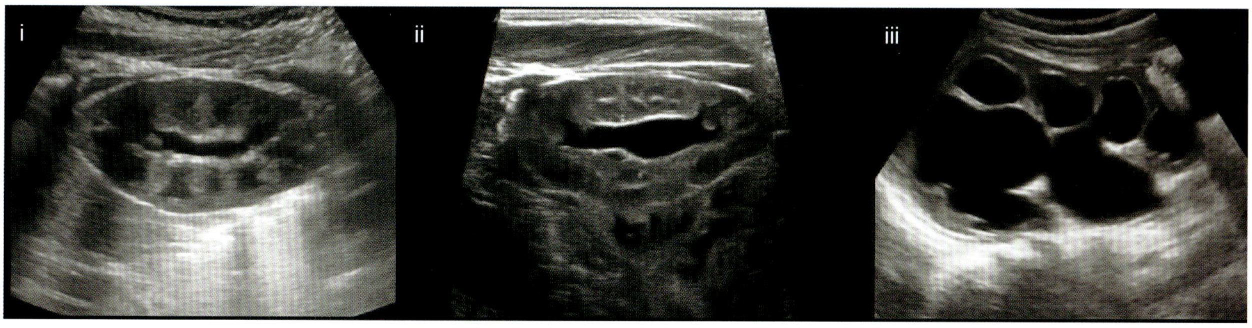

图15.3 （i）轻度肾积水。（ii）中度肾积水。（iii）重度肾积水。图片由J. Wilkinson博士提供。

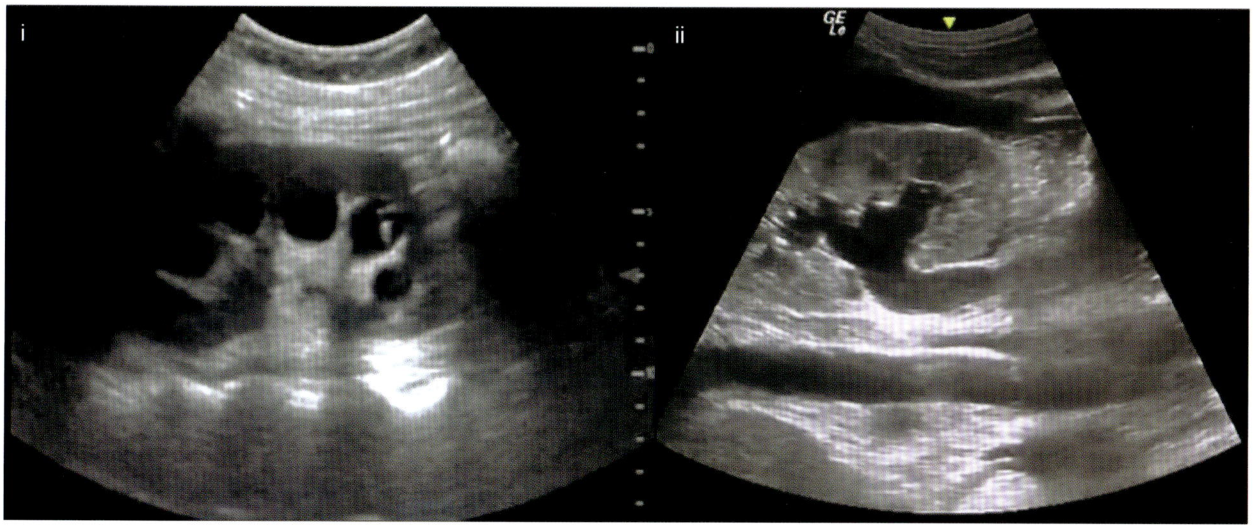

图15.4 （i）严重肾积水。（ii）肾积水伴输尿管积水。图片由J. Wilkinson博士提供。

15.3.4 是否有囊肿

健康个体中单纯性肾囊肿的患病率约为10%，并且随着年龄的增长而增加。单纯性囊肿表现为肾实质内光滑、薄壁、无回声的结构（图15.5）。如果囊肿形状不规则或有分隔、有内生物或回声增强，则应考虑复杂囊肿、脓肿或恶性肿瘤的可能性，需要进一步检查。

若为肾脏多发囊肿，则其发展为多囊肾的可能性增加，这些囊肿容易感染、破裂或出血。终末期肾病患者若患上多发肾囊肿，则面临较高恶变的风险。

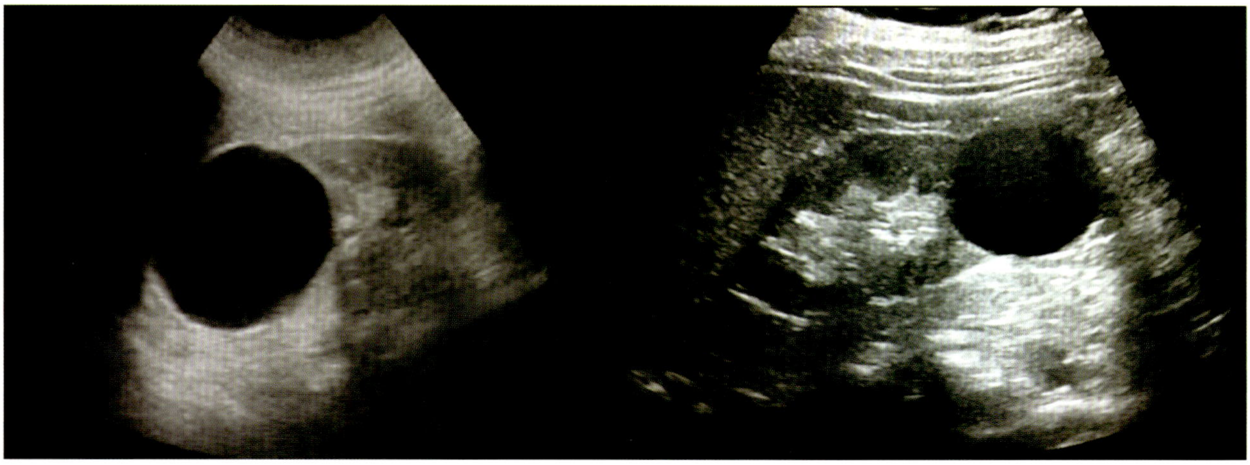

图15.5 两例肾囊肿。图片由J. Wilkinson博士提供。

15.3.5 是否有结石

结石可以出现在从肾实质到膀胱整个泌尿生殖道的任何部位。结石可以是单个或多个，大小和成分各不相同。在超声下，它们可能表现为具有声影的高回声结构而被直接辨认出来，最容易在肾实质内看到；也可能通过间接征象从而怀疑结石的存在，例如结石引起的输尿管梗阻和肾积水。然而，较小的结石（通常小于5mm）仍可引起无肾积水的肾绞痛，因此没有肾积水不能排除输尿管小结石。

15.3.6 肾血流是否正常

肾脏血流动力学的测量越来越引起人们的兴趣，因为它对液体复苏治疗（静脉充盈超声-VExUS）的指导价值正在研究之中。作为一名POCUS医生，最需要解决的问题是肾脏多普勒检查（速度标尺10～25cm/s）是否存在动脉和静脉血流，以及是否怀疑有血管畸形（如肾活检或肾移植后）。

肾阻力指数（RRI）可以通过测量肾动脉的峰值收缩速度（PSV）和舒张末期速度（EDV）来计算。

$$RRI=(PSV-EDV)/PSV$$

RRI的正常范围为0.50～0.70。RRI升高提示肾脏病变或肾移植的预后较差。这对于移植后的急性期监测最有用。

肾静脉多普勒描记曲线应该是连续的单相曲线。如果这些多普勒血流在收缩期和（或）舒张期出现双相或单相血流不连续，则表明肾脏充血（见第24章关于液体评估的进一步描述）。

15.3.7 膀胱是否充盈且壁薄

只有在膀胱充分充盈的情况下才能对其进行评估，这对于留置导尿管的患者而言不太可能，但当留置导尿管的患者发生少尿时，超声仍然是一个有用的工具。膀胱的容积可通过以下方法计算：

$$容积=长度\times宽度\times深度\times0.52$$

在膀胱水平面切面，多普勒（速度标尺10～25cm/s）可用于检测膀胱后壁的输尿管射流。由于尿液间或（无规律）进入到膀胱中，输尿管射流很难被检测到，但若完全没有输尿管射流则可以证实结石的鉴别诊断（阻止了尿液在输尿管内或输尿管膀胱交界处流动）。在输尿管膀胱连接处也可以通过（彩色多普勒的）“闪烁伪影”寻找结石[1]。

15.4 总结

使用POCUS评估肾脏和膀胱，已被证明在重症患者怀疑泌尿系统疾病时，具有很重要的临床应用价值。然而，它应该被视为临床评估的一部分，而不是用于替代其他临床评估。

王东红 译　薛建军 温　洪 校

16

第16章 超声引导腹腔穿刺术

Charlotte Hateley & Arun Sivananthan

腹腔穿刺术是一项重要的临床操作技术，常用于治疗腹水所致临床并发症和确定病因。床旁超声（POCUS）可最大限度地减少腹腔穿刺的相关并发症[1]。通过POCUS扫查，可以找到大量腹水集中的位置进行穿刺引流，避开较小的包裹性或局限性腹水，在腹水量较少或看不到腹水的情况下，则可避免不必要的尝试性腹腔穿刺。

本章将重点介绍治疗性腹腔穿刺术的适应证，常见的并发症，POCUS如何降低这些风险，然后描述如何进行超声引导下的腹部治疗性穿刺术。

16.1 优缺点

通过体格检查来评估腹水，临床总体诊断准确率似乎很低。一项研究表明，只有58%的腹水患者被确诊。进一步研究表明，临床上出现移动性浊音，至少需要1L的腹腔积液[2]。然而，当使用超声检查时，积液的最小量达到100mL即可以检测到，而且可以进行定位诊断[1]。腹腔内液体的特征可以决定是否需要进一步的检查或手术。有研究表明，对于肝硬化患者，未接受穿刺术的患者住院死亡率明显高于接受了穿刺术的患者（9%对6%）[1-3]。

虽然传统的解剖标志定位方法仍被广泛应用于腹腔穿刺术，但POCUS已被证明可以减少并发症的发生率，因此有利于短期预后[4]。首先，它能够使操作者实时观察到腹腔的重要器官（肝脏、脾脏和肠道），以避免损伤和穿孔，这对于脾脏肿大的人群显得尤为重要（图16.1）；其次，与穿刺相关的最常见并发症之一是出血（1%），通过使用彩色血流多普勒（CFD），可以避免腹壁曲张静脉或小血管的损伤[2,5]。

使用超声引导腹腔穿刺的主要缺点是需要进行培训，以确保使用者熟练掌握该技术。然而，有证据表明，该项技能通过标准的培训是相对容易掌握的[4,6]。

16.2 腹水的病因学

腹水最常见的原因是肝硬化（81%），其次是恶性肿瘤（10%）、心力衰竭（3%）、结核（2%）、血液透析（1%）、胰腺疾病（1%）以及一些其他原因（2%）。大约5%的患者有混合性腹水，即由多种

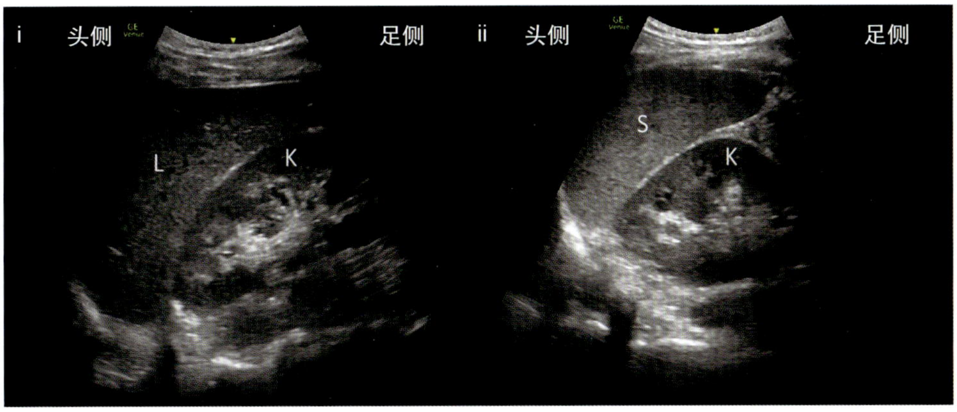

图16.1 （i）显示肝脏和肾脏的超声图像。（ii）显示脾脏和肾脏的超声图像。K－肾；L－肝；S－脾。

原因引起的积液[7,8]。在过去的5年里，随着肝硬化的日益流行，腹水导致的住院率不断攀升[2]。肝硬化合并腹水患者预后较差，1年死亡率为40%，2年死亡率为50%[7]。这些患者出现腹水并发症的风险也更高，包括低钠血症、肝肾综合征和自发性细菌性腹膜炎等。

16.3 适应证

所有2级或3级腹水患者均应行腹腔穿刺抽取腹水，以明确病因[7]。腹腔穿刺术也可用于诊断自发性细菌性腹膜炎，而治疗性穿刺术（置入引流管）可用于缓解腹部压力或呼吸困难。

16.4 禁忌证

治疗性腹腔穿刺的主要禁忌证是急腹症。相对禁忌证包括：

- 凝血功能障碍（INR＞2）。
- 血小板减少（血小板计数＜$50\times10^3/\mu L$）。
- 弥散性血管内凝血。
- 腹壁蜂窝织炎。
- 妊娠。
- 膀胱扩张。
- 腹内粘连。
- 大面积肠梗阻[9]。

16.5 并发症

腹腔穿刺术的严重和危及生命的并发症很少见，最常见的并发症是手术后腹膜漏液（5%）和出血（1%），感染风险约为0.63%[2]。

排放腹水过快会导致循环衰竭，加重肾功能衰竭或肝肾综合征。这些可以通过控制腹水的排放速度及总量、使用人血白蛋白溶液等措施来预防。术前应评估患者的肾功能，以确保手术安全。

少见的并发症包括膀胱或肠穿孔、腹壁血肿、肠系膜血肿和腹壁动脉瘤。

16.6 实施穿刺

16.6.1 器材

- 无菌包：
  - 无菌手套。
  - 2%氯己定消毒液。
- 局麻药：1%或2%利多卡因10mL，25G橙色针头，21G绿色针头，10mL注射器。
- 20mL注射器，21G绿色针头。
- 标本容器。
- 血培养瓶。
- 无菌衣。
- 引流管。
- 人白蛋白溶液（20%）。

16.6.2 实验室检查

出于诊断目的抽取10～20mL腹水用于实验室常规检查。应进行中性粒细胞计数和腹水培养（通过接种到血培养瓶中）以排除自发性细菌性腹膜炎（SBP）：革兰染色和中性粒细胞计数＞250细胞/cm^3提示SBP的诊断，60%的患者细菌培养结果为阴性[7]。

进一步检查包括：

- 淀粉酶。
- 细胞学。
- PCR。
- 分枝杆菌培养。
- 乳酸脱氢酶。
- 甘油三酯（乳糜腹水时增高）。

测定血清-腹水白蛋白梯度（SAAG）可以提示腹水产生的原因，SAAG＞1.1g/dL（或11g/L）多见于门静脉高压症。测量腹水总蛋白浓度也很重要，腹水蛋白浓度低于15g/L的患者发生自发性细菌性腹膜炎的风险增加，可使用抗生素预防[7]。

16.6.3 患者体位

腹水穿刺术最常见的部位是左侧或右侧下腹部，脐外侧约15cm处[8]。左下腹壁较薄，将患者向左侧翻动可以让积液更多地聚集于此[9]，以利于穿刺。

腹壁下动脉和腹壁上动脉，在脐外侧朝向腹股沟中点走行，应注意避开。为获得最佳穿刺体位，应让患者半斜倚躺卧，并向穿刺侧髂窝倾斜。

16.6.4 使用超声探头识别液体：动态与静态技术

超声波探头既可以静态地标记一个点，也可以实时地动态识别积液。当发现有局限性积液或少见部位且难以确认的积液时，特别是当穿刺过程中需要患者移动体位时，动态实时观察是首选。

为了确定进行穿刺或置入引流管的最佳位置，应使用2～5MHz曲阵探头确定腹水集聚的最大部位。将探头纵向放置于腹部左侧或右侧髂窝处，通过来回倾斜探头扇扫测量积液的深度[9]。

腹水表现为腹膜外无回声的影像，而肠、肝和脾表现为高回声（图16.2）。肠管在液体中自由漂浮并蠕动，膀胱位于耻骨上声窗的中间部位，伴有高回声穹隆状和低回声尿液影像[10]。通过对腹部进行扇扫，可以评估积液的深度并确定最合适的穿刺位置。

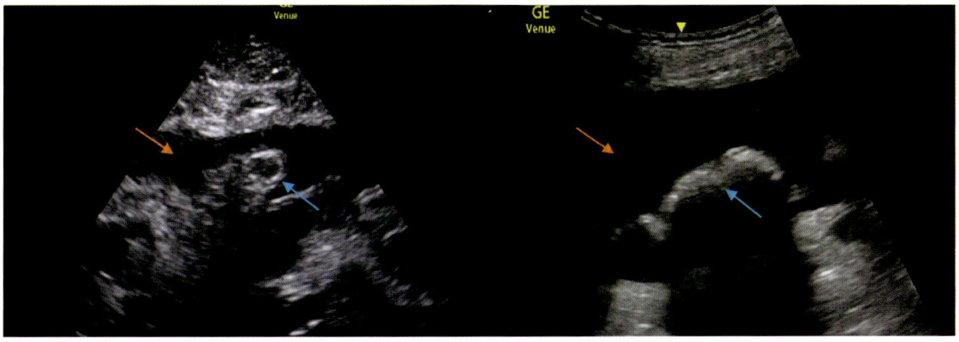

图16.2 两张图显示腹水（橙色箭头），其中的肠管自由漂浮（蓝色箭头）。

16.6.5 识别血管

腹壁浅表血管个体差异很大，尤其是侧支。在穿刺过程中，一些血管存在损伤的风险[11]，对126例病例的回顾表明，最可能发生损伤的是腹壁上动脉或腹壁下动脉，导致腹直肌鞘血肿[2]。在开始穿刺前可使用线性高频探头，利用CFD进行评估穿刺点是否有血管经过，可以降低出血的风险。

16.6.6 置入引流管

- 在确定最佳穿刺部位后，使用碘伏或氯己定溶液消毒穿刺部位及周围区域，铺无菌巾单。
- 用橙色（25G）针头连接1%利多卡因注射器接近平行于皮肤刺入以便打起一个皮丘，对皮肤和皮下组织进行局部浸润麻醉。
- 然后用蓝色（23G）或绿色（21G）针，用“Z轨迹”技术垂直皮肤从皮丘点刺入，对深部组织进行浸润麻醉。Z轨迹技术包括在针头刺入时用一只手向下牵拉皮肤，以确保皮肤穿刺点和腹膜穿刺点不在一条线上，有助于防止腹水泄漏（图16.3）。
- 局部浸润麻醉时，每一层次都要在注射前先回抽，以确保不会将利多卡因注射在血管内。抽吸腹水时应间歇抽吸，以避免针头被网膜或肠管阻塞。
- 有液体抽出表明已成功进入腹腔，应注意保持该深度。
- 将穿刺针连接注射器，沿着之前注射局麻药时建立的Z轨迹进行穿刺，以尽量减轻疼痛和减少腹水外漏的风险。治疗性穿刺术需要较大口径的穿刺针（理想情况下为15G）。

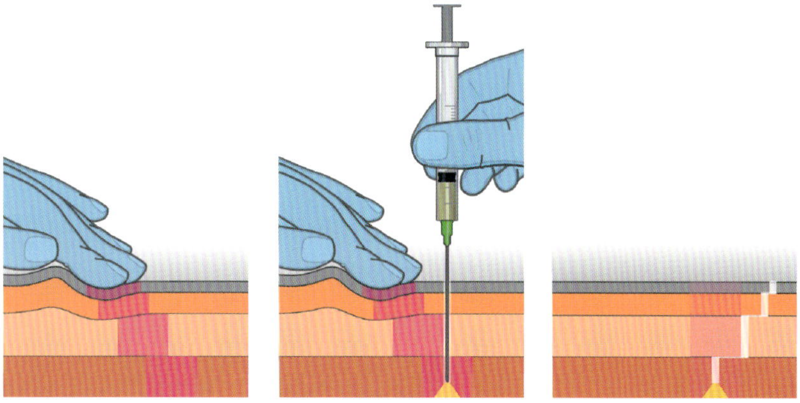

图16.3 Z轨迹技术。在刺入针头之前，空闲的手轻轻地将皮肤和皮下组织拉到一侧，然后针头照常推进。一旦针被拔出，牵引被移除，留下一Z形通道——在右图中看到的白线。［摘自 Reproduced from Anatomy and Physiology: an introduction (Minett P. and Ginesi L.) with permission from Lantern Publishing.］

- 抽吸腹水后，从注射器留取作诊断性检验的样本，随后置入引流管，边置管边退出穿刺针。
- 将引流管连接到引流系统。
- 肝硬化患者原位引流时间不宜超过6h，因为有发生细菌性腹膜炎的风险。
- 白蛋白输注应考虑与引流的液体量成比例[12,13]。

16.6.7 并发症的处理

治疗性穿刺最常见的并发症是取出引流管后的腹水外漏。如果发生外漏，应在外漏部位放置带有排气孔的引流袋，计量和观察外漏的液体。大多数情况下，腹水外漏会自行停止，但如果持续外漏，可以考虑缝合或二次腹水引流。不要使用敷料覆盖，因为敷料会很快被渗液浸透，易于引起其下方的皮肤感染。随着腹水的排放，可能会引起低血压和肾功能障碍，应通过适当的液体复苏来处理和预防。严重出血是罕见的但同时也是致命的，可能需要血液制品治疗，并可能需要手术干预。

要点

- POCUS治疗性腹腔穿刺可降低并发症发生率。
- 使用多普勒有助于避免刺入血管。
- Z轨迹技术有助于防止腹水外漏（最常见的并发症）。
- 肝硬化腹水引流时应静脉予以白蛋白。
- 肝硬化腹水的引流管留置时间不超过6h。

16.7 总结

腹腔穿刺术是一项重要的技术，可以明确腹水的性质和病因，并防止腹腔积液所致的相关并发症。无论是静态还是动态使用POCUS都可以降低置入腹腔引流管的风险，尤其是降低周围器官严重出血或穿孔等并发症的风险。

王东红 译 薛建军 温 洪 校

血管超声

第17章 主动脉超声基础

17

Jonny Wilkinson, Marcus Peck & Ashley Miller

本章着重于主动脉的基本超声解剖，并讨论其分支、解剖区域以及床旁超声相关的基本测量。主动脉床旁超声的主要适应证是检查腹主动脉瘤，或评估B型主动脉夹层的延伸。

17.1 主动脉解剖

腹主动脉位于脊柱前、腹膜后，始于第12胸椎或横膈膜的主动脉裂孔，约止于第4腰椎，在此分为左右髂总动脉。

腹主动脉为消化器官、肾脏、肾上腺、性腺、腹部和脊柱旁肌肉、骨盆和四肢供血。在成年人腹主动脉长10～20cm，男性腹主动脉外径约为2cm，女性略窄。腹主动脉在分叉处管径逐渐变细，为1～1.5cm。

17.2 超声

在进行床旁超声检查时，需要注意四个方面：

1. 观察整个腹主动脉，包括其主要分支。
2. 检测动脉粥样斑块、狭窄、动脉瘤、夹层或其他病变。
3. 测量任何扩张节段。
4. 在起始处评估两条髂总动脉。

17.3 检查前准备

17.3.1 探头选择

凸阵探头是超声探头的最佳选择，并与预先设定的检查类型一起使用。

17.3.2 患者体位

患者应仰卧，床头平放。这有助于患者屈膝以降低腹壁肌肉张力。

17.3.3 探头放置

主动脉通常在两个平面上扫描，探头方向如下（图17.1）：

- 横向：
  - 探头标记点在患者的右侧。
- 纵向：
  - 探头标记点朝向头侧。

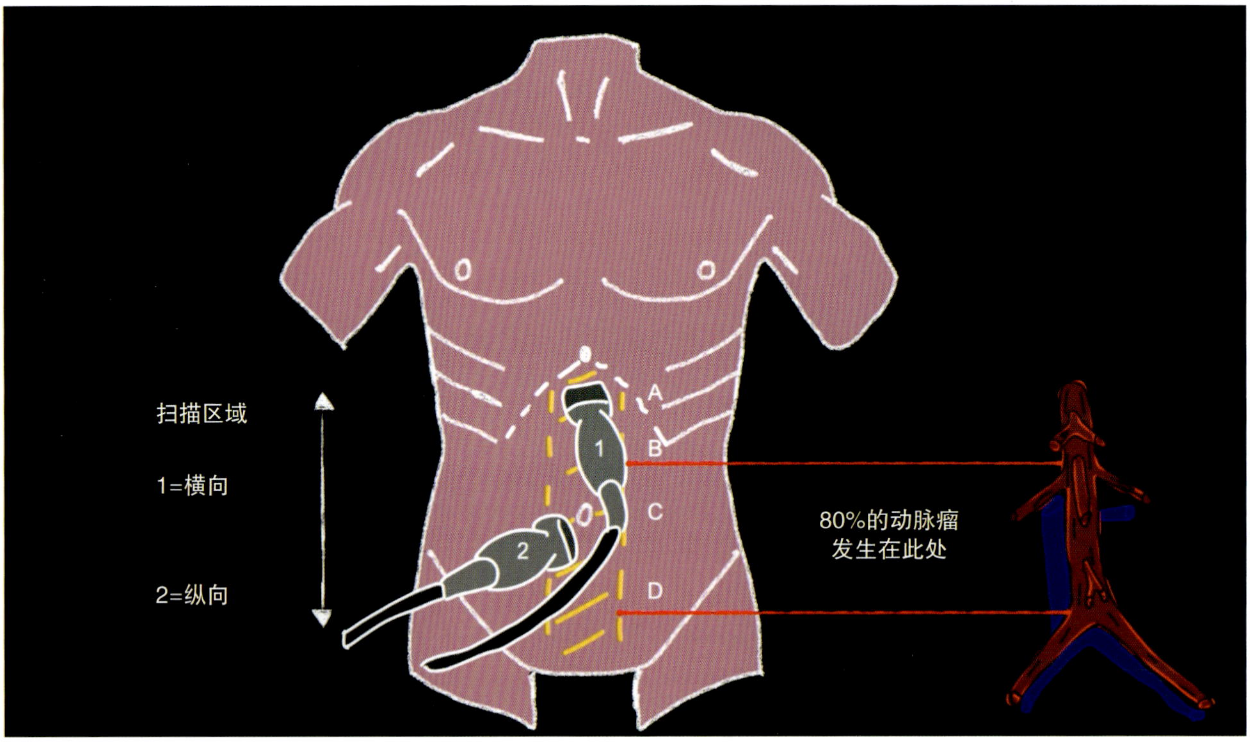

图17.1 主动脉超声探头定位、扫描区域及动脉瘤位置。

17.3.4 移动与优化

使用探头施加一恒定的压力，以排出肠道气体，防止其干扰成像。应尽可能看清腹主动脉的全长。

从剑突开始向下扫描至脐（分叉点）。横向和纵向平面均要评估。标志性结构的识别有助于确保尽可能全地探查腹主动脉。

17.3.5 超声解剖与切面

扫描腹主动脉常用四种切面：

1. 剑突下高位横切面（图17.1中探头1放置于“A”位置）

调整探头深度，以清晰看到椎体前部结构。此时可看到位于脊柱上方的主动脉和下腔静脉（IVC）（图17.2）。此外，可看到“海鸥征”（腹腔动脉为海鸥的身体，肝动脉为“右翅膀”，脾动脉为“左翅膀”）。

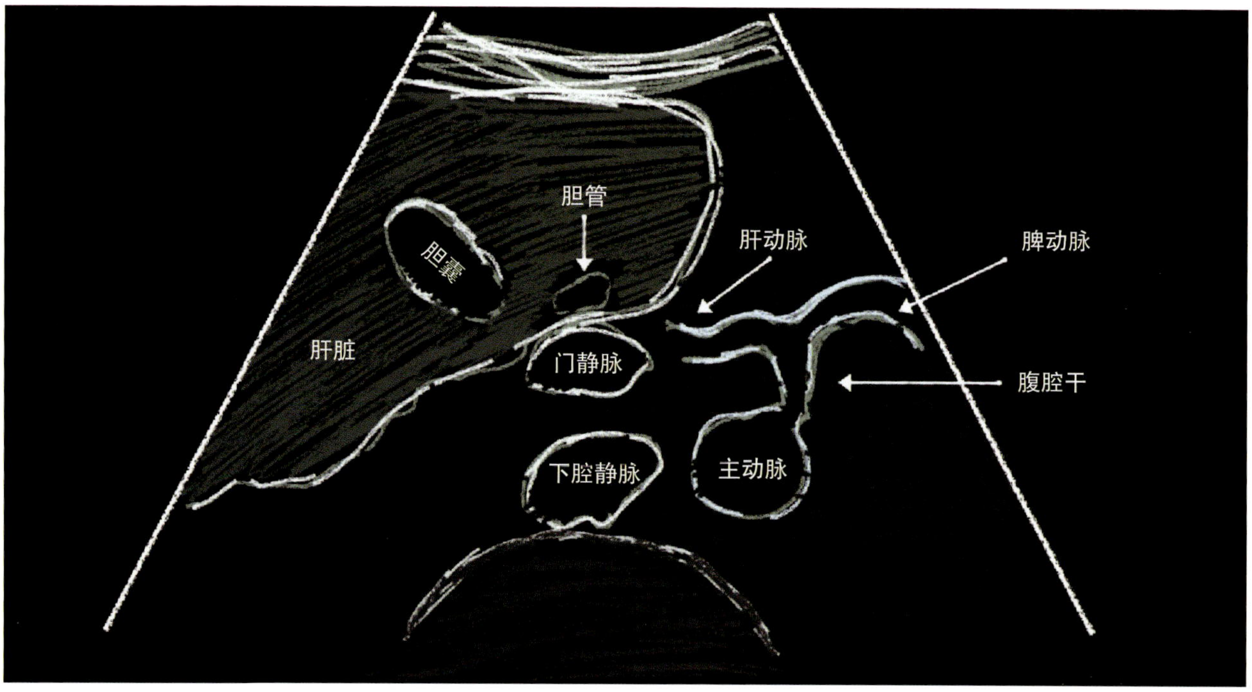

图17.2 主动脉及周围结构的剑突下高位横切面。

2. 上段横切面（图17.1中探头1放置于“B”位置）

横切面上的一个关键标志是脊柱的椎体（图17.3），其表现为一个高亮的凸起结构，后方是致密的尾影。主动脉在椎体前方，中线稍偏左位置。调整深度，将脊柱前方纳入视野，以此作为参考点，然后向腹侧、尾侧移动探头获得清晰视野。

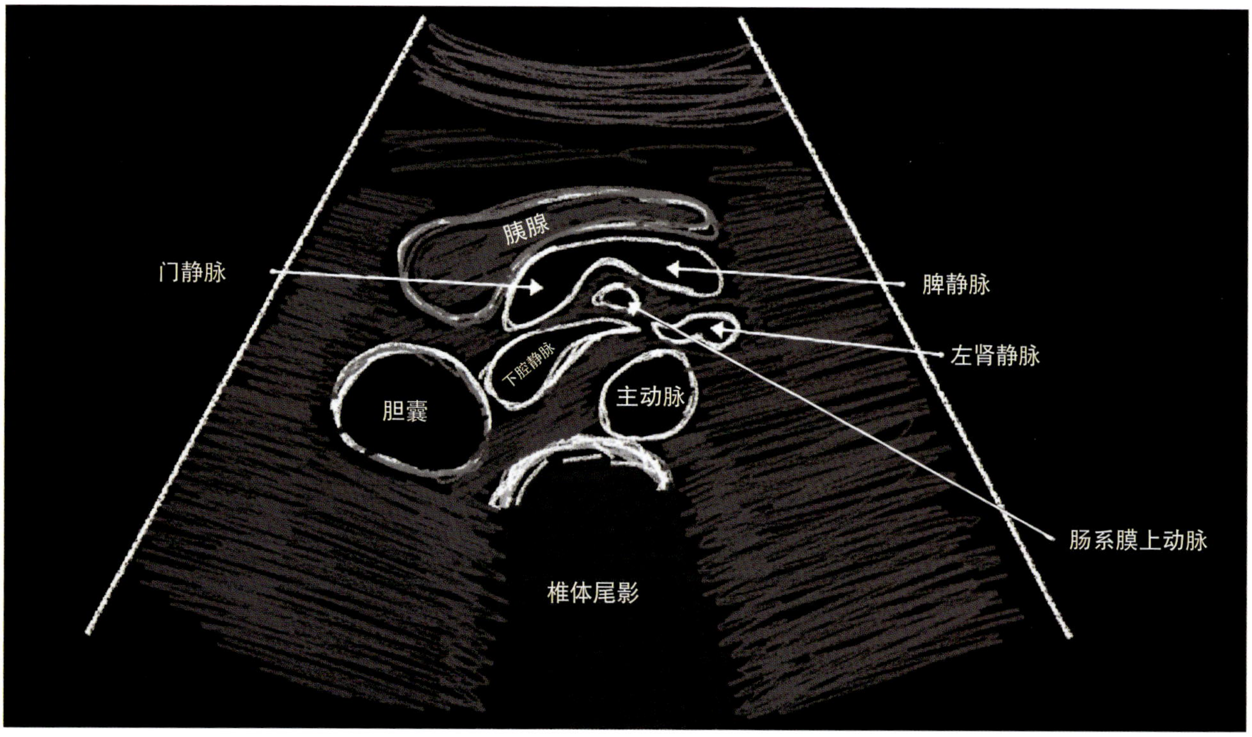

图17.3 主动脉及周围结构的上段横切面。

肾动脉的起始部位在该视野中更为明显：左、右肾动脉起始于肠系膜上动脉（SMA）远端的主动脉侧壁；右肾动脉走形于IVC的下方。副肾动脉与双肾动脉十分常见，但超声检查经常会遗漏（图17.3）。

3. 纵切面（图17.1中探头2放置于“A”点至“C”点位置）

超声下，能看到的主动脉分支是两条前面的血管（图17.4）：

- 腹腔动脉。
- 肠系膜上动脉。

肾动脉分支，在SMA起始处下方1.5cm左右：

- 右肾动脉，如上所述，位于IVC后方。
- 左肾静脉通常位于主动脉前方，在SMA起始处附近穿过主动脉（图17.3）。

其他在超声上不易识别的主动脉分支包括成对的性腺动脉和肠系膜下动脉。

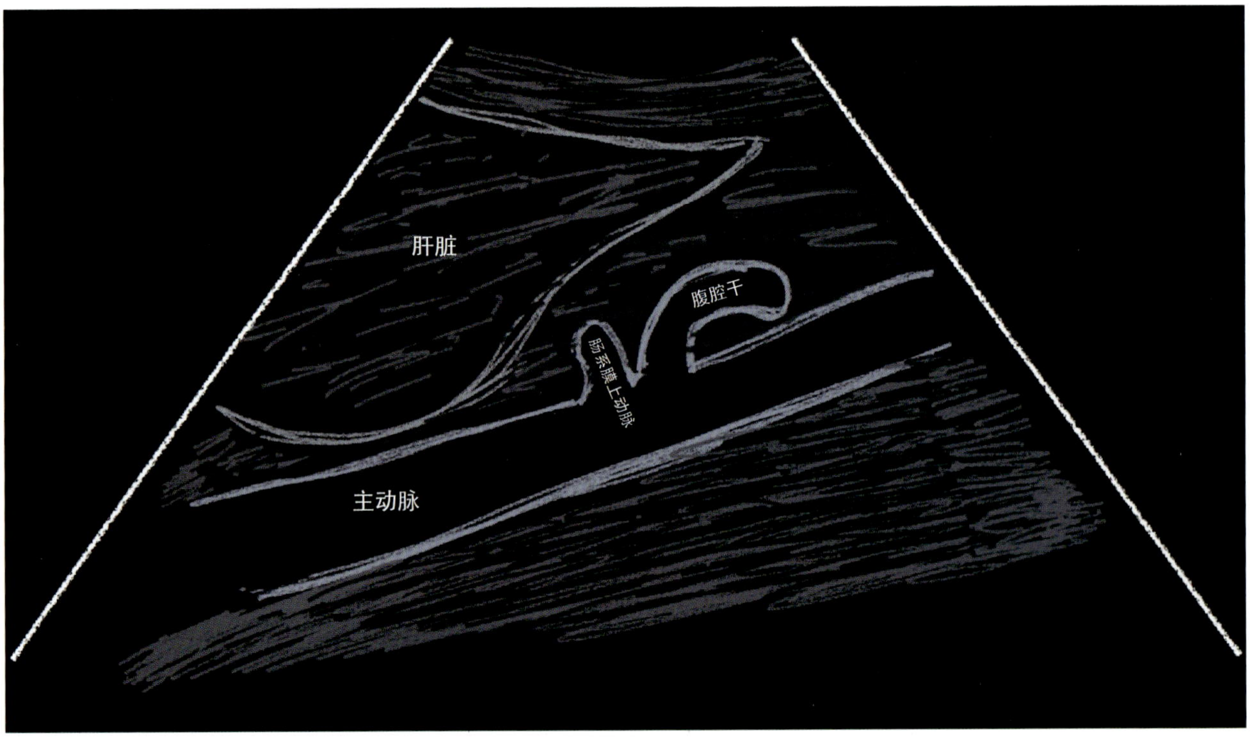

图17.4 主动脉纵切面。

4. 分叉切面（图17.1中探头1和探头2放置于“D”位置）

图17.5显示了分叉的纵切面。分叉横切面（图17.1中探头1放置于“D”位置）显示了两条髂总动脉（右髂总动脉与左髂总动脉），IVC和脊柱后方（图17.6）。髂总动脉的最大直径在男性为1.4 ~ 1.5cm，女性约为1.2cm。

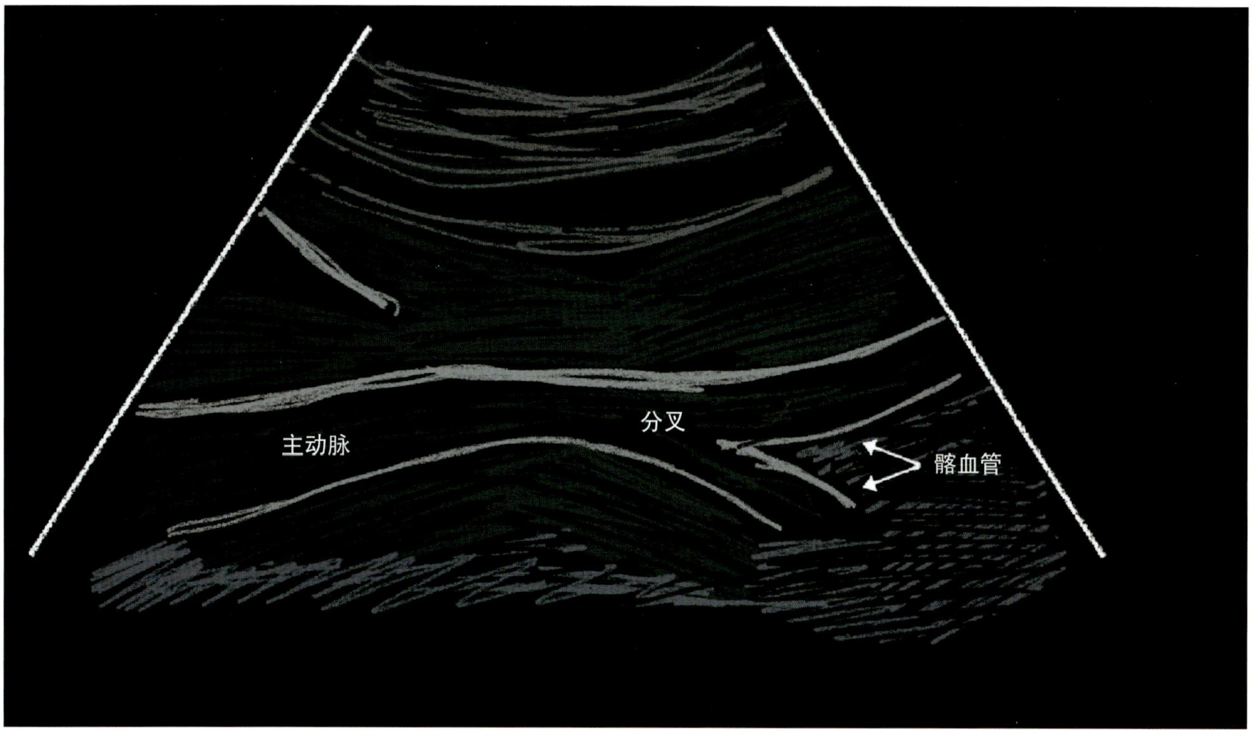

图17.5 主动脉分叉的纵切面。

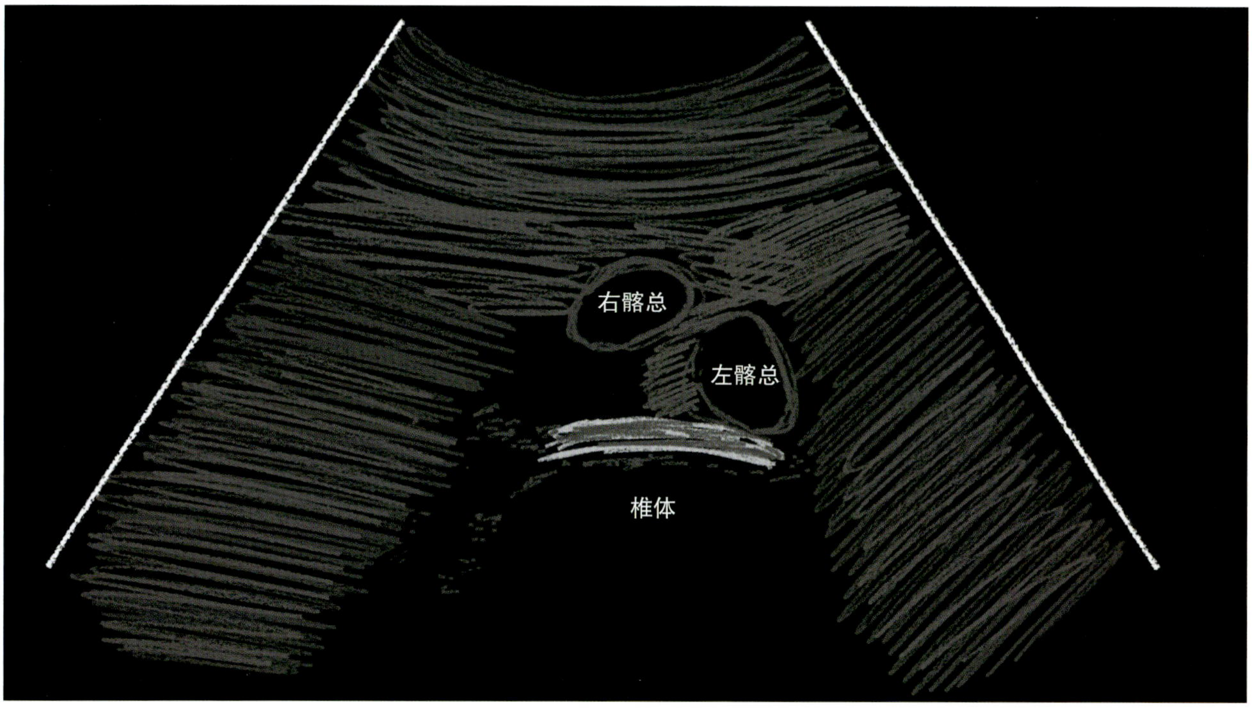

图17.6 主动脉分叉的横切面。

17.4 肾血管

17.4.1 肾动脉

右肾动脉和左肾动脉在肠系膜上动脉起始部的远端自腹主动脉发出，在左肾静脉（LRV）水平，向静脉后方移行入肾。肾动脉较左肾静脉更难显影，这就是为什么在行主动脉置换或血管内动脉瘤修补时，CT血管造影更为可靠的原因。

17.4.2 肾静脉

左肾静脉通常更易识别。左肾静脉必须走行更远以汇入IVC，因此左肾静脉较右肾静脉更长。在纵切面上主动脉的前方，横切面上SMA的后方，都可以看到左肾静脉汇入下腔静脉。

17.5 测量要点

- 在纵切面测量更为精确。
- 将探头从主动脉一侧扫至另一侧，找到最宽点。
- 在横切面与纵切面上都应该进行前后径的测量，最好是在同一点上进行，在该点将探头旋转90°。
- 也应该进行内径的测量，因为该方法已经被多中心动脉瘤筛查研究证实是测量主动脉的最具重复性的方法[1]。

17.6 常见误区

- 如前所述，肠道内气体是最大的干扰。使用探头轻轻向下施加压力挤出气体。
- 注意不要混淆IVC和腹主动脉。以下要点有助于区分这两者：
  - **IVC**：通常位于患者右侧，在彩色血流多普勒模式下（CFD）显示无搏动，在脉冲波多普勒模式下（PWD）显示为低振幅迹线。
  - **主动脉**：在CFD模式下有搏动，在PWD下显示为与脉搏相一致的高振幅迹线。

将探头置于头侧/尾侧，向侧面和中间滑动探头，图像将在两条血管之间切换。旋转至横向可以同时看到两条血管。这两种操作都有助于区分两条血管。

17.7 腹主动脉瘤

动脉瘤是血管内的局灶性或弥漫性肿胀。可以分为两种：

- **真性动脉瘤**：血管的内中外膜三层都包裹着动脉瘤。
- **假性动脉瘤**：血液从血管最内层（内膜）的一个破口流出，但被外层（外膜）或邻近组织所包裹。

腹主动脉瘤（AAA）的破裂通常是致命的，死亡率为85%～90%，占65岁及以上男性死亡总数的2%。在英国，年龄在65～74岁的男性中，约有4%合并动脉瘤，并且通常没有任何症状，因此许多动脉瘤逐渐增大并最终破裂。导致动脉瘤发生的危险因素包括：

- 吸烟。
- 年龄增长。

- 家族史。
- 高血压。

17.7.1 筛查与注意事项

所有年龄在65～75岁之间，有吸烟史的男性都应该进行常规筛查，常用的参考值有以下几种：

- 1.5～2cm：正常。
- ＜3cm：正常，可以出院。
- 3～4cm：每年复查。
- 4～5cm：每3个月检查一次。
- ＞5.5cm：转至血管外科。
- ＞7cm：破裂风险很大。

如果腹主动脉完全可见，急诊超声检测AAA的灵敏度为100%，特异性为98%。在下列情况中AAA应该被作为一个鉴别诊断：

- 腹部、腹侧或背部疼痛。
- 低血压。
- 搏动性肿块。
- 腹部杂音。
- 有晕厥或腹膜后出血迹象。

17.7.2 亚型

主要的动脉瘤亚型为囊状动脉瘤和梭形动脉瘤（图17.7）。

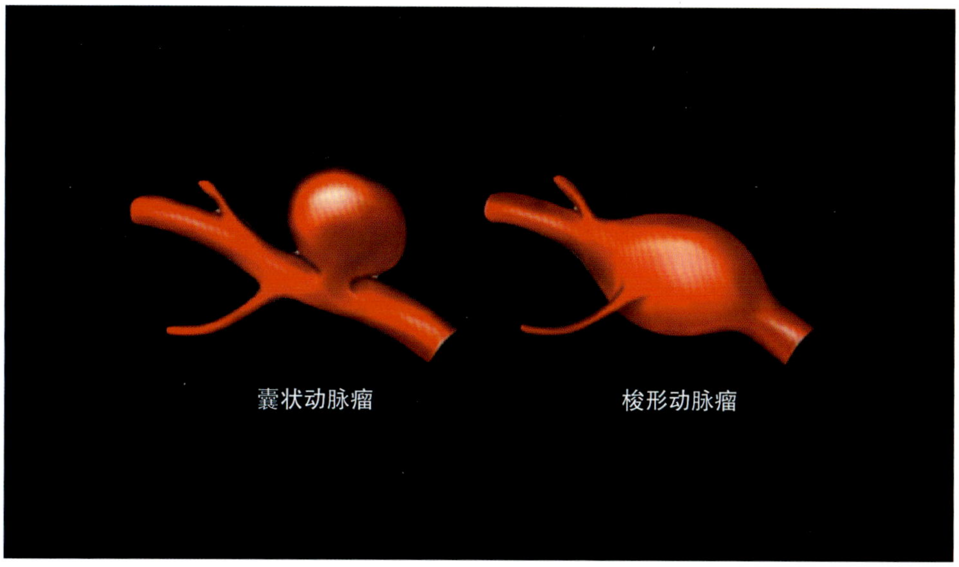

图17.7 动脉瘤亚型。

17.7.3 梭形动脉瘤

梭形动脉瘤（图17.8、图17.9）是最常见的腹主动脉瘤，其特征为血管壁均匀扩张，在两端逐渐变细（呈梭形）。

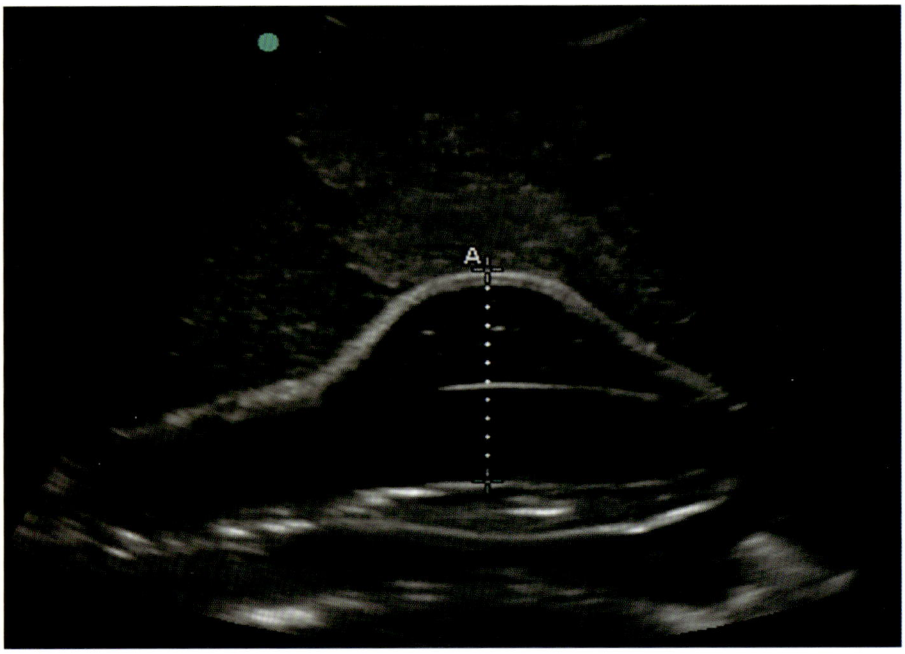

图17.8 4.4cm梭形动脉瘤的纵切面。

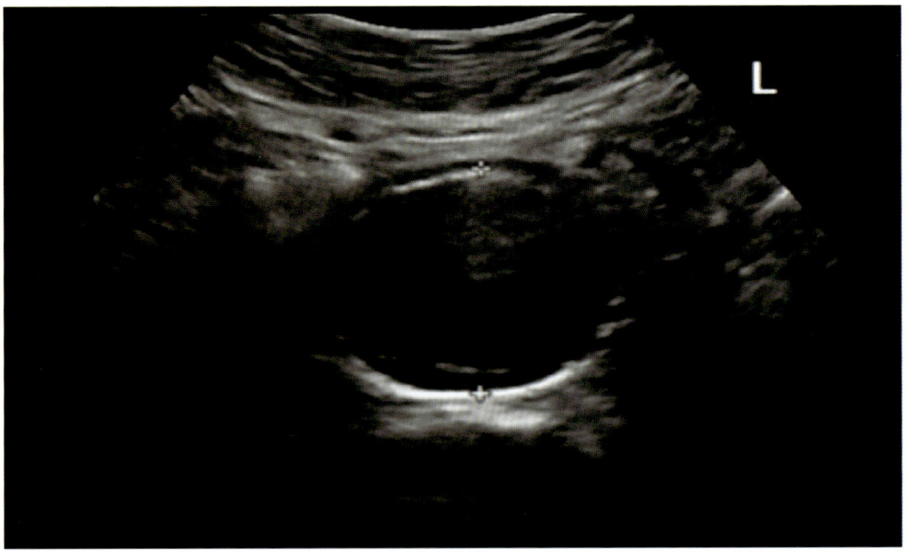

图17.9 5.5cm梭形动脉瘤的横切面。

17.7.4 假性动脉瘤

假性动脉瘤非常少见，大多发生在创伤后，或者由于移植物修复后渗漏引起。假性动脉瘤是由来自动脉的圆形或椭圆形突起形成，可以看到在收缩期血液流入突起部位，在舒张期流出。

17.7.5 感染性动脉瘤

感染性动脉瘤也被称为真菌性动脉瘤，通常呈囊状并迅速扩张。与其他动脉瘤相比，感染性动脉瘤手术的发病率与死亡率更高。

17.8 主动脉急症与测量

17.8.1 夹层

当血管内膜的连续性被破坏时，就会发生夹层，导致血液流入内膜下。通常，夹层发生在胸部区域并延伸到腹部；腹主动脉夹层仅占5%。

夹层在超声下的典型表现是在血管腔内有皮瓣或薄膜摆动。CFD可以明确血管内膜外是否有血流。这通常发生在血管壁变薄弱或缺损之前。血流会导致血管内膜与动脉管壁分离。

引起主动脉夹层的原因包括：

- 特发性。
- 马凡综合征。
- 妊娠。
- 创伤。
- 高血压。

17.8.2 血栓

随着尺寸的增大，动脉瘤内外围血液流速的下降导致血栓形成（图17.10）。血栓通常形成于前面或侧面，但有时也可呈环周的许多栓塞。

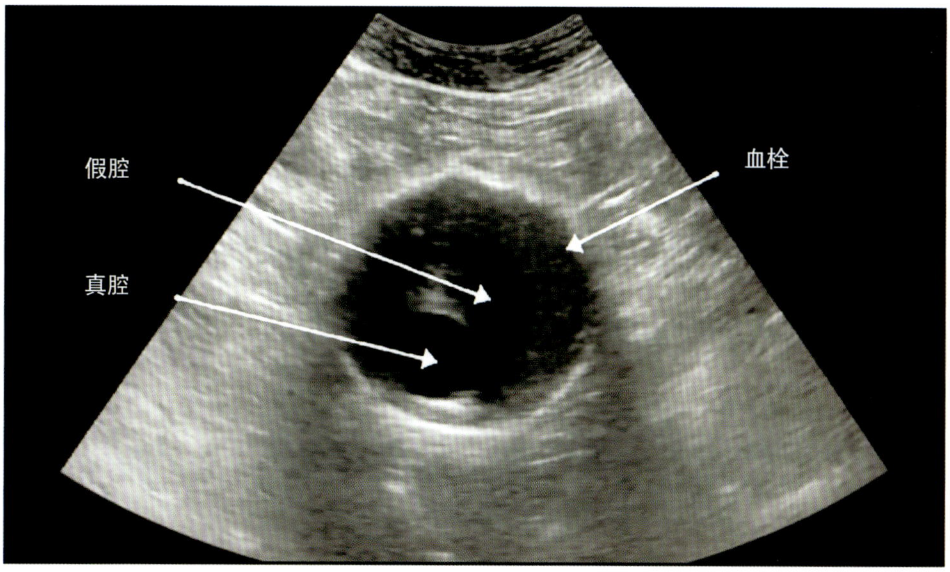

图17.10 6cm动脉瘤的横切面。血管真腔居中（多普勒显示脉冲式血流）；真腔外环绕着假腔（多普勒显示几乎没有血流）；外周血栓。

17.8.3 破裂

动脉瘤破裂的风险随着动脉瘤直径的增加而增加。动脉瘤越大，动脉瘤每年的扩张程度也越大（6cm+的动脉瘤每年可能扩张7～8mm）。破裂的超声征象包括：

- 动脉瘤样特征。
- 主动脉旁积液。
- 游离腹腔内积液。
- 腹膜后血肿。

17.9 总结

超声显示主动脉相对简单（如果没有肠内气体的阻碍）。掌握主动脉的超声解剖学知识，知道如何获得这些图像，将使我们能够处理紧急情况以及危及生命的病状。

万 磊译 王 云校

18

第18章

危重症患者深静脉血栓扫查

Rosie Baruah, David Hall & Colum O' Hare

危重症患者通常处于高炎症状态。危重症患者长期卧床，或留置中心静脉导管时，易产生静脉血栓栓塞症（venous thromboembolism，VTE）。深静脉血栓形成（deep vein thrombosis，DVT）可以导致肺栓塞，并危及生命。鉴于在SARS CoV-2流行期间，其感染患者VTE发病率较高，使用POCUS对其进行DVT床旁诊断，具有重要意义。

在本章中，我们将概述下肢深静脉系统的解剖结构，并描述POCUS在床旁诊断DVT时的应用。

18.1 下肢深静脉系统的解剖

DVT的超声检查需首先识别和检查腹股沟处的股总静脉（common femoral vein，CFV）和大隐静脉（greater saphenous vein，GSV）。然后沿股浅静脉（superficial femoral vein，SFV）进行全程追踪扫查，至腘静脉和其远端小腿的三条静脉（图18.1）。

髂外静脉在穿过腹股沟韧带时移行为CFV。而GSV在CFV近端汇入，CFV也接受股深静脉和SFV的汇入。尽管命名如此，SFV仍属于下肢深静脉系统。GSV内的血栓可能会移行至深静脉系统，因此DVT的超声检查也包括GSV，且至少需评估GSV和CFV汇合处近端5cm的区域（图18.2）。

SFV沿大腿的内下方走行，在大腿的中下1/3处进入收肌管。该静脉出收肌管，进入大腿后侧，成为腘静脉，并位于腘动脉表面。腘静脉在腘窝下缘进一步分为胫前静脉（外侧）和胫腓静脉干（内侧）。胫腓静脉干进一步分为腓静脉（外侧）和胫后静脉（内侧）。

18.2 扫查技术

18.2.1 检查适应证

DVT扫查适应证，包括：

- 单侧下肢肿胀、压痛或红斑；
- 临床怀疑肺栓塞；
- 检查流程的一部分，例如，急重症床旁肺脏超声检查流程（bedside lung ultrasound in emergency，BLUE）。

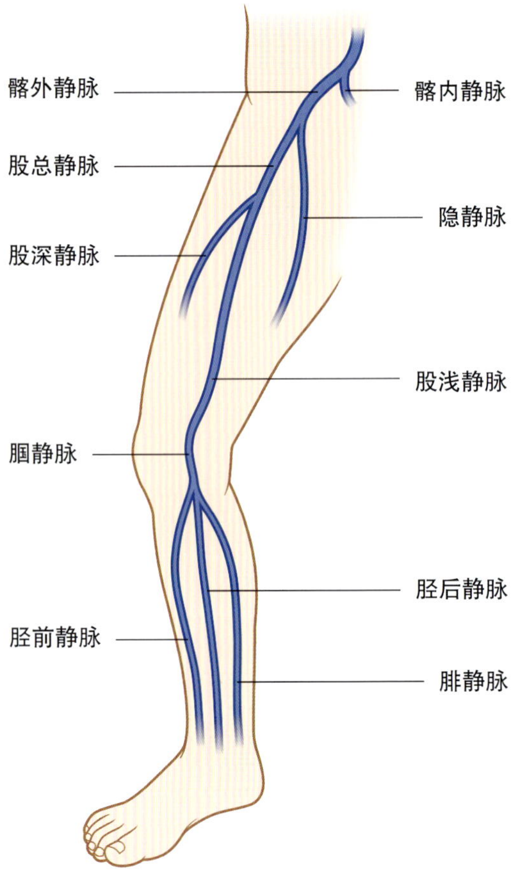

图18.1 下肢深静脉系统解剖示意图。

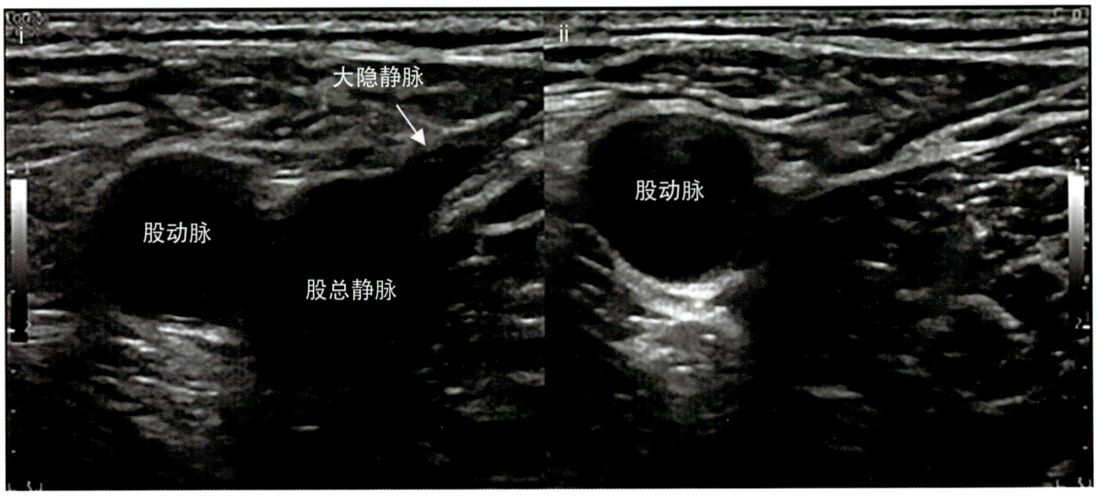

图18.2 （i）短轴扫查右大隐静脉与股总静脉汇合处的超声图像。（ii）探头加压后，股总静脉和大隐静脉可以被压瘪。

18.2.2 探头选择和设置

应使用高频线振探头对下肢深静脉进行扫查，其频率范围为5～13MHz。对于重度肥胖或水肿的患者，需要选用低频探头以允许声波穿透。需要在设备上选择合适的扫查模式，新款设备上一般设有扫查下肢静脉的专有模式，否则需选用静脉或者血管扫查模式。

需要根据患者的身体状况，选择合适的扫查深度，以保证探头沿着大腿向下滑动时，深静脉位于图像的中下1/3。在大多数患者中，单一高频线阵探头可以完成整个扫查。调整增益，以保证静脉呈现低回声。调整焦点位于屏幕上血管成像的区域，将有助于进一步优化图像。

手持探头进行短轴扫查，一旦在短轴上识别静脉后，可将探头旋转90°，识别静脉长轴。

18.3 下肢

18.3.1 患者体位

在开始扫查之前需给患者选择合适的体位。首先将床头抬高30°，有利于静脉充盈。患者取平卧位，大腿外旋，膝关节屈曲，并在膝盖下方垫枕头进行支撑（蛙腿体位）。在该体位下，可完成整体扫查，不需要中途再变换体位。对于清醒患者，可嘱其自行变换体位。在下肢伸直的情况下，从大腿上段开始扫查；然后嘱患者髋外旋，扫查大腿中段；最后嘱患者侧卧，膝盖微曲，检查腘窝和小腿上段。

18.3.2 扫查方案

全球范围内，有多种扫查方案在临床应用，推荐选用2点法、3点法或全腿扫查。英国FUSIC的DVT扫查培训模块推荐：每间隔2cm对静脉进行加压，并运用彩色多普勒（colour flow Doppler，CFD）和脉冲多普勒（pulsed wave Doppler，PWD）技术检查静脉，评估其可压缩性、呼吸变异率和远端肢体挤压试验的血流增速。本章将在后续对其进行介绍。

18.3.3 加压扫查

超声扫查需从腹股沟韧带下方CFV与GSV汇合处开始。尽管GSV不属于下肢深静脉，但也有必要对其进行超声可视化检查，因为其栓子可播散至CFV。应扫查GSV近端至少5cm的范围，并评估其压缩性。操作者使用探头向下按压血管，直至CFV和GSV的管腔完全消失，静脉管壁贴合到一起。在检查过程中充分压迫静脉是至关重要的——如果静脉不能被完全压瘪，则应高度怀疑DVT的存在。如使用足够的力度进行加压，股动脉也可在一定程度上受压变形。应在开始检查前，向患者解释探头加压可能会引起一定程度的疼痛。

后将探头向尾侧移动，并如上所述以2cm的间隔向静脉进行加压扫查。当静脉穿过大腿内下方侧的收肌管时，可能难以辨识静脉，可用非扫查手对探头加压帮助静脉识别。辨识腘血管时，应将探头置于腘窝皱褶上方约2cm处，注意避免过度施压，以免损伤腘静脉。继续向下扫查，以2cm的间距对静脉进行加压扫查，直至腘静脉的三分叉处。

18.3.4 彩色多普勒血流成像

CFD可以用于辨识SFV，其对于扫查肥胖或者水肿的患者的静脉更有优势，因为上述患者的静脉难以被压瘪。在腹股沟处，股静脉呈现连续的“嗡嗡”声；与之对比，CFD探及股动脉时，会呈现搏动声（图18.3）。如扫查点远端无DVT时，对小腿加压可见CFD增强；理论上，用力挤压小腿，有导致DVT移位的风险。在非闭塞性DVT的情况下，可在血管管腔中看到一些残留的彩色血流信号。

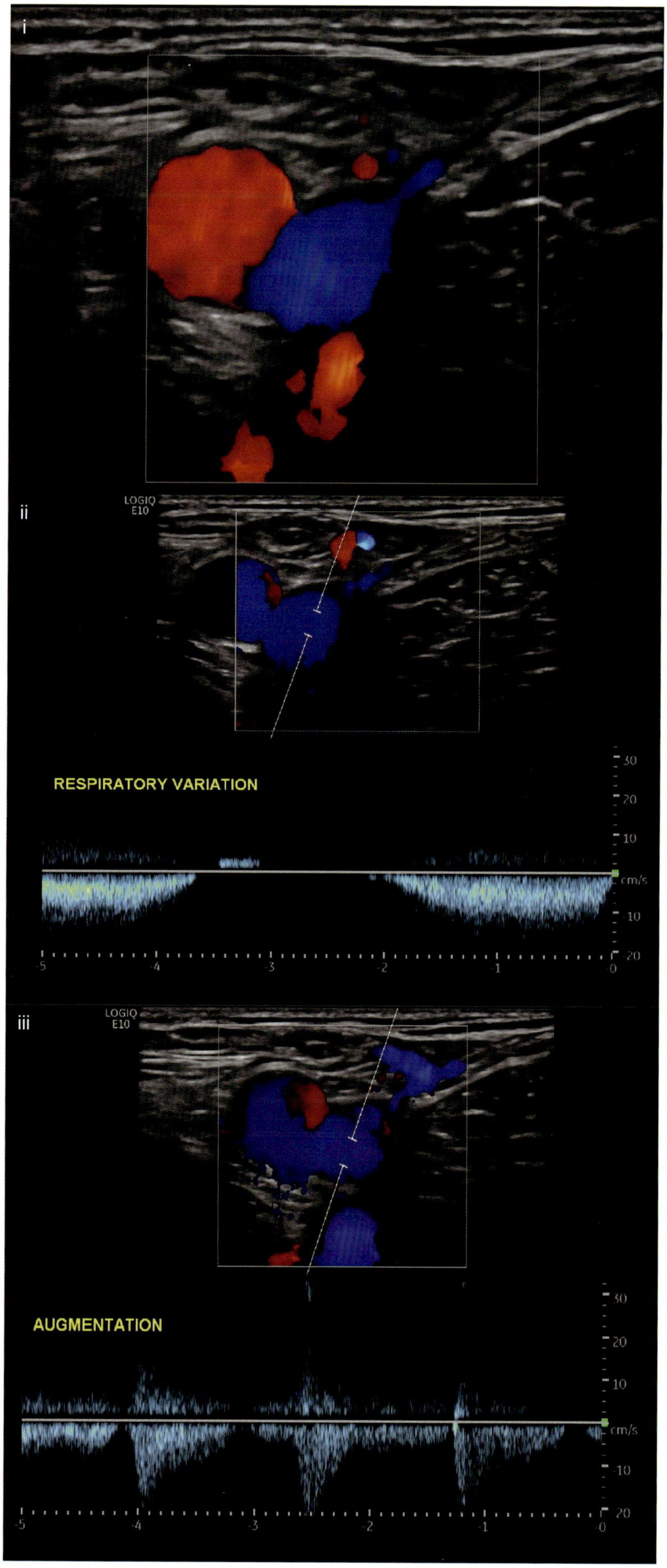

图18.3 （i）大隐静脉汇入股总静脉处正常彩色多普勒超声图像。（ii）在股总静脉横切面，脉冲波多普勒显示血流速度频谱正常随呼吸相变化。（iii）行远端肢体挤压试验，在股总静脉横切面，脉冲波多普勒提示血流速增加。

18.3.5 脉冲多普勒血流成像

PWD可用于评估下肢深静脉系统的通畅性。应在短轴或纵轴上观察股静脉，并将取样容积置于血管管腔内。在扫查点近端没有DVT的情况下，在基线以下可见血流频谱随呼吸变化。行机械通气的患者，在基线上下均可见血流频谱。单相血流频谱提示扫查点近端可能存在静脉阻塞。远端肢体挤压试验通过挤压小腿来增加静脉回流，如扫查点远端静脉无闭塞，血流频谱形态为顺行血流中出现“尖峰”（图18.3）。如远端肢体挤压试验显示血流频谱形态变钝或没有变化，提示扫查点远端静脉有阻塞可能。

18.4 下肢深静脉血栓的超声表现

深静脉系统中血栓的超声表现取决于血栓的形成时间。急性血栓可以在血管腔内表现出一定程度的流动性，可表现为低回声或等回声。调高增益可使急性血栓显示得更清楚。静脉扩张并不少见，在腹股沟处的CFV可粗于股动脉。急性血栓可呈现一定的可压缩性，但探头加压不能完全将静脉压瘪。慢性血栓在血管腔内不会移动；与急性血栓相比，其回声更高；静脉不可扩张或压瘪（图18.4）。

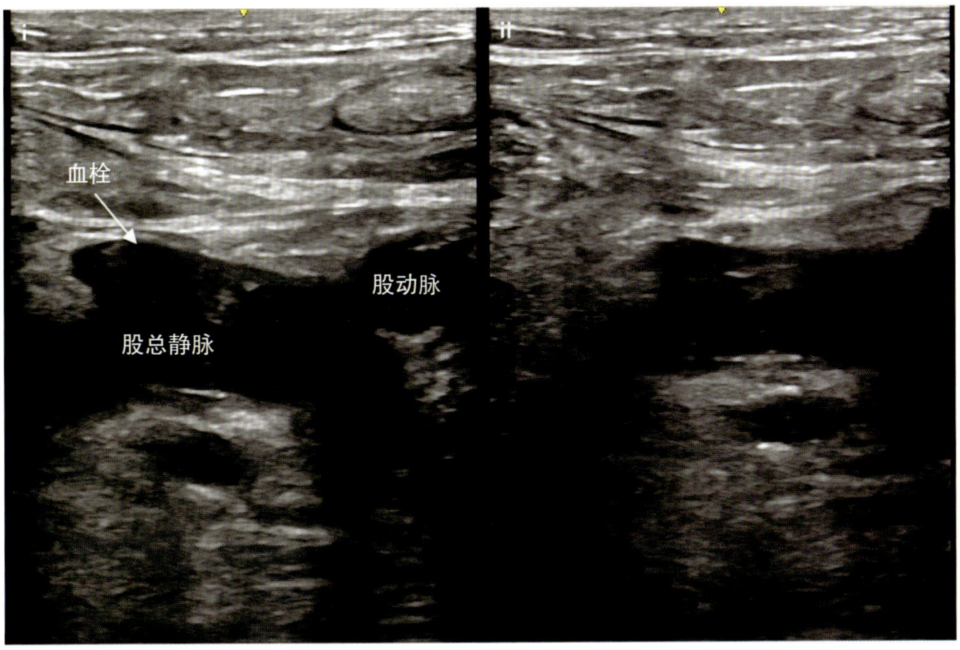

图18.4 （i）股总静脉中可见血栓。（ii）由于血栓存在，静脉不能被完全压瘪。

18.5 DVT常见鉴别诊断

18.5.1 淋巴结

在超声行短轴扫查时，淋巴结与静脉内血栓的外观类似，中心呈高回声，周边呈低回声。但与静脉不同，其在长轴扫查时呈现卵圆形（图18.5）。

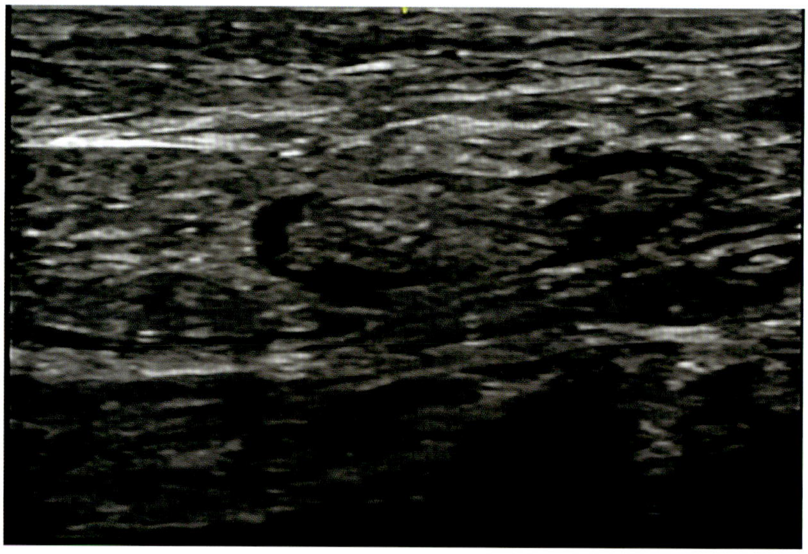

图18.5 超声短轴扫查腹股沟淋巴结视图。

18.5.2 浅静脉–血栓性浅静脉炎

出现该疾病时，可以运用超声观察到下肢浅静脉内的血栓。但是浅静脉血栓不增加肺栓塞的风险，不需要特殊治疗。例外情况是GSV与股静脉汇合处2～4cm范围内的血栓，其栓子可以播散到深静脉系统，故应视为DVT。为避免混淆浅静脉和深静脉血栓，需要有一个完整的深静脉超声解剖知识体系。

18.5.3 血栓形成的假性动脉瘤

动脉穿刺置管可引起假性动脉瘤的并发症。股动脉的假性动脉瘤呈类圆形，通过其颈部与母血管相连，位于CFV附近或表面。使用CFD可以将其与CFV内的DVT区分开来。

临床技巧

- 为了避免不必要的扫查中断，可在开始扫查之前从大腿根部沿加压部位向下内侧涂抹一条超声凝胶。
- 随着探头向下肢远端移动，识别SFV越来越具有挑战性——打开CFD并将取样框定位于静脉可能的位置，将有助于确认正确的结构。
- 行远端肢体挤压试验时，可由一名助手挤压患者小腿，有利于操作者保持探头稳定，并专注于图像采集和理解。

18.6 总结

DVT在危重患者中发生率较高，可导致肺血栓栓塞并危及生命。POCUS是一种床旁排除DVT的有效方法，可使用2D、彩色和频谱多普勒超声相结合。临床上存在一些常见疾病需要与DVT进行鉴别诊断，我们需了解其超声表现。

马丹旭 译 李 清 王 云 校

第19章 超声引导下中心静脉穿刺

19

Zdenek Bares

静脉置管是一项至关重要的技能，尤其是在紧急情况下，掌握该技能会大大提升对患者的医疗服务质量。超声被广泛用于重症监护室和急诊室（以及医院其他地方），以增强诊断能力。它在操作引导方面也发挥着至关重要的作用，通过提高操作准确性、首次通过成功率和安全性来改变日常实践，同时显著缩短所需的学习时间。

有许多因素会使大静脉置管更具挑战性，包括休克、血管内容量耗竭、身体习惯、紧急情况下关键操作的时限压力以及先前的置管。在超声出现之前，大的中央静脉插管是一种由表面标志和底层结构触诊引导的盲法。解剖变异意味着这种方法并不完全可靠，可能会无意中导致周围结构损伤增加和成功率降低。超声的使用提高了安全性、首次通过率和总体成功率，减少了并发症，并使学习曲线变平。自超声引入以来，导管感染等长期并发症也有所减少，尽管其他因素可能会影响这一点（增加使用无菌敷料、生物连接器、静脉导管护理包等）。将超声应用于中心静脉置管，也有助于诊断可能影响远期护理的血管病理状态（如血栓形成）[1,2]。

本章将讨论中心静脉导管（CVC）置入的适应证和基本考虑因素，确定最佳中心血管置管所需的技术（以及由于解剖结构、大小或病理学的原因，哪些静脉可以更好地单独放置），置入的关键位置，以及置管技术本身。还将提及外周插入的中心导管（PICC）、外周套管及其插入。

19.1 中心静脉置管（CVC）指征

CVC置入的适应证如下：

- 建立静脉（Ⅳ）通路时，外周通路难以获得或维持时。
- 输注刺激性物质（如高浓度电解质、血管收缩药物、全胃肠外营养）。
- 延长静脉药物治疗（通常超过一周）。
- 中心静脉压监测。
- 先进的血流动力学监测［搏指示连续心排量（PICCO）监测仪、肺动脉导管、中心静脉氧合］。
- 其他：血液透析、心脏起搏。

值得一提的是，与中心静脉通路相比，外周静脉通路也有一些优势，特别是短期并发症更少，插入时疼痛更少，由于其长度较短，血流更好。因此，中心静脉插管的指征应该明确。如果没有适当的指征，临床医生对置入中心导管的决定（或方案）提出质疑是很重要的。

19.2 选择置管最佳位置

在以无菌方式准备之前，需要花一些时间扫描目标血管，以找到最适合置管的血管。RaCeVA（快速中心静脉评估）是一种系统的中心静脉评估方法，一旦熟悉，不会超过2min[3]。它遵循双边执行的七个步骤。也可以增加对股静脉的扫描和评估，以充分评估可能适合置管的大口径静脉。使用线阵探头用于评估和进一步的超声引导。

选择静脉置管时需要考虑的标准包括：

- 静脉内径。
- 静脉距皮肤表面的深度。
- 静脉直径随呼吸的变化。
- 是否受到邻近动脉搏动的压迫。
- 与之毗邻的周围结构（如肺、动脉或神经）。
- 导管放置的位置对持续护理的挑战（例如，在俯卧位患者中，维持股动脉导管可能具有挑战性）。

对中心静脉采用系统的方法评估使临床医生能够确定最适合置管的静脉，并避免不太可能成功的尝试，或更可能出现并发症的地方[3,4]。

19.2.1 静脉vs动脉

区分静脉和动脉可能并不总是那么容易。了解解剖学的预期位置、静脉的可压迫性（与动脉相比）和动脉的搏动性都是非常有用的，但动脉在血管内衰竭的患者中可能也会变得可压迫，三尖瓣反流患者的静脉也会看起来有搏动性，当有血栓形成时，静脉将难以按压。当有疑问时，用彩色和（或）脉冲波多普勒检查动脉血流是至关重要的。这样做时，可能需要倾斜探头，以确保与血流方向正确对齐。在非常清楚地知道哪些是哪些血管之前，不要尝试置管。

19.2.2 静脉尺寸

要提到的一个非常重要的方面是静脉的尺寸（或者更准确地说是其内径）。这可以使用卡尺功能测量，并应与要置入的导管的直径进行比较。导管与血管的比例应最大保持在33%～45%，以将血栓形成的风险降至最低。导管周长（以Fr为单位）可以在中心导管的包装上找到，可以使用1Fr=0.33mm粗略地转换为以“mm”为单位的直径。

注意透析血管导管的一般周长为15.5Fr，约为5.1mm。因此，为了在使置管的静脉仍保持良好的流动，静脉的直径应该至少为11.3mm。如果没有安全直径的可识别静脉，则应使用较小直径的导管。

19.2.3 快速中心静脉评估流程（RaCeVA）

RaCeVA（快速中心静脉评估）是从右侧喉结水平开始扫描，向尾侧向下移动探头，然后向外侧移动以评估锁骨上水平。然后将探头移至锁骨下区域，最后移至腋窝（图19.1）。最后一步是快速的肺部超声

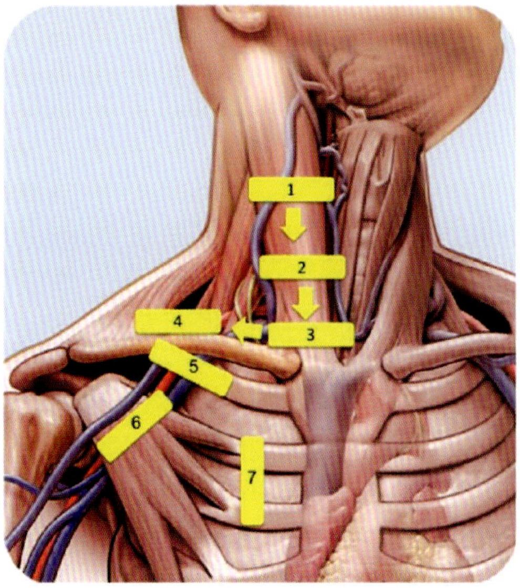

图19.1 The RaCeVA approach with ultrasound positions highlighted. Reproduced from Spencer TR & Pittiruti M (2019) J. Vasc. Access, 20:239 with permission from Sage Publishing.

检查。然后在对侧重复这一步骤，选择用于置管的最佳静脉。值得注意的是，病史和手术史（特别是以前的插管史）在确定最佳静脉时也起着重要作用。

肺部评估可以识别肺部病理，确认置管前状态，然后与置入后的肺部超声进行比较。

操作者的经验和偏好不应在血管选择中发挥重要作用，尽管在临床环境中通常并不是这样。RaCeVA方法的使用可以帮助临床医生以更基于患者特点的个性化方式选择血管。

一旦确定了最佳静脉，超声“技术”就会发挥作用，优化图像。深度设置应允许整个目标血管的可视化，并调整增益以提供静脉内部和周围结构之间的最佳对比度。用标记笔标记静脉位置有助于加速下一步的超声引导操作。

19.3 超声引导下中心静脉置管的一般技术

人体工程学在尝试任何操作时都是至关重要的。当涉及中心静脉置管时，找到一个舒适的位置至关重要，在这个位置上，感兴趣的区域、置管的方向和屏幕在一条线上。这允许同时控制超声图像和所使用的套管，并防止转动和不自然的定位。一旦识别出正确的静脉并优化了超声图像，就可以进行中心静脉置管的标准准备（此处不描述完整的技术）。

在铺巾之前，应优化患者的位置。对所有上半身静脉进行置管时采用温和的Trendelenburg体位。当颈内静脉插管时，将患者头部朝向插管的对侧可能会优化视野，但过度旋转会扭曲解剖结构，不建议使用。

应全程使用无菌预防措施，只有当患者完全覆盖，并在置管部位覆盖孔巾时，才适合开始使用。探头用专用无菌膜包裹，发现目标静脉的超声图像。可以使用各种入路技术来置入套管，包括（图19.2）：

- 短轴平面外入路。
- 短轴平面内入路。
- 长轴平面内入路。

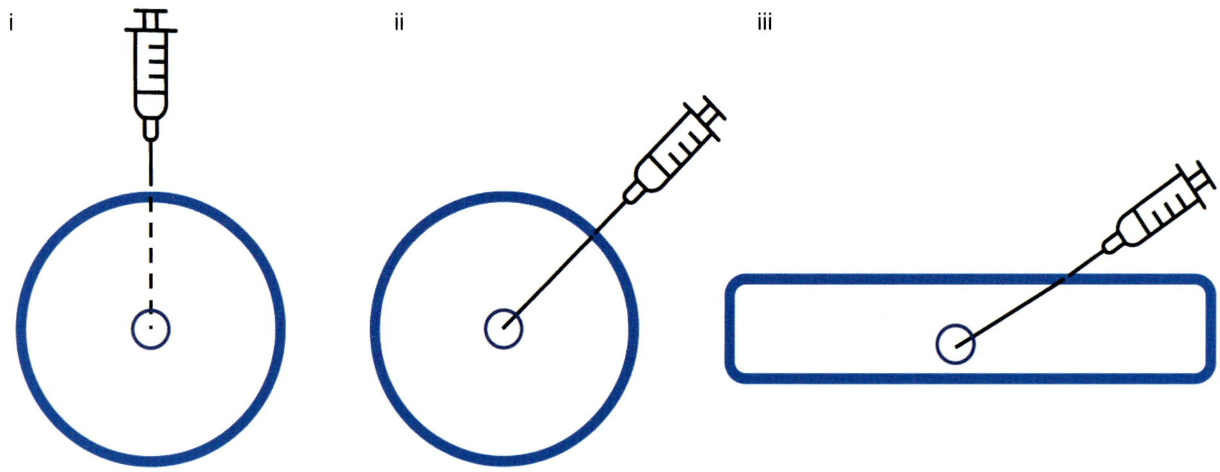

图19.2 Examples of different ultrasound cannulation approaches. (i) short–axis out–of–plane, (ii) short–axis in–plane, and (iii) long–axis in–plane approach. Adapted from Spencer TR & Pittiruti M (2019) J. Vasc. Access, 20:239 with permission from Sage Publishing.

短/长轴是指静脉的可视化方式：

- 短轴静脉表现为内部低回声的圆形可压缩结构。
- 长轴上的静脉表现为内部低回声的可压缩条形结构。

平面内/平面外入路时指针是作为点可见（平面外）还是其整个长度可见（平面内）。

19.3.1 短轴平面外入路

这可能是最常用的入路。用于颈内静脉、股静脉、腋静脉和锁骨下静脉的置管。在确定针头应该距离探头多远以及针尖将在多深处碰到静脉时，初等数学复习会很有帮助。简单算来，如果我们以45°的角度接近静脉，穿刺针与探头的距离应该与探头到达静脉的深度相同。穿刺针碰到静脉时距离皮肤的深度大约是超声波上静脉内部深度的1.4倍（图19.3）。

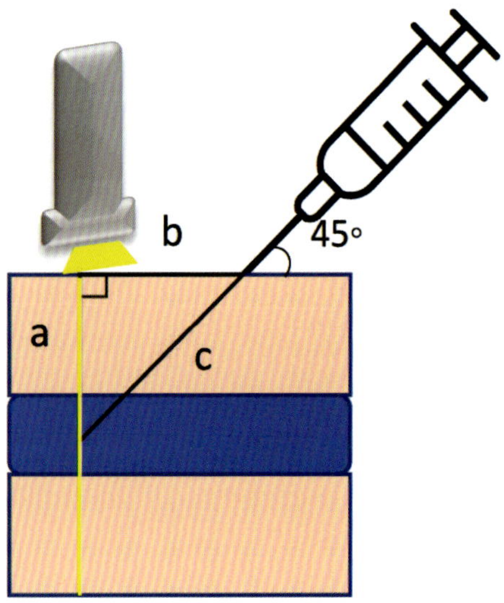

图19.3 在这里，将超声波束方向、皮肤和穿刺针方向想象成一个直角三角形，a、c和b、c夹角均等于45°。毕达哥拉斯理论告诉我们，如果a=b，那么c≈1.4×a。

当穿刺针进入皮肤时，在超声波上看不到它，它必须首先进入超声平面，在那里它看起来像一个充血点。然后需要轻轻地将探头移离穿刺针，使点消失。然后将针进一步推进，直到点再次出现。重复此操作，直到穿刺针进入静脉（图19.4）。此技术提供了穿刺针针尖的直接可视化，但也有一些间接迹象会提示针尖非常靠近了，例如组织运动、静脉被顶成帐篷或（不希望的）动脉被顶成帐篷（图19.5）。

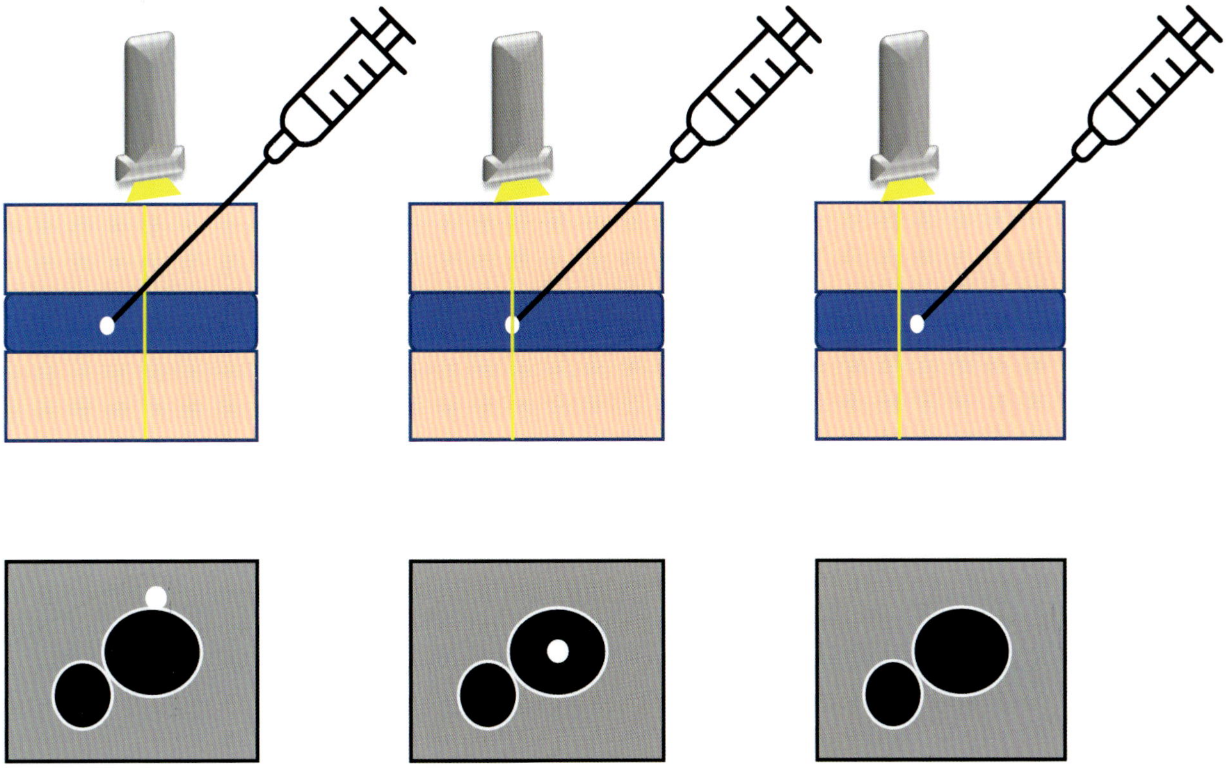

图19.4 超声探头从针身（左）滑动到针尖（中）位置，相应的超声图像上显示针与静脉的位置关系
说明如何将探针从针轴（左）滑动到尖端（中），以及滑动到尖端之外（右）可以改变针相对于静脉的外观。

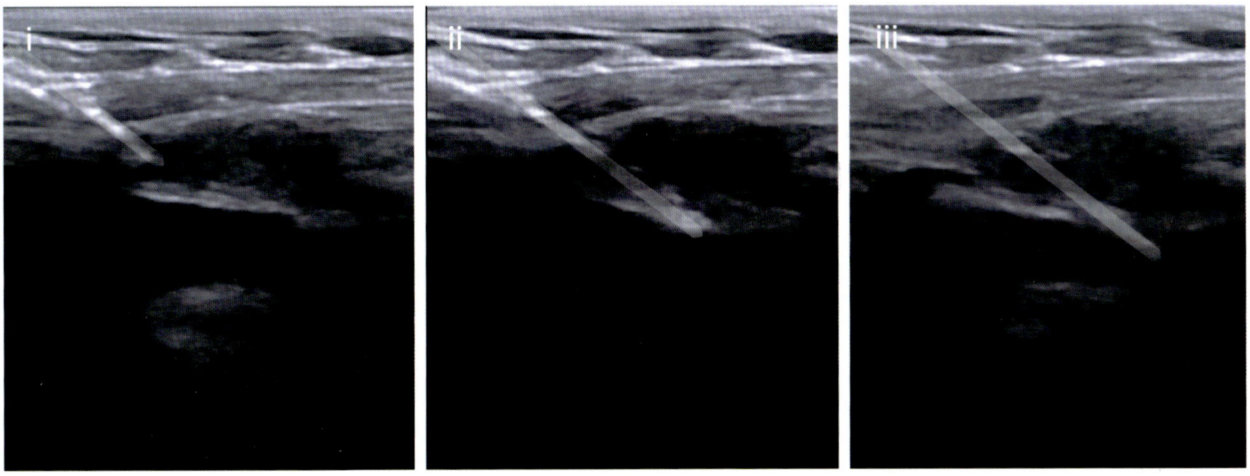

图19.5 超声引导在纵向平面中插入中心静脉导管。从左到右（i）针尖在血管上方，（ii）针尖将血管顶成小帐篷和（iii）针尖进入血管内。

尽管置管可能会基于间接的征象而成功，但在没有针尖可视化的情况下，这是一种较差且不太安全的技术。

19.3.2 长轴平面内入路

长轴平面内入路在技术上更具挑战性，但能够更好地控制针的位置及其角度。为确保可视化的纵向结构是一条静脉，最好的方法是在短轴视图中找到静脉，然后将探头缓慢旋转至90°。随着旋转的进行，圆形静脉慢慢伸展，直到在长轴视图中成为纵向结构。然后插入穿刺针，使其能够一直追踪到静脉。这可以实现与静脉的最佳对准和对穿刺针尖的良好控制（图19.5）。然而，在技术上更要求将超声探头保持在正确的平面上，然后在穿刺针向静脉推进时将其保持在平面内。

19.3.3 短轴平面内入路

短轴平面内入路是最不常用的入路，但在尝试置管技术上有困难的静脉时（例如，由患者的身体习惯、血管内容量耗竭、具有挑战性的解剖结构引起的），可以证明这个方法非常有用。这种方法对颈内静脉置管特别有用（图19.6）。

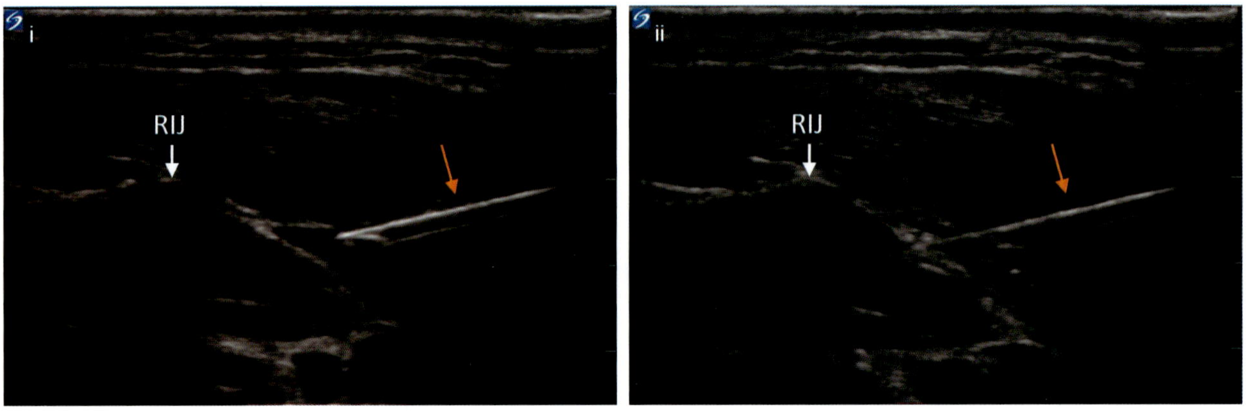

图19.6 短轴平面内颈内静脉穿刺的图像。（i）针（橙色箭头）正好位于颈内静脉的侧面。（ii）穿刺针尖进入颈内静脉（橙色箭头）。RIJ-右颈内静脉。

19.3.4 置管

在开始置管之前，应使用氯己定清洁皮肤和在穿刺点进行局部浸润麻醉。消毒范围应覆盖超声引导穿刺的操作区域和预期的穿刺轨迹。如果使用缝合线固定导管，也应该在缝合周围皮肤进行局部浸润麻醉。

一旦患者清洁完皮肤、铺上无菌巾并对穿刺点进行局部浸润后，就可以开始置管了。这里的诀窍是要注意针在屏幕和患者身上的位置。手握带注射器的穿刺针缓慢穿刺推进。在穿刺针前进的过程中，轻轻回拉注射器的活塞，保持注射器处于负压状态。这在技术上具有挑战性，因此可能仅限于在穿刺针靠近静脉时使用。操作者应始终关注到穿刺针在超声图像上的位置。最好在穿刺过程中保持针本身的可视化。

一旦看到血液回流到注射器内，将左手拿着的探头轻轻地放在无菌巾上。右手将针头递到现在自由的左手上，取出注射器并置入导丝（建议将导丝放在靠近右手的盖布上，从而无须转动自身姿势）。然后，应使用超声确认导丝在目标静脉中的正确位置，并尽可能进行追踪。然后将皮肤扩张器穿过导丝，在导丝与皮肤接触的位置附近做个小切口。移除扩张器，然后使用Seldinger技术在导线上引入中心导管，并再次通过超声检查其位置。撤除导丝是至关重要的。在此之后，应检查所有导管端口的通畅性，并进行肺部超声检查，以排除肺气肿（股静脉导管不需要）。

注意，POCUS还可以帮助确认某些置入部位（包括锁骨下和颈内静脉）的正确位置。在进行超声心动图检查时，可以通过导管推注液体，如果中心静脉导管放置正确的话，可以在右心房看到液体造影影像。

19.4 具体位置

19.4.1 颈内静脉

使用颈内静脉（IJV）的优点包括：

- 它是可压缩的，因此在穿刺失败的情况下可以避免过度出血。
- 它通常可以在整个过程中可视化。
- 它紧贴皮肤。

使用IJV的缺点包括：

- 它通常是可压缩的，使置管更具挑战性。
- 毗邻颈动脉。
- 存在医源性肺气肿的潜在风险。

超声解剖学：

IJV位于颈动脉的外侧，迷走神经位于其内侧，位于两条血管之间（图19.7）。胸锁乳突肌位于大部分颈内静脉的上方。

探头通常垂直放置在喉结水平进行短轴扫查，然后沿着IJV上下移动以找到最佳进针位置。转动患者的头部可以改善动脉和静脉之间的关系；理想情况下，静脉位于动脉的一侧，并且离皮肤足够近。

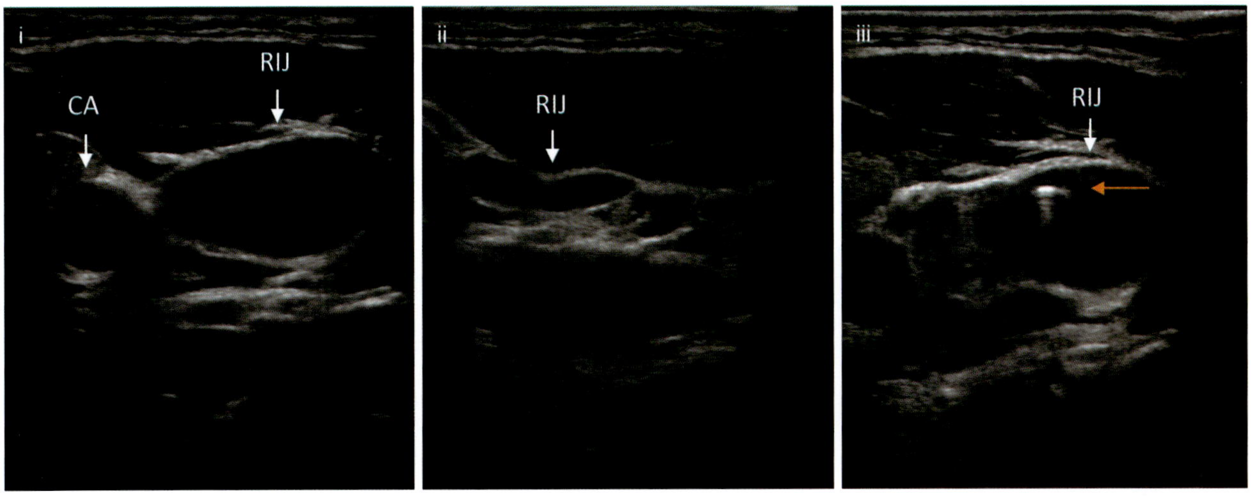

图19.7 （i）右颈内静脉和颈动脉。（ii）置管过程中右颈内静脉被顶成小帐篷。（iii）颈内静脉管腔内可见导丝（橙色箭头）。CA-颈动脉；RIJ-右颈内静脉。

技巧：

如前所述，短轴平面外入路更常用，并且易于操作。危险在于依赖间接体征，无意中损坏下层结构，尤其是锁骨下静脉、锁骨下动脉和胸膜。避免这种情况的关键是针尖的可视化；探头可以朝向针倾斜以减小行进的距离，直到针尖到达超声平面。如果操作员能够自如地执行长轴平面内入路，则长轴平面内入路是一个不错的选择。

短轴平面内入路或其改良版，平面内斜轴入路，代表了一种在这个部位未被充分利用又特别有用的技术。虽然这些不推荐用于置入血管透析导管时（需要最佳对齐），但它们在其他情况下可能非常有用。优点是可以完美地控制针道和清晰地显示静脉，这使得即使是在非常塌陷的小静脉置管也成为可能。尽管是从静脉的侧面接近静脉，但通常导丝仍会沿着正确的方向走。为避免导丝方向的问题，可对入路进行改良，将探头向长轴缓慢旋转，以获得斜轴视图；然后使穿刺针与静脉更加对齐。

19.4.2 无名静脉

这种方法的优点包括：

- 无名静脉的可压缩性比IJV小，因此可以用于循环衰竭的患者。
- 它通常被很好地可视化。

缺点包括：增加患者发生气胸的风险。

超声解剖学：

当向远端追踪IJV时，可以在IJV和锁骨下静脉的汇合处发现无名静脉。可以在平面内的长轴或斜轴上进行穿刺。穿刺针必须全程可见，因为有发生气胸的风险。

19.4.3 股静脉

股静脉置管的优点包括：

- 股静脉是可压迫的，因此在穿刺失败的情况下可以避免过度出血。
- 它通常在腹股沟相对清晰可见。
- 它的耐受性通常比颈部的静脉通路要好。
- 血管的内径意味着它适合插入血管透析导管。
- 不存在发生气胸的风险。

股静脉置管的缺点包括：

- 可能会增加通路感染的风险。
- 肥胖患者的置入具有挑战性。
- 它可能不是腹部出血患者的可靠输液通路。
- 在俯卧的患者中可能难以维持。

股静脉位于股神经和股动脉的内侧（图19.8）。为了优化可视化效果，患者应将同侧腿外展并向外旋转。如果在肥胖患者身上尝试，他们的腹部脂肪可以完全覆盖所需的穿刺区域。在这种情况下，可以使用助手来固定腹部脂肪，也可以用胶带将其固定在床的侧面。短轴平面外和长轴平面内方法都是可行的。

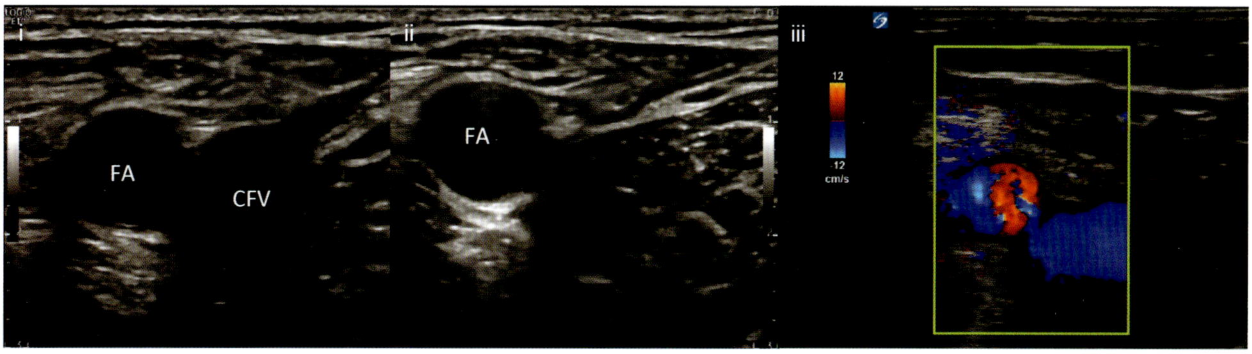

图19.8　（i）右股总静脉与大隐静脉汇合处的横断面图。（ii）用探头按压，显示股总静脉和大隐静脉完全受压。（iii）应用彩色血流多普勒来帮助区分股动脉和股总静脉。CFV–股总静脉；FA–股动脉。

19.5　经外周静脉置入的中心静脉导管

与CVC不同，经外周静脉置入的中心静脉导管（peripherally inserted central catheter，PICC）不仅可以长期使用，同时也可提供类似的优势（例如采血、多次输注、刺激性药物的输注等），并且感染风险较低[5]。值得注意的是，由于它的长度和直径（根据泊肃叶定律），PICC提供极快速输液的能力往往受到限制。PICC的使用越来越受欢迎，也值得人们学习。

PICC和CVC的置入几乎使用相同的技术（Seldinger穿刺技术），置入装置看起来也十分相似，仅有的区别在于装置的大小不同以及PICC的导管更长（图19.9）。明确需要的导管长度是很重要的，这可以通过测量从预期置入位置沿目标静脉的走行到上腔静脉和右心房交界处的长度来估计。

PICC通常从较大的位于手臂内侧的外周静脉置入。虽然没有超声引导也可以置入，但人们很少这样做，超声引导起着至关重要的作用。使用超声识别主要血管，并根据静脉的位置、大小、与动脉的毗邻关系和血管有无病变，选择最方便的血管。和CVC一样，对于PICC而言，为了保持足够的流量同时最小化血栓形成的风险，选择合适大小的静脉也同样重要。

一旦确定了PICC的理想长度，并且选择了大小合适和位置安全的血管，超声引导下的置入就可以进行。因为经手臂上的静脉置入导管更有可能走错方向，所以置入可能会因错位而变复杂。错位最常出现在同侧IJV和对侧锁骨下静脉。在置入的最后阶段用超声扫描IJV可以帮助排除位置不当。如果反复尝试位置都不对，改变患者的体位可能会有帮助，例如伸展或外展手臂或伸展和旋转颈部。

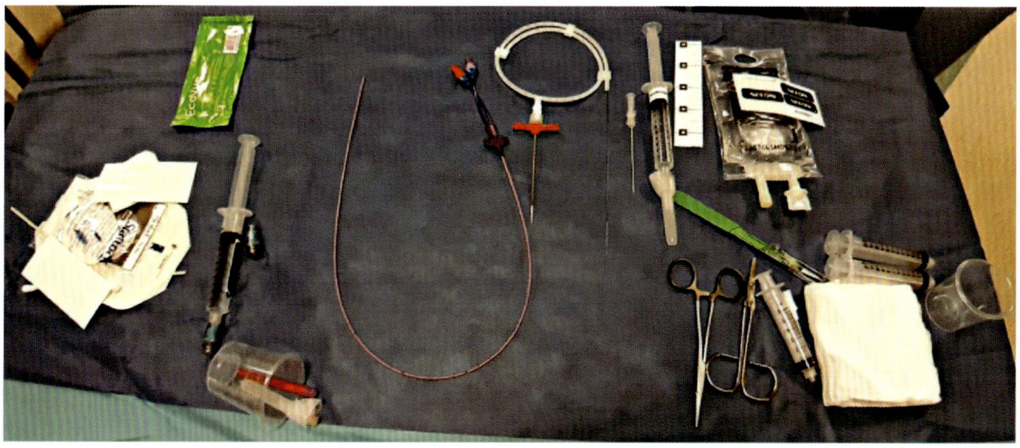

图19.9　经外周静脉置入的中心静脉导管（PICC）套件。

19.6 中线导管

中线导管基本上是一根长外周管路（8 ~ 12cm）。它不终止于中心静脉，但可以比外周静脉套管在原位停留更长时间，并且可以在院外使用。快速输液的效率低于标准外周输液管。

同样，超声在确定置入的最理想静脉和引导方面是极有用的。置入技巧通常包括使用大套管进行静脉置管，然后将导丝穿过套管。确认好位置后，取出套管，在导丝上插入中线导管，取出导丝。

19.7 外周置管

在医院最常见的操作之一是外周套管的置入。虽然大多数情况下非常简单，但为某些患者置管时可能具有挑战性。超声可以提供很大的帮助，但在没有它的情况下，人们通常也可以确定适合置管的外周静脉[6]。只有在尽管已经用温水浸泡肢体（如果可能）、应用了高质量止血带、排除血流动力学和重力作用后仍未发现好的静脉时，才考虑应用超声。

一般来说，前臂、肘部和上肢静脉是最常用的，可能需要扫描手臂的全周。话虽如此，四肢的主要静脉有一些典型的置管位置（尽管会有解剖学上的变化），如图19.10所示。由于超声引导置管的静脉通常位置较深，建议使用较长的套管（至少4 ~ 5cm）。当至少2/3的套管放入静脉中时，外周套管的使用期限得到提高。

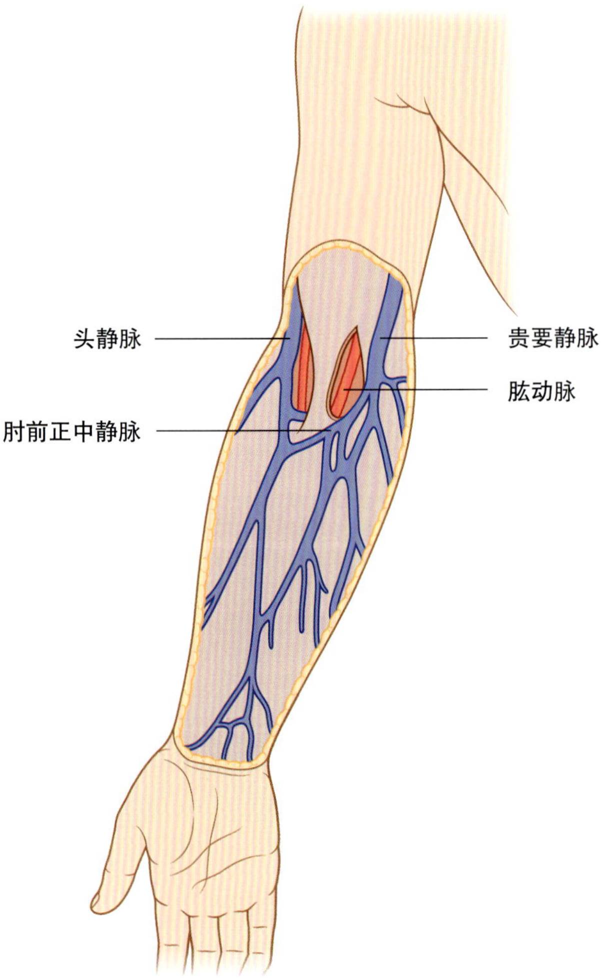

图19.10 手臂脉管系统。图中显示了贵要静脉、肱动脉、头静脉和肘前正中静脉。肱浅静脉和深静脉位于肱动脉两侧，图中未显示。

因为位置比较固定，两条静脉的汇合处是置管的好位置。外周静脉通常上更脆弱，容易出现跑针、转动或脱出，因此为了成功置管必须小心和细致。

19.8 总结

无论是中心静脉导管、血液过滤导管、PICC或外周置管、超声都是辅助静脉置管的宝贵工具。为了提高成功率和减少并发症，应该花时间来确定最理想的置管血管。

齐雨萱 译　安立新 校

神经超声

第20章

经颅多普勒和视神经鞘直径

20

Manni Waraich

经颅彩色编码双频超声（TCCD）技术为探测颅内血管结构及脑实质提供了一种直接且非侵入性的成像方法。此技术与传统经颅多普勒（TCD）超声相比，具备更为显著的优势：它不仅能准确定位脑血管与解剖标记之间的关系，还可以通过角度修正技术实现对血管更精确的测量，从而提供超越传统TCD的诊断价值。然而，TCCD面临的主要挑战是超声波穿透颅骨的能力。采用低频心脏相控阵探头有助于减轻骨质对超声波的衰减作用。在颅骨的某些特定区域，骨质足够薄，可以允许超声波的穿透，这些特定区域被称作声学窗口。即便如此，在10%～20%的人群中难以找到合适的声学窗口，这是进行TCCD时需考虑的一个限制因素。

20.1 解剖

常用的四个声学窗口包括（图20.1）：

- 颌下窗——该窗口允许对颅外颈动脉进行超声探测。
- 颞窗——通过该窗口可以探测大脑前、中及后动脉。
- 眼窗——此窗口用于探测眼动脉以及颈内动脉的海绵部分。
- 枕窗——该窗口允许对椎动脉和基底动脉进行超声波探测。

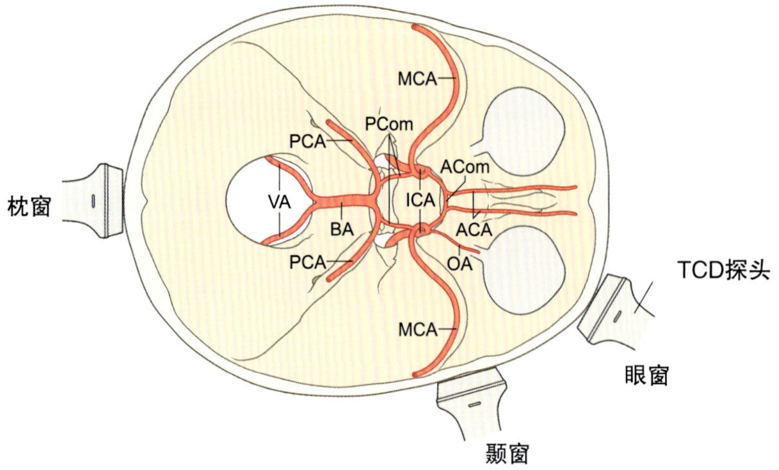

图20.1 用于经颅彩色编码双频超声的声学窗口。ACA-大脑前动脉；ACom-前交通动脉；BA-基底动脉；ICA-颈内动脉；MCA-大脑中动脉；OA-眼动脉；PCA-大脑后动脉；PCom-后交通动脉；VA-椎动脉。

20.2 扫查技术

最常采用的声学窗口为颞窗。在此窗口中，一些解剖学标志的识别对于正确执行TCCD技术至关重要。超声换能器放置在眶耳线上，即位于耳郭前方颧弓上方的颞区，指示标记朝向前方。在此中脑平面上，通常在12～15cm的深度处可以观察到对侧颅骨，呈现为一条弯曲的亮线。接下来需要识别的是低回声的蝴蝶状结构，即大脑脚（在图20.2中标记为“P”），其周围环绕着高回声的基底池（在图20.2中以“*”标记）。将探头向头顶方向倾斜10°，视野将转向间脑平面，在此可见两条位于中央的高回声线，对应第三脑室，以及两侧的低回声丘脑（图20.3）。进一步将探头向头顶方向倾斜至脑室平面，可以观察到侧脑室的前角。中脑和间脑平面常用于血管诊断，因为此处可观察到威利斯（Willis）环。

在中脑平面上，大脑脚紧邻的侧面区域可以通过彩色和脉冲波多普勒进行探测，以显示血管并进行测量（图20.4）[1,2]。

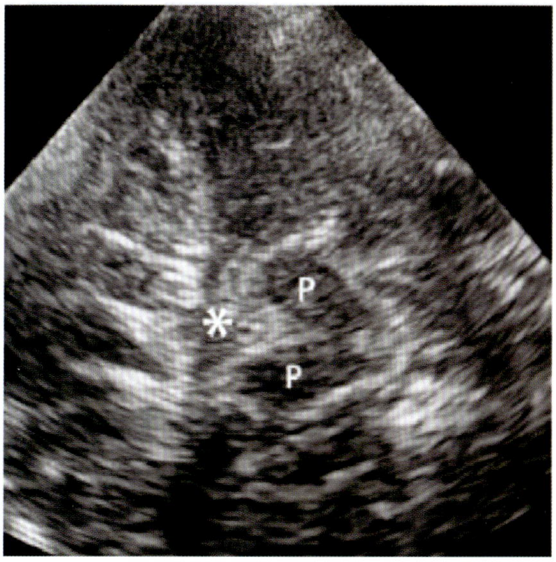

图20.2 颞窗中脑平面。P–大脑脚，*–基底池。

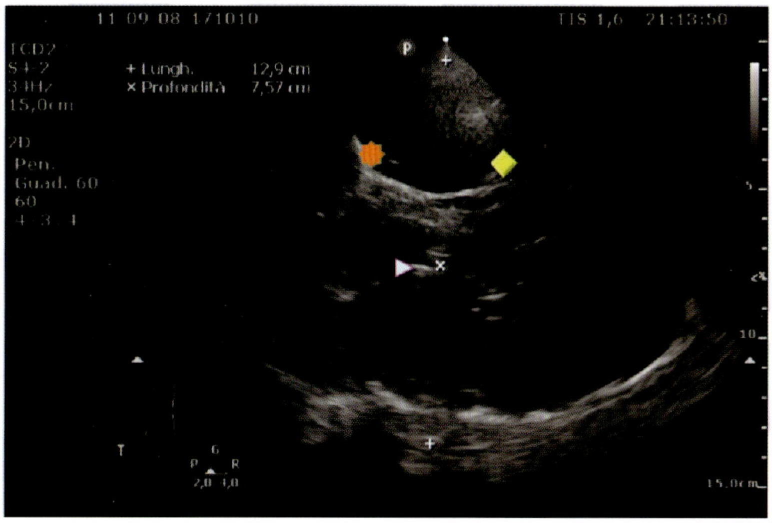

图20.3 颞窗间脑平面。白色箭头–第三脑室，黄色菱形–岩部骨，橙色星形–翼状骨。

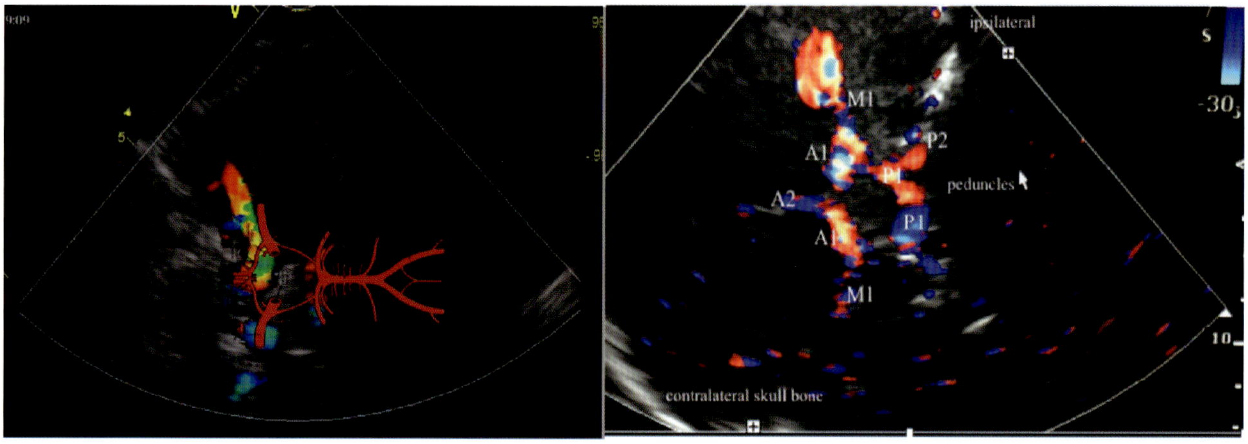

图20.4 颞窗显示Willis环。

20.3 TCCD特征和计算

典型的TCCD波形具有一个收缩期峰值和舒张期下降阶段（图20.5）。注意波形的形状很重要，因为收缩期和舒张期形态的变化可能表明病理改变。一旦记录下波形，就可以计算收缩期峰值速度（peak systolic，PSV）、舒张期末速度（end-diastolic，EDV）以及时间平均流速（time-averaged mean flow，TAMV）。基于这些测量值，可以计算出两个衍生指标：

- 脉动指数（PI）=（PSV–EDV）/ TAMV；正常值范围为0.6～1.2。
- 阻力指数（RI）=（PSV–EDV）/ PSV。

这些指标可以反映血流的阻力情况。需要记住的是，大脑维持着低阻力循环，以便随时优先供血。PI的变化对应于脑血液动力学的变化，因此PI的上升可能表明脑灌注压下降、低碳酸血症或远端阻力增加，而PI的下降可能是由于动静脉畸形。PI值需要结合临床情况来解读。

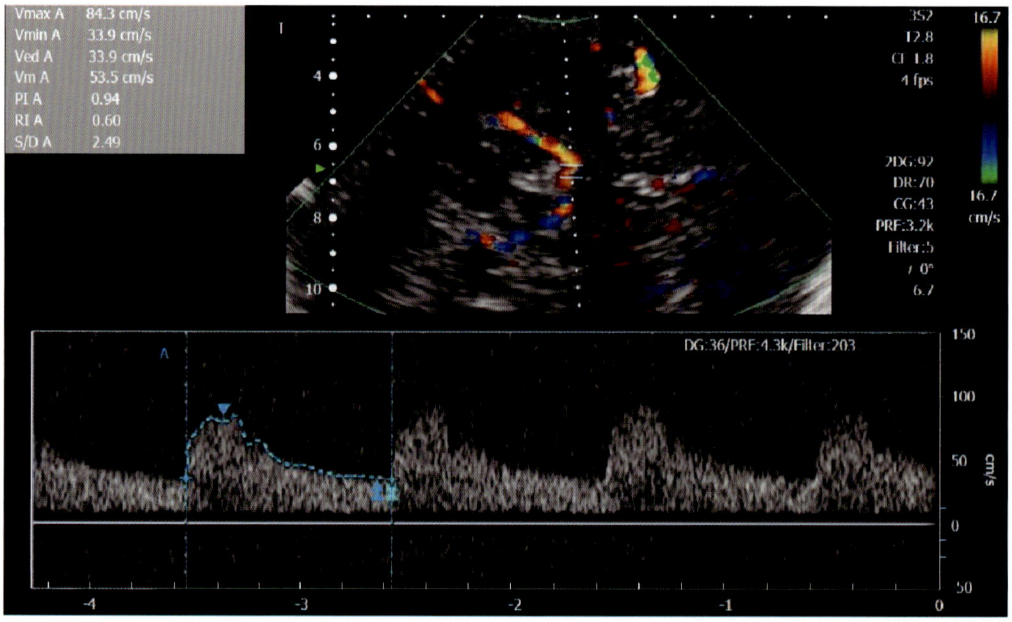

图20.5 一例典型的经颅彩色双频超声波形，其脉动指数（PI）为0.9。

了解扫查深度、相对于换能器探头位置的血流方向，以及流速的平均值，可以正确识别血管（表20.1）。

表20.1 血管特征和流速参考值

动脉	声窗	深度（mm）	血流方向（相对探头）	收缩期峰值速度（cm/s）	舒张期末速度（cm/s）	时间平均流速（cm/s）
MCA	颞窗	45～65	朝向	90～110	35～55	55～80
ACA	颞窗	60～65	远离	80～90	30～40	50～60
PCA	颞窗	60～75	P1朝向；P2远离	66～81	26～33	42～53
BA	枕窗	90～120	远离	54～74	23～34	35～50
VA	枕窗	65～85	远离	52～66	22～31	33～44
OA	眼窗	45～60	朝向	—	—	20～30

ACA–大脑前动脉；BA–基底动脉；MCA–大脑中动脉；OA–眼动脉；PCA–大脑后动脉；VA–椎动脉。

20.4 TCCD的临床应用

20.4.1 检测动脉瘤性蛛网膜下腔出血时的血管痉挛

动脉瘤性蛛网膜下腔出血（aSAHs）80%发生在前循环中，颞窗允许对大脑中动脉和大脑前动脉进行充分的可视化。这些血管的平均流速在120～200cm/s之间时，表明存在血管痉挛。为了将这些高流速与败血症等高动态血管状态区分开来，可以计算Lindegaard比率，即使用大脑中动脉（MCA）或大脑前动脉（ACA）的速度作为分子，通过下颌下窗探测同侧颅外颈动脉的速度作为分母。Lindegaard比率大于3提示轻度痉挛，比率在3～6之间提示中度痉挛，而比率超过6则提示严重血管痉挛。需要注意的是，测量的流速受到血压和二氧化碳等其他生理参数的影响，因此在解释这些流速时应综合考虑临床神经学状况[3]。

20.4.2 急性缺血性脑卒中

当发生大血管阻塞时，头部平面计算机断层扫描可能需数小时才能检测到明显的缺血性改变。若临床上存在怀疑，则通过对两侧大脑半球的大脑中动脉（MCA）进行TCCD检查，可以确认被阻塞的大血管内是否缺乏血流，并观察侧支血管的血流情况。通过侧支循环系统，脑血流会尝试维持恒定的脑灌注水平。在大脑中动脉（MCA）阻塞时，血流通常会从远端的颈内动脉（ICA）转向大脑前动脉（ACA）。因此，在进行TCCD检查时，相较于对侧的大脑前动脉，同侧大脑前动脉会出现更高速度的血流[4]。

连续TCCD检查也可用于监测脑卒中后经血管或溶栓治疗的再通化情况。Nedelmann等开发了一个基于TCCD的分级系统——颅内血流阻塞分级共识（COGIF）评分，其原理与放射学上的脑梗死血栓溶解（TICI）分级系统相似[5]。

TCCD的另一潜在用途是对超急性脑卒中病房的恶性MCA综合征患者进行评估。恶性MCA综合征指的是大脑中动脉梗死后，因梗死区域引发的占位性血管源性水肿导致的格拉斯哥昏迷量表（GCS）评分下降和神经症状恶化，这可能进一步导致中线移位和颅内压增高。发展成恶性梗死的预测因素包括受影响区域超过MCA血供区域的50%，以及头颅CT成像上早期出现中线移位征象。早期进行减压性颅骨切除术是一种治疗方案。为计算中线移位，可通过颞窗在间脑平面观察第三脑室。从屏幕顶端的超声波束为起点至第三脑室中心（位于高回声线间）进行双侧测量（以毫米计）。两次测量的差值除以二即可得出中线偏移值。

中线偏移=（右侧–左侧）/2

在TCCD上，大于2.5mm的中线偏移被视为显著，并且与CT成像具有良好的一致性。需要注意的是，对于接受减压性颅骨切除术后的患者，使用这种方法测量中线偏移可能不准确。

最后，在颈动脉内膜剥离术后的患者中，再灌注有时会引发脑高灌注综合征（CHS），临床症状以同侧头痛、癫痫发作和特定的神经症状三联征表现，且这些症状并非由脑缺血引起。几乎所有患者术后都会出现高血压。如未经治疗，高灌注可能导致脑水肿和中线移位。在CHS中，当MCA的流速增加超过100%时，即定义为高灌注。麻醉诱导前对MCA流速进行基线测量是一种快速且无创的评估方法，并可以进行持续监测，因为CHS可能在手术后即刻也可能延至一个月后才出现。由于CHS的表现与脑卒中类似，MCA流速成为这一临床场景下的有效诊断工具。

20.4.3 脑循环停止

颅内压（ICP）的增加会导致脑灌注压（CPP）下降，直至达到临界闭合压力。临界闭合压力是指低于此压力时，脑血流（CBF）接近零的动脉压力。通过颞窗TCCD检查MCA流量，可以在紧急情况下观察到CBF逐步变化（图20.6）。

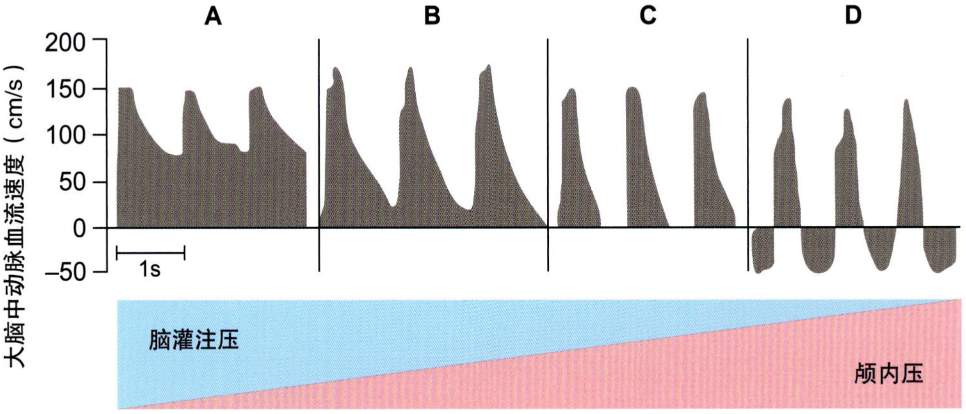

图20.6 随颅内压增加，大脑中动脉血流速度的逐步变化。

随着颅内压（ICP）的增加，舒张期波形的下降平台（B）将会消失。当颅内压达到舒张期血压值时，舒张末期速度变为零（C）。当颅内压超过舒张期血压时，大脑只在收缩期接受血供。在这个阶段，由于脑灌注压（CPP）仍高于颅内压，因此仍有前向血流。这表现为完全失去舒张期下降平台和只出现收缩期峰值。随着颅内压持续上升，收缩期峰值持续时间缩短，出现舒张期反向或回流，形成振荡式的收缩期前向血流和舒张期后向血流（D）。随着颅内压继续上升，舒张期反向流消失，只剩下孤立的较小幅度的收缩期尖峰，最终在达到临界闭合压力时，收缩期前向血流消失。

为了确认脑循环停止，应在双侧探测前循环和后循环的所有血管，并在颌下窗探测颈内动脉（ICA）

评估颅外循环，以证明双侧的生理前向血流。至少应进行两次相隔30min扫查以确认脑循环停止。需要注意的是，使用TCCD是为了评估脑循环停止，而不是脑干功能，因此在作为确定神经标准死亡的辅助检测时应谨慎使用[4]。

20.5 视神经鞘直径与颅内压升高

视神经鞘与硬脑膜相连，其内部结构与蛛网膜下腔的脑脊液循环相通，从后向前流动。视神经球后区域的前部蛛网膜下腔空间被脂肪所环绕，这使得该部分比后部更容易扩张。在脑脊液流动未受阻碍的情况下，CSF压力的增加会沿视神经鞘传播。

使用高频率（7.5MHz）探头，并依据ALARA（尽可能低的可扫查频率）原则选择相应的眼科设置。先用透明敷料保护闭合的眼睛，并涂抹大量凝胶，然后轻柔地将探头置于上眼睑。为避免对眼球施加不适当的压力，可将操作手稳定放在患者的鼻梁或上颌骨上。在无回声的眼球后方可见视神经鞘（图20.7）。将探头从内侧向外侧转动，优化图像以充分识别视神经的路径，并减少由于通过晶状体探测所产生的折射伪影。视神经鞘的直径应在眼球后方3mm处，测量围绕视神经的高回声区域的外边界（图20.8）。眼球后方3mm的位置是视神经鞘最易扩张的地方。在两眼的横断面和矢状面分别测量视神经鞘直径，取平均值，以进行更为准确的评估。

根据性别和种族不同，正常成年人的视神经鞘直径一般在5.6～5.9mm之间。视神经鞘直径超过6mm通常提示颅内压（ICP）超过20mmHg。Meta分析表明，与CT扫描相比，视神经鞘直径超过6mm时，对于颅内压升高的敏感性为100%，特异性为95%[6]。

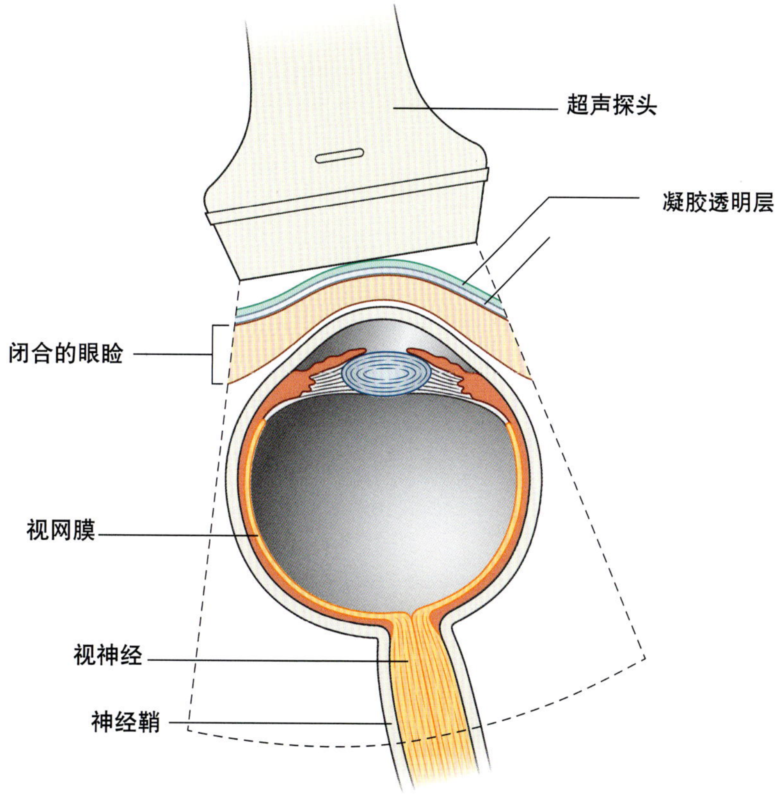

图20.7 视神经鞘的解剖。

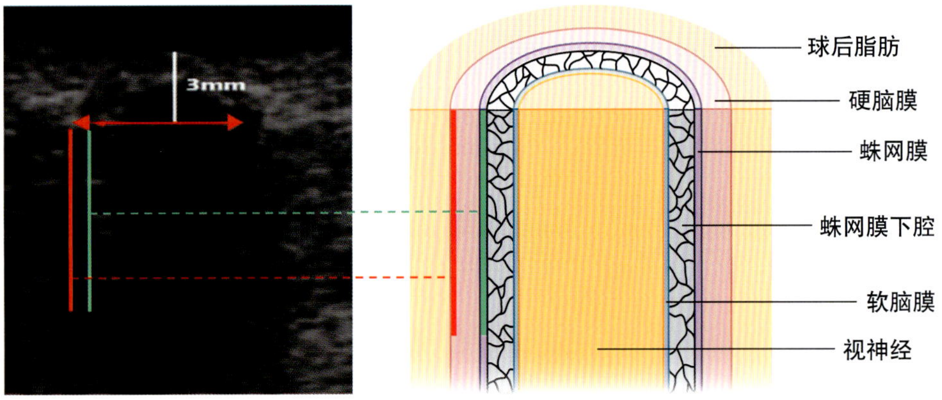

图20.8 视神经超声解剖。

测量视神经鞘直径时存在一些陷阱。最常见的问题是通过晶状体扫查所产生的伪影。筛板是一种网状结构，视神经纤维通过它穿过巩膜，扫查时筛板产生的阴影状伪影可能会被误认为是视神经根。为避免这种误解，可以将中央视网膜动脉作为定位标志。在视网膜结合部水平，中央视网膜动脉进入视神经鞘的中心，并且在视神经通道中保持居中位置。然而，当颅内压增高时，中央视网膜动脉可能会受压并因此在扫查时变得不可见。

作为一种简单的非侵入性检查工具，视神经鞘直径测量可以在各种环境（院前、手术室、产房）和临床场景（创伤性脑损伤、先兆子痫、脑膜炎、高海拔山病、特发性颅内高压、急性肝衰竭、腹腔镜后脑水肿以及脑室腹膜分流阻塞）中使用，尤其是在无法进行侵入性颅内压监测或者不推荐使用时[6]。但在一种特定情况下应谨慎使用。已知在动脉瘤性蛛网膜下腔出血（aSAH）中，动脉瘤破裂时会突然导致颅内压升高。观察性研究表明，动脉瘤破裂后视神经鞘的回弹是缓慢的，因此当视神经鞘直径值超过6mm时，应通过外部脑室引流、颅内压螺栓和连续脑组织氧分压（$PbtO_2$）监测器进行侵入性颅内压监测来进行验证。

眼眶超声也可用于诊断视盘水肿，需要同时满足两个超声学特征：视神经鞘直径大于6mm，且视盘隆起超过0.6mm。研究显示，超声检测到的视盘隆起对于视盘水肿有82%的敏感性和76%的特异性。而使用超声诊断视盘水肿的一个额外优势是它无须进行瞳孔扩张。

20.6 总结

神经POCUS是一种有用的非侵入性工具，可以在多种场景下指导临床评估和决策。通过颞窗，可以可视化Willis环和脑室系统。视神经鞘直径测量提供了一种简单的方法以确定是否有颅内压升高的证据。临床医生可结合临床病史、体检和POCUS发现，迅速采取措施减少继发性脑缺血。

张雨洁 译　王　雷 校

第21章 脊柱超声技术

21

John Dick & Kay Mak

中枢神经轴阻滞（CNBs）包括蛛网膜下腔麻醉（腰麻）、硬膜外麻醉和腰-硬联合麻醉（CSEs），在麻醉领域得到广泛应用，可以为各种不同的适应证提供高效镇痛。传统上，实施这类阻滞要依靠触诊骨性解剖标志和识别穿刺成功的指征，如阻力消失或脑脊液（CSF）流出等。操作者依据自身的触觉感知和先前的经验，预估进针的角度、轨迹以及椎间隙深度。对于没有明显脊柱畸形的患者，进行皮肤穿刺前，通常很难预料技术上的困难或穿刺针的位置。因此可能需要多次穿刺，导致患者的不适和不满。

在本章中，我们将讨论脊柱超声是如何成为一种优于体表标志法的技术，并介绍应用脊柱超声如何提高CNBs的成功率。

21.1 体表标志法存在的问题

传统的体表标志定位法存在一些潜在的缺点。首先，常用的体表标志Tuffier's线（嵴间线），即一条想象的连接髂嵴最高点的虚拟水平线，用以确定L3/L4椎间隙，然而，事实证明这一体表标志在不同的患者当中存在很高的变异性，可能导致错误识别椎体水平，从而在高于预定间隙的水平实施穿刺，增加了潜在重大损伤的风险[1]。其次，骨性标志未必总能触摸到，尤其是BMI（体重指数）较高、背部水肿、脊柱解剖异常或曾接受过背部手术的患者。体表标志定位法的这两个潜在缺点，都可以通过使用超声成像来克服。

21.2 脊柱超声的优势

1971年首次报道了脊柱超声的使用，之后逐渐发展成了确定椎间隙水平、定位脊柱中线、决定进针角度和确切进针点，以及了解椎间隙深度的可靠方法[2]。操作者可以预测哪些患者CNBs可能具有技术挑战性，从而准备好相关的物品，如较长的穿刺针等。超声实时引导CNBs，可观察到药物注射时进入椎间隙的情况，由于这种技术目前仍处于实验阶段，因此本章将不再进一步讨论[3]。

事实证明，操作前行腰椎超声检查可提高麻醉成功率，并显著减少穿刺尝试次数，提高患者的舒适度和满意度[4,5]。虽然使用超声定位需要花费一些时间，但整体的穿刺时间相对保持不变[6]。安全性也有所提高，超声引导硬膜外麻醉时，穿破硬膜和“严重”头痛的报告也减少[7]。此外，超声还是一种非常有价值地帮助了解脊柱相关解剖结构的教学工具，尤其对于脊柱侧弯的患者，可以预测其椎间隙的深度。

超声自身的优势在于便携、使用简单、无创、可用于床旁监测观察实时的图像。对孕妇而言，超声的安全性使其对产科人群尤其适用，因为产科患者经常要进行椎管阻滞。我们已将该技术常规用于手术室和产房的急诊及择期手术的麻醉，而且我们认为，只要有足够的经验，就可以在非常短的时间内完成图像采集，不会因此而耽误时间。

21.3 腰椎的大体解剖结构

腰椎由五块椎骨（L1～L5）组成。每块椎骨都由前方的椎体和后方的椎弓组成，它们共同构成一个封闭的环，即椎管。椎弓上有几个骨性突起：一个位于后方正中的棘突，两个向两侧突出的横突，双侧连接棘突和横突的椎板，还有连接横突与椎体的双侧椎弓根，以及四个关节突（上下关节突各两个），构成椎骨之间的关节（图21.1）：后方居中的单个棘突、向外侧延伸的两个横突、连接横突和棘突的两个椎板。超声可穿透棘突之间的间隙（棘突间隙）和椎板之间的间隙（椎板间隙），观察到椎管内的内容物。

整个脊柱由多条韧带连接。棘上韧带较厚，棘间韧带较薄，他们连接着每个相邻椎骨的棘突。前纵韧带和后纵韧带分别依附于椎管的前后壁纵向走行。黄韧带是一层厚而致密的结缔组织，连接着相邻椎骨的椎板。

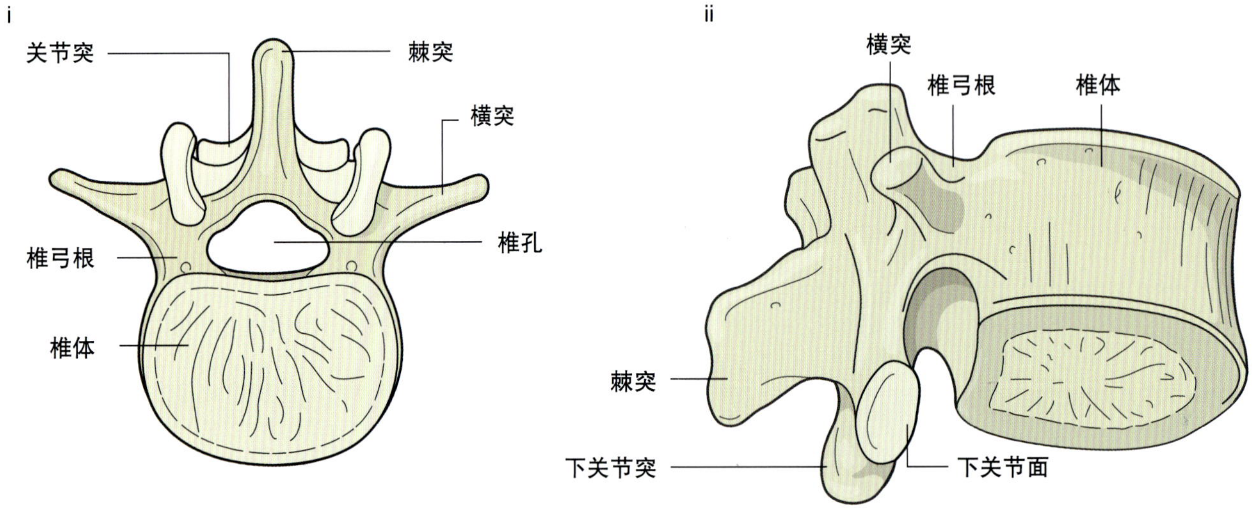

图21.1 图示腰椎的（i）上视图和（ii）侧下视图。摘自Anatomy and Physiology in Healthcare（Marshall P. et al.）经Scion Publishing授权。

21.4 准备工作

患者取坐位或侧卧位，采取弓背姿势，以打开棘突间隙。使用频率为2～5MHz的低频凸阵探头，以提供更深的穿透力和更宽的视野。初始显示深度设置为10cm。简化技术只涉及两个扫描角度：旁正中斜矢状位扫描（椎板间）和正中轴向扫描（横位）。

21.5 旁正中斜矢状位（椎板间）切面

将探头放置于腰骶部棘突外侧几厘米处，横突的正上方，标记点指向头侧。骶骨具有特征性的扁平形状，由于镜面反射，其超声图像表现为连续的高回声影像。以此为起点，将探头在矢状面上向头侧或足侧调整，并向内侧倾斜，以在倾斜切面中观察椎体和椎板。骶骨和L5椎板之间的间隙为L5/S1椎板间隙，通过向上计数可获得所需的椎板间隙。可以看到图21.2所示的特征性锯齿样图案，波峰波谷征，“牙齿”与椎板相对应，其间的超声透射区域对应椎管内容物。可见的结构包括黄韧带、后硬脊膜、前硬脊膜和后纵韧带。此时应调整显示深度，使所显示的图像尺寸最大化并优化成像。

硬膜外腔位于黄韧带和后硬脊膜之间，两者均呈高回声结构，合称为后复合体。而前复合体则由前硬脊膜、后纵韧带和椎体后缘组成，如图21.3所示。后复合体和前复合体通常都显示为单一的线性高回声结构，而构成二者的各个（解剖）结构，通常无法清晰地分辨。

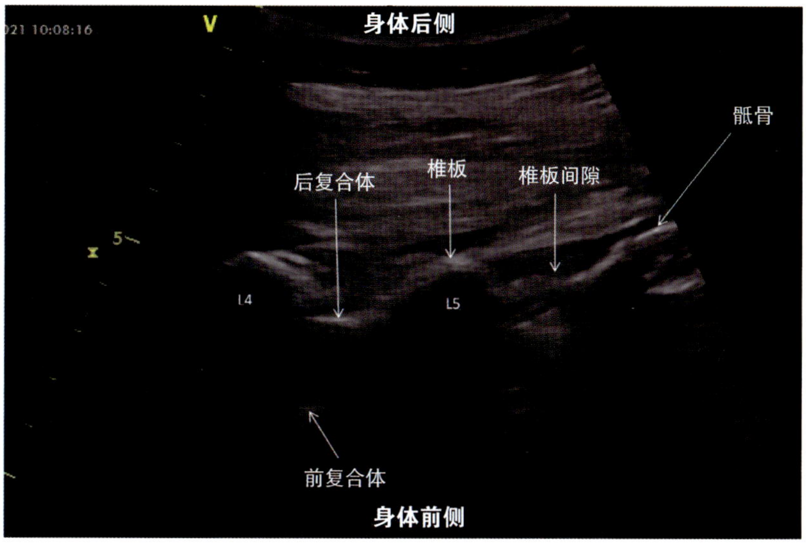

图21.2 腰椎旁纵向矢状斜位超声图。

21.6 正中线轴向切面（横切面）

确定L5椎体后，将探头向上方滑动以确定L4椎体，将探头水平放置，探头的中点位于后正中线上，即可获取正中线轴向切面（图21.3）。超声下棘突显示为耸立的低回声峰状阴影。下一步要确定棘突间隙：将探头向头侧或足侧滑动，并调整倾斜角度，直到超声波穿过棘突间隙到达椎体。考虑到棘突的角度，通常需要将探头向头侧倾斜。然后，在棘突间隙切面，可看到后复合体和前复合体的平行高回声线。该切面也用于优化穿刺针的进针轨迹。如果无法获得前复合体的良好图像，则应避免在这一间隙穿刺。反之，如果超声波能够透射至椎体的后方，清晰地显示前复合体，则通常意味着穿刺进针的轨迹比较容易。

预测椎间隙深度的最佳方法，是在正中线轴向切面上识别出后复合体，因为表现其超声反射来自黄韧带和后硬脊膜。将棘突放置于图像的中线并“冻结”图像，然后使用“测量”功能来测量该强回声线到皮肤的距离（图21.4）。该功能在预测硬膜外腔深度、避免意外刺破硬脊膜方面非常有用。

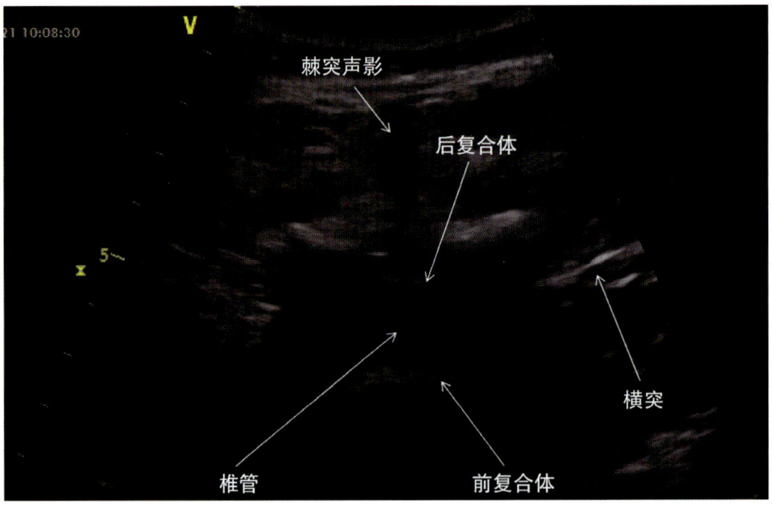

图21.3 腰椎的横向超声切面。低频凸阵探头放置的位置使超声波可透过棘突间隙。

21.7 标记“穿刺点”

这是我们在确定最佳棘突间隙后，用于标记穿刺针刺入点的方法。将超声探头置于正中线获得最佳视图（确保探头位于中线）后，可小心地移动超声探头，用针座在皮肤上压出一个临时的圆形印记标记棘突间隙，利用这短暂的时间把超声探头安全地收好，然后在印记中心注射几毫升局部麻醉药。当操作者准备进行阻滞时，可确保该标记点既已麻木，又还能清晰地看到一个微小的出血点（图21.5）。

提示：

- 对于病态肥胖的患者，可能无法获得最佳图像，但仍可利用超声识别棘突（通常难以触及）的声影来确认后正中线。
- 对于肥胖产妇的剖宫产手术，熟练使用超声的麻醉医生可在患者侧卧位或坐位时快速确定“穿刺点”，另一名麻醉医生则可在同一时间内为快速腰麻做准备。
- 腰骶复合体的塑料模型有助于了解超声的穿透性和使用不同探头角度所产生的图像。

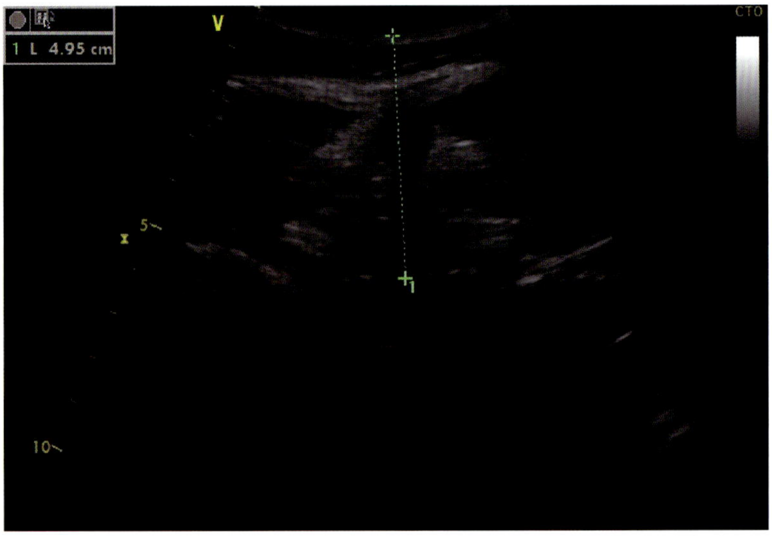

图21.4 从皮肤到后复合体的距离可用于估测椎间隙的深度；在本例中为4.95cm。

准备工作：
确保探头位置正确，调整深度设置，并确保超声机器处于正确位置。患者取坐位或侧卧位，最大程度前屈。

↓

旁正中线斜矢状位切面：
将探头置于腰部正中线外侧1～2cm处，确定骶骨。将探头向头侧滑动并向上计数，以确定所需的棘突间隙。

↓

轴向正中线切面：
将探头旋转90°水平放置。向头侧和足侧滑动探头，以确定最佳间隙并辨认前复合体。此时可“冻结”屏幕，以测量椎间隙的深度。

↓

标记穿刺部位：
获得最佳切面后，用针座在皮肤上压印，标记部位。

↓

进针：
在标记部位进针。确保穿刺针的进针角度，与在轴向正中线切面获得最佳图像时的探头角度相同。

图21.5 操作前脊柱超声扫描的建议方法。

21.8 小结

脊柱超声技术作为进行CNBs的术前工具，正迅速成为体表标志法的有效辅助和替代方法，特别是对于解剖结构触诊不清楚的患者。对于孕产妇，它已被证明可以提高穿刺成功率，提升患者的舒适度和满意度。清楚掌握相关解剖学知识和超声探头技术，对于优化解剖结构的显像和指导穿刺针操作至关重要。

肖建民 译 温 洪 校

气道超声

第22章 超声确认气道位置并指导经皮扩张气管切开术

22

Adrian Wong

超声在急症和重症监护中的应用不断发展，提高了床旁护理水平。气道评估及其后续管理通常是结构化、系统化治疗急性患者的第一步。

英国皇家麻醉医师学院的第四次国家审计项目报告了插管失败的发生率。主要调查的事件和发生率为：

- 择期插管为1/2000。
- 产科快速诱导插管为1/300。
- 急诊（ED）、重症监护室（ICU）和院前急救插管为1%～2%。

重要的是，该项目发现与手术室相比，ICU与气道管理相关的并发症发病率和死亡率显著增加。

困难气道在某种程度上是不可预测的，尤其是它受到临床环境和操作员技能等不同情境因素的影响。在ICU，由于其情境、环境和患者相关因素的并存，气道管理可能极具挑战性。

在紧急情况下，当全面的麻醉或气道病史采集受到限制时，超声可以在非紧急或紧急情况下的气道策略评估和后续规划中发挥重要作用，对于传统上被认定为高风险的患者（例如BMI显著升高的患者）尤其如此。

除了评估气道外，气道超声的其他临床应用包括确认气管内导管（ETT）的位置，引导经皮气管切开术和环甲膜切开术。描述较少的临床应用包括声门下狭窄的检测、拔管后喘鸣和ETT型号的预测。其他潜在的应用包括实时评估患者的吞咽等。

本章的目的是回顾上呼吸道的超声解剖，并概述超声在危重患者气管插管和颈前气道通路管理中的应用。

22.1 气道的超声解剖

使用线阵或凸阵探头可识别上气道的大多数的浅表解剖结构，而深层次结构的显示则受到了空气的限制——气体是超声波传导的不良介质。

喉主要由围绕软骨框架的各种肌肉组成，软骨框架包括环状软骨、甲状软骨和气管环。超声能够识别重要的上气道超声解剖结构，包括甲状软骨、会厌、环状软骨、环甲膜、气管环和食管（图22.1、图

22.2）。

骨性结构，例如下颌骨、舌骨和胸骨等，在超声下表现为后方带有低回声（暗）声影的高回声（亮）结构。软骨结构，例如甲状腺和环状软骨等，表现为均匀的低回声结构。肌肉和结缔组织表现为不均匀的低回声和条纹状结构。

环状软骨在纵切面上显示为一个局部隆起，横切面上则显示为椭圆形结构。环甲膜在矢状位和旁矢状位上，显示为连接在低回声的甲状软骨和环状软骨之间的高回声带状结构。

会厌在横切面和经甲舌膜的旁矢状位切面上，表现为低回声的曲线状结构。在横切面，可通过将线阵探头向头侧或足侧倾斜来识别。在吞吐舌头时，会厌也会活动，表现为位于舌根下方与舌肌分别具有各自运动形态的结构。

气管软骨环在纵切面上呈现为“串珠状”结构（图22.2），在横切面上呈倒“U”形。气管后方的线性高回声线（在横切面和纵切面均显现）是空气–黏膜界面处产生混响伪影的结果。

横切面和矢状位切面都可用于显示舌骨。在横切面上，它表现为一个浅表的高回声倒“U”形线性结构，后方伴声影。声带呈等腰三角形，中央有气管声影。

显示食管的最佳切面，是位于胸骨上切迹水平的气管后外侧横切面，在吞咽时出现蠕动即可确认。

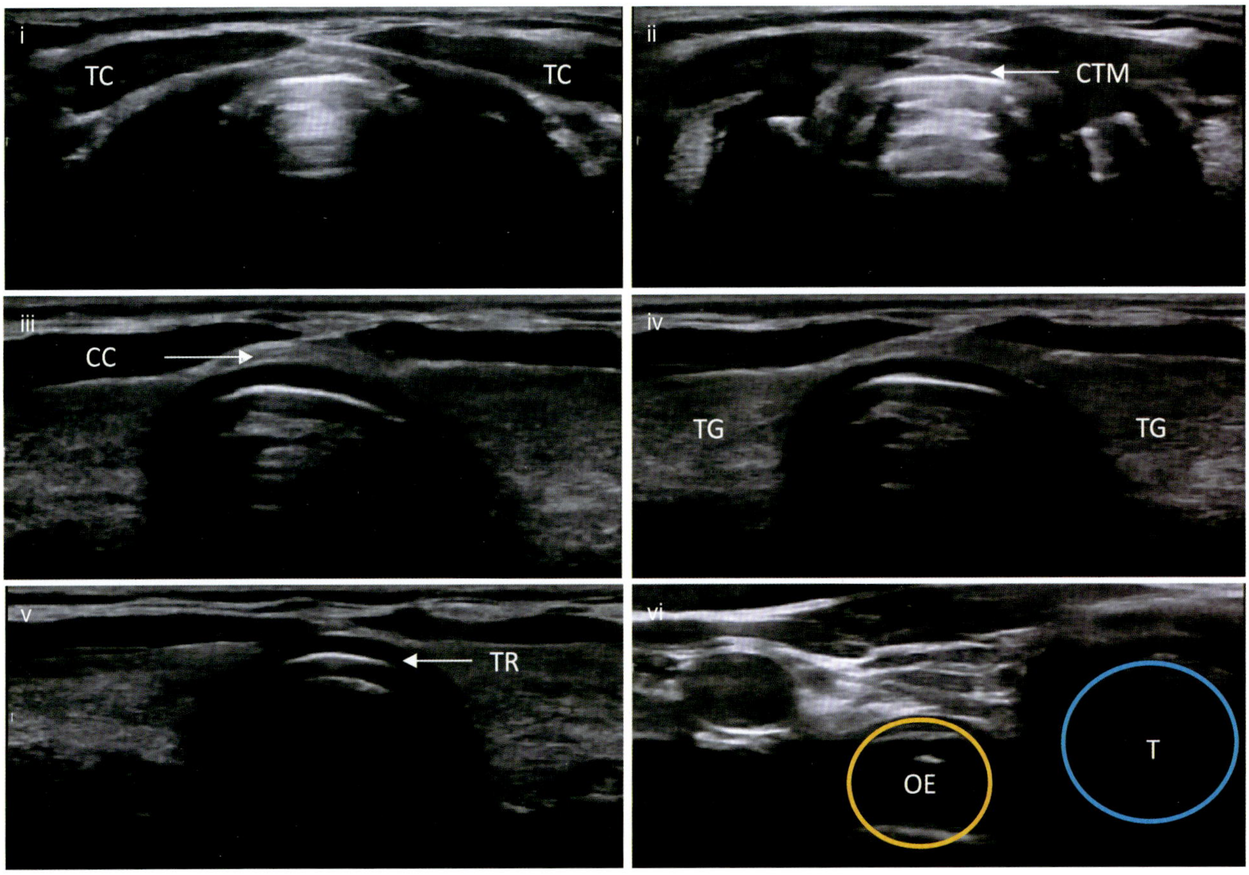

图22.1 气道超声。（i）甲状软骨。（ii）环甲膜。（iii）环甲膜。（iv）甲状腺。（v）气管环。（vi）向侧方移动探头显示食管和气管。CC–环状软骨；CTM–环甲膜；OE–食管；T–气管；TC–甲状软骨；TG–甲状腺；TR–气管环。

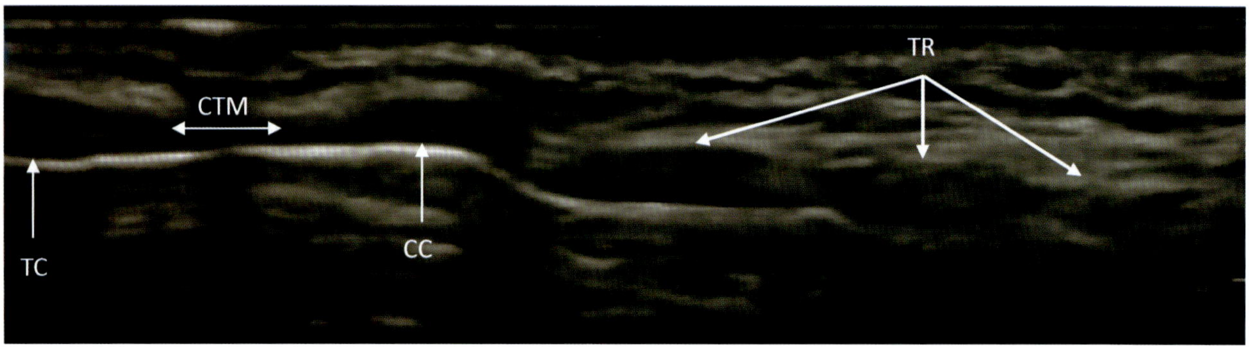

图22.2 气道超声外侧切面视图。CC-环状软骨；CTM-环甲膜；TC-甲状软骨；TR-气管环。

22.2 使用超声评估气道和预测困难气道

传统方法评估潜在的困难气道，依赖于病史和临床检查的结合。预测个体患者困难气道的指标，如张口度、Mallampati分级等，其敏感度、特异度和阳性预测值均较差。在患者失去意识或无法合作的情况下，这些预测方法即无法使用。为了提高预测评分的可信度，建议采用复合多参数气道评分系统。MACOCHA评分是最常用的，包括七个项目：

- Mallampati评分Ⅲ或Ⅳ。
- 阻塞性睡眠呼吸暂停综合征。
- 颈椎活动受限。
- 张口度受限。
- 严重低氧。
- 昏迷。
- 没有麻醉医生。

其敏感度为73%，特异度为89%。

除了识别各种颈部和气道结构外，超声还可以进行长度/距离和容积测量，包括皮肤至会厌距离，舌骨下颌骨距离比以及舌体厚度等。需要注意的是，大多数使用这些测量方法预测困难气道的研究，其样本量都很小；除了证明这些测量的可行性外，它们往往缺乏可靠的灵敏度和特异度。事实上，虽然在择期和紧急情况下都可以进行超声评估，但大多数国际气道指南尚未提议将超声作为常规气道评估的一部分。

对于肥胖的患者，超声测量气管前软组织（厚度）可以帮助预测困难气道。从皮肤到气管前部的深度测量在三个水平进行：声带、甲状腺峡部和胸骨上切迹。在每个水平，超声探头都是放在气管中央部位的正上方进行测量，并且是在中线两侧进行两次测量，然后计算平均值。

22.3 确认气管插管的位置

通过临床检查确认气管插管的位置有其局限性，高达55%的支气管内插管未能通过听诊和观察胸部起伏被发现。呼末二氧化碳波形被认为是确认气管插管到位的标准；然而，在出现心跳呼吸骤停、支气管缩窄或无法获得准确的二氧化碳波形或无法测量呼末二氧化碳的情况下，超声则体现出了其价值所在。

通过观察气管内出现两条高回声线（即气管内的“双轨”征），可确认气管内插管的正确位置（图22.3）。同样的，若气管插管进入了食管内，也可通过气管快速超声检查（TRUE）加以识别。这种静态的经气管观察的方法，使用凸阵探头并选择胸骨上切迹声窗，在紧急插管时的总体准确率为98%（灵敏度98.9%，特异度94.1%）。一项尸体研究表明，即使是超声初学者，也可以在胸骨上切迹水平处准确识别出气管内插管（ETT）那充满生理盐水的气囊。

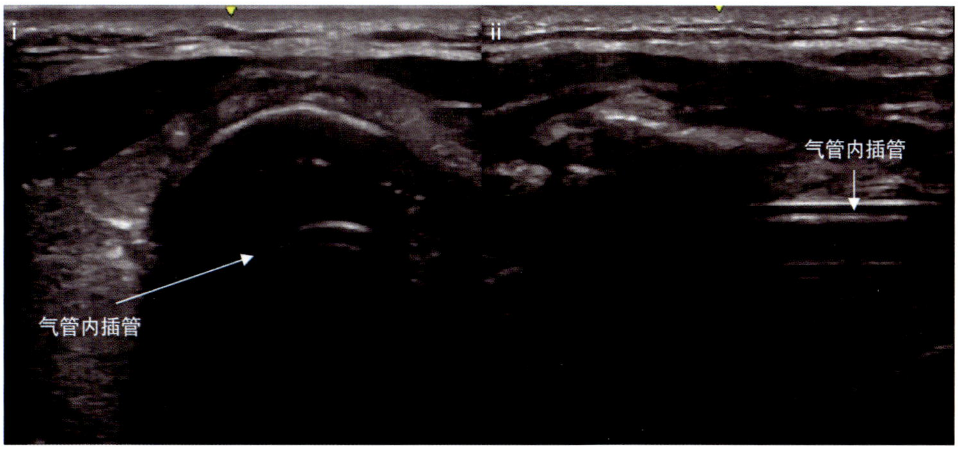

图22.3 “双轨”征示例，确认气管插管在气管内位置的气管（i）横切面和（ii）纵切面图像。

22.4 超声在气管插管和预测气管内导管型号时的作用

学术界对使用超声来估计气道的宽度以及由此确定合适型号的ETT越来越感兴趣。

超声作为评估声门下气道的工具已被MRI和CT验证。与这些放射学方法相比，它有几个实际的优点——超声需要的训练最少，并且可以在床旁快速操作，不需要患者完全制动或予以镇静。

超声测量的声门下横径与ETT外径有很好的相关性，可以准确预测ETT外径的大小（包括气囊充气和未充气状态）。在预测ETT大小方面，超声优于基于年龄和身高的计算公式。在预测充气与未充气状态的ETT大小时，经公式预测的准确率为35%和60%，而使用超声预测的准确率为98%和96%。

值得注意的是，喉软骨的年龄相关性钙化开始于30岁，由此产生的声影严重限制了对老年患者喉部超声检查。

22.5 超声在紧急颈前气道通路建立中的应用

环甲膜切开术可以在“不能插管，不能通气”的情况下挽救生命，然而使用体表标志法识别环甲膜也并不总是那么容易。

超声提高了环甲膜定位的速度和准确性。超声实时引导下探条辅助环甲膜切开术的可行性已经得到证实。有一项研究显示，超声识别环甲膜的中位时间不到4s，完成环甲膜切开术并且获得较高成功率的时间不到30s。重要的是，这种技术没有陡峭的学习曲线。

在一项随机对照试验中，超声经验并不丰富的操作者，分别通过触诊法和超声引导在尸体上进行了环甲膜切开术，结果发现超声引导组的气道损伤率为触诊组的1/3，即使在因体位不佳颈部解剖结构出现扭曲的情况下也是如此。不过，使用超声的确是延长了完成操作所需的时间（196s对110s）。

22.6 超声在经皮扩张气管切开术中的应用

一项对经皮扩张气管切开术（PDT）相关死亡率的系统分析发现，手术死亡率为1/600，其中1/3的死亡发生在PDT期间；主要死亡原因为出血（38%）和气道并发症（29.6%）。

PDT最常见的并发症是与血管解剖变异相关的出血。准确识别颈前部结构可以显著降低出血和其他并发症的风险，包括甲状腺峡部损伤、气管狭窄和损伤上纵隔血管等。

术前超声可以识别血管或气管解剖变异的高危患者，从而提高了PDT的安全性。一项研究发现，25%的患者的气道管理决策由PDT改变为开放式外科气管切开术。另一项研究发现，25%的患者因为在进行PDT前进行超声评估而改变了穿刺部位。

在没有PDT禁忌证的情况下，超声可以很好地找到PDT的解剖标志，并可以估算合适的气管造口插管的尺寸和长度。

22.6.1 操作PDT

1. 在插管前对预定手术的区域进行检查，以确定气管中线、气管软骨的大致水平、颈前静脉（及其直径和位置）、甲状腺峡部、易损伤的甲状腺血管和任何其他异常血管。
2. 如前所述，气管穿刺的部位应位于第一至第五气管环之间，而且穿刺部位不能有任何妨碍手术的结构存在。首先使用横切面成像以识别气管中线。
3. 将探头旋转90°，显示环状软骨和气管环的纵向切面。采用平面内法，从而能够观察穿刺针刺入和推进的整个过程。阻力发生变化（落空感）表明穿刺针进入了气管内，连接穿刺针的注射器回抽出空气或液体也可证实穿刺针到位，断开注射器。
4. 通过穿刺针向足侧置入导丝，在扩张穿刺点之前，可使用横切面或倾斜横切面来确认导丝的位置。

与体表标志法相比，实时超声引导可提高首次穿刺成功率（TARGET）和准确定位中线的成功率，从而减少了穿刺次数。它还准确预测了90%患者的气管环间隙刺入情况。二者手术并发症无统计学差异。

平面内法超声实时引导下的气管穿刺和导丝置入，其可行性已通过尸体标本得以证实。TRACHUS随机对照试验比较了危重患者超声引导PDT与支气管镜引导PDT的操作失败率及主要并发症的发生率，超声引导下的PDT不比支气管镜引导下的PDT差。

通过分析实时超声引导PDT的学习曲线发现，操作者至少需要有50例以上的手术经验，才能以可接受的并发症发生率和手术时间完成该操作。

22.7 超声在气道管理中的其他用途

22.7.1 并发症检测

气管插管可引起一系列的局部并发症。最常见的喉部损伤包括喉部水肿和声带功能障碍，两者均可引起喘鸣和拔管失败，导致机械通气时间延长和住院时间延长。使用超声可以证实这些损伤的存在。

22.7.2 喉部水肿

气管插管（ETT）气囊放气前后声带水平气柱宽度的变化可以被用来预测或预防喘鸣。但样本量较小，该方法的研究还处于初级阶段。

22.7.3 声带功能障碍

声带功能障碍的诊断通常通过鼻咽镜检查进行，这是一种有创的检查方法，并且在存在颅面损伤和凝血障碍的情况下禁忌使用。声门水肿也会影响检查的充分性。相比之下，超声是非侵入性的，而且不会受到上述情形的限制。

22.8 总结

传统的气道管理和干预主要依靠体表标志方法和临床评估，而超声高分辨率的成像和实时可视化的优势，使其成为评估气道的理想无创工具。

使用超声测量（如皮肤–会厌距离或气管前软组织深度）的气道评分系统和临床预测因素，可以帮助发现可能存在的困难插管。上气道超声因为其便携性、无创性、经济性和可重复性，在危重患者的护理中特别是在气道管理方面具有不可估量的价值。迄今为止，支持使用超声的证据令人十分振奋，预计上气道超声将在未来护理标准的气道评估、监测和成像方面发挥重要作用。

张　丽译　温　洪校

情景超声

第23章 床旁超声在休克评估中的应用

23

Ashraf Roshdy

床旁超声（POCUS）的广泛应用在很大程度上推动了其在血流动力学评估中的重要地位[1,2]。2014年，欧洲重症监护医学会（ESICM）推荐超声心动图作为休克评估的首要工具[3]。尽管它是休克的主要检测方式，其他器官的超声检查也可以作为重要的辅助手段。在本章中，我们着重强调POCUS作为血流动力学监测工具所具备的独特潜力。

23.1 休克状态

休克是急性循环衰竭状态，伴随着显著的发病率和死亡率。治疗的核心在于针对病因进行干预。然而，血流动力学影响可能持续较长的时间，同时存在着低灌注和多器官衰竭的风险。在这种情况下，精准的血流动力学支持至关重要，它可以作为过渡性措施，直至病因得到解决。

从病因角度，休克可分为梗阻性、分布性、低血容量和心源性四种。不论类型如何，三个主要生理变量相互影响，导致血流动力学不稳定：液体状况、心脏泵功能和血管张力。每位患者的血流动力学情况也各有不同。并且，调整其中一个变量可能影响其他两个。因此，临床医生需要实时、准确、详尽的血流动力学数据来指导个体化的治疗方案，尤其是在复杂、难治的病例。

23.2 POCUS的作用

在直接可视化和评估心脏方面，没有比超声心动图更有效的床旁工具。实际上，它不仅可以作为诊断工具，还在评估血流动力学方面发挥作用。在某些情况下，其他血液动力学监测设备不可用时，它可以作为独立的工具使用（比如资源有限的情况，或者院前/急诊环境中）。除了心脏检查外，对其他器官的超声检查也有助于找出休克的根本原因（例如，感染性休克中的肺炎、张力性气胸、腹腔积液），并评估液体负荷的耐受性。

23.3 使用POCUS进行血流动力学评估

POCUS通常由主治医生操作和分析，应尽早应用并整合到最初的复苏过程中。它主要用于以下三个方面：

1. 在聚焦心脏超声检查中筛查相关因素。

2. 全面深入的心脏超声检查。

3. 其他相关器官的辅助超声检查。

因为存在不同的方案，这三个组成部分之间没有明确的分界线。它们可以按任何顺序进行，也可以整合到一起。这通常取决于临床病例、操作者的技能，以及可用的设备。

23.4 聚焦心脏超声检查

面对血流动力学不稳定的患者，主治医生可以在复苏初期进行快速筛查。这通常只需要几分钟，旨在：

- 快速发现可能存在的明显心脏病变因素。
- 辨别是否需要紧急进行全面检查、专科转诊或干预措施。

初步的心脏超声筛查可以在比大多数血流动力学监测仪器的应用和校准所需时间更短的情况下提供有用信息[4]。非心内科医生经过短期培训（包括模拟训练）即可掌握所需的技能，并且有许多简单、相对便宜且小型的设备可供使用（例如手持式超声探头）。聚焦心脏超声检查应遵循目标导向的方法，以回答一系列重要的临床问题，例如：

1. 是否有明显的心包积液/心包填塞?

2. 是否存在明显的左心室收缩功能障碍?

3. 是否出现急性肺源性心脏病?

4. 患者是否对液体有反应性?

如果操作者精通肺部超声，还可以回答第五个问题：

5. 是否存在气胸的迹象?

若患者出现气胸且血流动力学不稳定时，需要立即进行胸腔减压（更多详细信息请参阅第11～13章有关胸部超声的内容）。

需要立即采取措施的情况包括：

- 心包填塞时进行心包穿刺术。
- 肺栓塞时进行溶栓治疗。
- 急性肺源性心脏病时调整机械通气参数。
- 急性心肌梗死时转诊至心内科。
- 心源性休克时使用正性肌力药物。
- 张力性气胸时进行减压术。

针对这些情况的重点研究主要依赖于二维成像，尽管多普勒成像有时也可提供帮助。虽然聚焦心脏超声检查是非持续实时监测，但多次反复检查可以弥补这一局限性，评估治疗反应并指导进一步的管理。

23.5 综合性心脏超声检查

综合性的检查可作为最初的评估内容，或者在发现任何严重的病变后进行。若血流动力学监测显示心输出量（CO）低或出现低灌注迹象（例如乳酸升高），即使充分补液和（或）血压正常，也建议进行综合性检查。某些血流动力学监测设备可以提示需要进行此类检查（例如，在PICCO中的整体射血分数和心功能指数）。全面的超声心动图检查应由经过充分培训和认证的专业人员进行，它不仅作为心脏诊断工具的黄金标准，而且在评估前负荷和后负荷方面也具有重要意义。

首选的诊断方法通常是经胸超声心动图（TTE），但也可以采用经食管超声心动图（TEE）。尽管它模拟了完整的超声心动图检查，但需要特别关注血流动力学指标，并通常需要进行多次检查以获取连续数据。然而，随后的研究可能更加专注于特定方面。操作者通常是治疗团队的一员，他们不仅需要具备执行检查的技能，更为重要的是能够准确解读扫描结果，将观察到的现象与其他血流动力学监测数据相对应，并制定出一套治疗方案。

综合性超声心动图主要有两个主要作用：

1. **诊断作用**——用于发现可能导致休克的任何结构性心脏病变。
2. **血流动力学作用**——用于指导血流动力学管理。

23.5.1 诊断作用

任何重要的心脏结构性病变（无论是急性还是慢性）都可能对血流动力学管理产生影响。有时，急性和慢性病变很难区分，而且对慢性心脏病理的偶然诊断并不罕见。表23.1中列举了一些超声心动图所发现的例子，并提出了相应的管理方案。

表23.1 超声心动图的发现及其对血流动力学管理的影响

POCUS的发现	评估方法	分类		处理方法	进一步检查
		急性	慢性		
左心室					
左心室收缩功能受损	肉眼评估 LV射血分数	心源性休克 脓毒性心肌病 病毒性心肌炎	慢性左心室功能不全	药物治疗——正性肌力药物 药物治疗——IABP 治疗病因（例如PCI）	肌钙蛋白 ECG 冠状动脉造影术
局部室壁运动异常	肉眼评估 （17段评估）	急性心肌梗死 传导障碍（例如LBBB） 心碎综合征	既往心肌梗死 传导障碍（例如LBBB）	紧急转诊至介入心脏病科进行ACS治疗	肌钙蛋白 ECG
室间隔缺损	彩色多普勒 CW普勒	如果是急性情况，多半是新发生的心肌梗死	较不可能（例如先天性心脏病）	紧急转诊至心内科	TEE
左室流出道梗阻	前叶瓣SAM CW多普勒 彩色多普勒	获得性LVOT 心碎综合征	慢性HOCM	补液（保持LV充盈） β受体阻滞剂	连续超声心动图检查
心碎综合征	二维成像（心尖膨出和高度收缩的基底） 非典型形式存在，并可能涉及右心室	应激性心肌病	—	排除ACS	肌钙蛋白 ECG 冠状动脉造影术

（续表）

POCUS的发现	评估方法	分类		处理方法	进一步检查
		急性	慢性		
壁内血栓	二维成像	潜在的心肌梗死或扩张型心肌病动脉栓塞的风险		抗凝治疗	TEE
瓣膜					
二尖瓣反流	彩色多普勒 PISA	如果急性，请考虑急性缺血（伴/不伴腱索断裂） 感染性心内膜炎	慢性MR	血管收缩药物通过增加SVR可能加重二尖瓣关闭不全； 谨慎液体复苏以减少肺水肿风险	对ACS和感染性心内膜炎进行评估
二尖瓣狭窄（慢性）	PW多普勒	—	几乎都是慢性的	每搏输出量依赖于舒张时间； 避免心动过速（β受体阻滞剂）； 通常伴随房颤； 谨慎液体复苏以减少肺水肿风险	—
急性主动脉瓣反流	CW多普勒	感染性心内膜炎 主动脉夹层	慢性AR	高SVR可能加重反流；低舒张压并不反映低SVR	对ACS和感染性心内膜炎患者进行评估；主动脉影像学检查（CT，TEE）
主动脉狭窄（慢性）	CW多普勒 （连续方程）	—	几乎都是慢性的	固定心输出量；可能对正性肌力药物有反应（假主动脉瓣狭窄）；注意休克患者尤其是低流量低梯度状态；常伴有LVH和LV舒张功能障碍	TEE
三尖瓣反流	彩色多普勒 CW多普勒	急性肺心病	肺动脉高压 扩张性右心室和TV环	增高RAP；中心静脉压（CVP）升高伴静脉充血	—
疣状赘生物	二维成像	感染性心内膜炎 栓塞风险	可以是亚急性的	抗生素；心胸外科转诊	血培养； TEE； 连续心脏超声检查
右心					
扩张的右心室伴有室间隔运动异常	二维成像 肉眼评估	急性肺源性心脏病：（PE，ARDS）	慢性肺动脉高压	降低右心室后负荷； 溶栓/取栓/抗凝治疗	CTPA
卵圆孔未闭	彩色多普勒超声检查（SC切面和TEE）	通常为慢性，但在急性肺动脉压力增加的情况下可能变得明显		缺氧； 矛盾性栓塞	TEE
心内血栓	二维成像 肉眼评估	—	—	PE的风险	—
McConnell征象和60/60征象	二维超声成像；三尖瓣CW多普勒；肺动脉瓣脉冲波多普勒	区分急性肺栓塞和慢性肺动脉高压		溶栓/取栓/抗凝治疗	CTPA

（续表）

POCUS的发现	评估方法	分类		处理方法	进一步检查
		急性	慢性		
其他					
下腔静脉	二维成像 M模式	液体反应性 可反映CVP		液体输注	连续性超声心动图检查

ACP：急性肺心病；AF：心房颤动；ARDS：急性呼吸窘迫综合征；AV：主动脉瓣；BB：β受体阻滞剂；CO：心输出量；CT：计算机断层扫描；CTPA：肺动脉；CT血管造影；CVP：中心静脉压；CW：连续波多普勒；HOCM：肥厚性梗阻性心肌病；IABP：主动脉内球囊反搏；IVC：下腔静脉；LBBB：左束支传导阻滞；LV：左心室；LVOT：左心室流出道；MV：二尖瓣；PCI：经皮冠状动脉介入术；PE：肺栓塞；PFO：卵圆孔未闭；PISA：近端等速面积；PW：脉冲波多普勒；RAP：右心房压力；RV：右心室；RWMA：区域室壁运动异常；SAM：收缩期前向运动；SC：肋下的；SV：每搏量；TEE：食管超声心动图；TV：三尖瓣；VSD：室间隔缺损。

23.5.2 血流动力学作用

需要再次采取分步的方法（图23.1～图23.3）[2]。通常情况下，重点是确保足够的血流动力学参数（即供应满足需求），而不仅仅是达到正常值，因此必须评估末梢器官对治疗的反应。

第一步

首先是排除可立即纠正的**梗阻性休克**（例如心包填塞、急性肺源性心脏病、张力性气胸）。胸部超声可以帮助发现气胸是否导致血流动力学不稳定。虽然罕见，获得性左心室流出道（LVOT）梗阻可能出

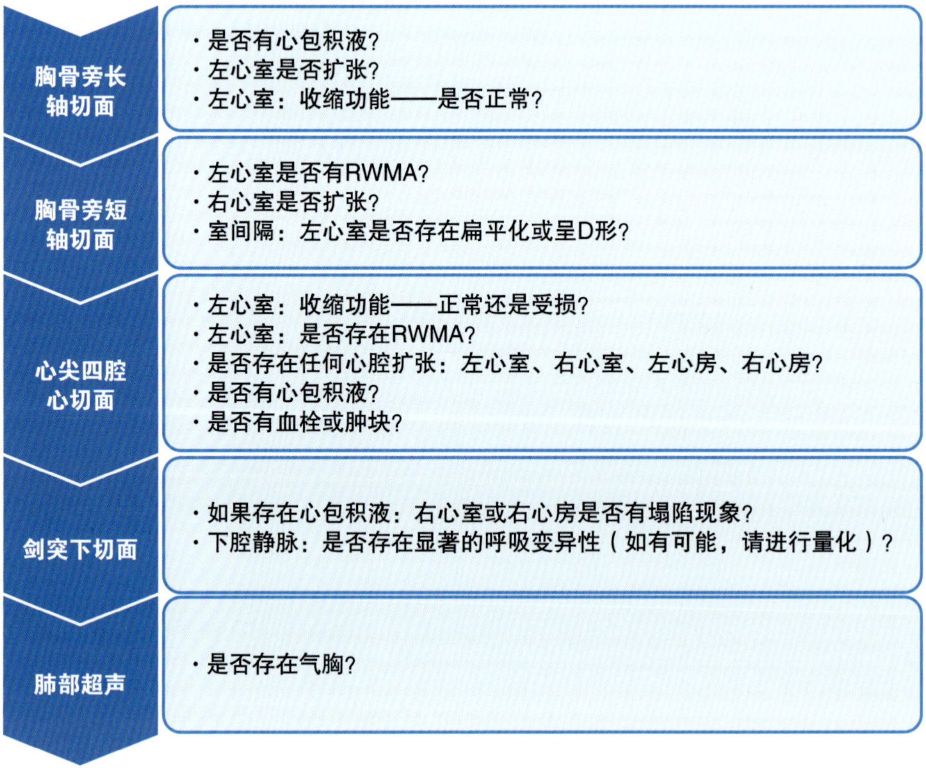

图23.1 聚焦心脏POCUS：在休克状态下的初步筛查方法。IVC：下腔静脉；LA：左心房；LV：左心室；RA：右心房；RV：右心室；RWMA：区域室壁运动异常。

排除梗阻性休克

- 心包填塞
- 张力性气胸（肺部US）
- 急性肺源性心脏病（PE、急性肺损伤，由于通气增加RV后负荷）
- LVOT梗阻

↓

评估心输出量（CO）/每搏输出量（SV）/心指数（CI）/每搏输出量指数（SVI）：排除高心输出量（温暖性休克）

- 左室流出道横截面积
- 左室流出道脉冲波多普勒（VTI）
- 心率

↓

评估前负荷（液体反应性）

- 下腔静脉/上腔静脉的塌陷性
- 动脉瓣最大流速变化
- 液体推注或被动抬腿试验后，心搏量或心输出量的变化

↓

评估左心室功能

- 左室射血分数
- 区域室壁运动异常（急性心肌梗死，心碎综合征）
- 二尖瓣和主动脉瓣
- 二尖瓣E波与A波速度比和二尖瓣E波与侧壁e'波速度比
- 层心房横向应变（全局纵向应变）

↓

评估右心室功能

- 右室舒张末直径/左室舒张末直径
- 室间隔
- 纵向距离转位速度和组织多普勒成像
- 肺动脉瓣反流

↓

评估周围血管阻力

- 心输出量
- 平均动脉压
- 中心静脉压

图23.2　对休克状态的综合性超声心动图逐步评估方法：AMI：急性心肌梗死；AV：主动脉瓣；CO：心输出量；CVP：中心静脉压；IVC：下腔静脉；LV：左心室；LVEDA：左心室舒张末期面积；LVEF：左心室射血分数；LVOT：左心室流出道；MAP：平均动脉压；MV：二尖瓣；PLR：被动抬腿试验；RV：右心室；RVEDA：右心室舒张末期面积；RWMA：区域室壁运动异常；STE：斑点跟踪超声心动图；SV：每搏量；SVC：上腔静脉；TAPSE：三尖瓣环平面收缩期位移；TC：心碎综合征；TDI：组织多普勒成像；TR：三尖瓣反流；US：超声；VTI：速度-时间积分。

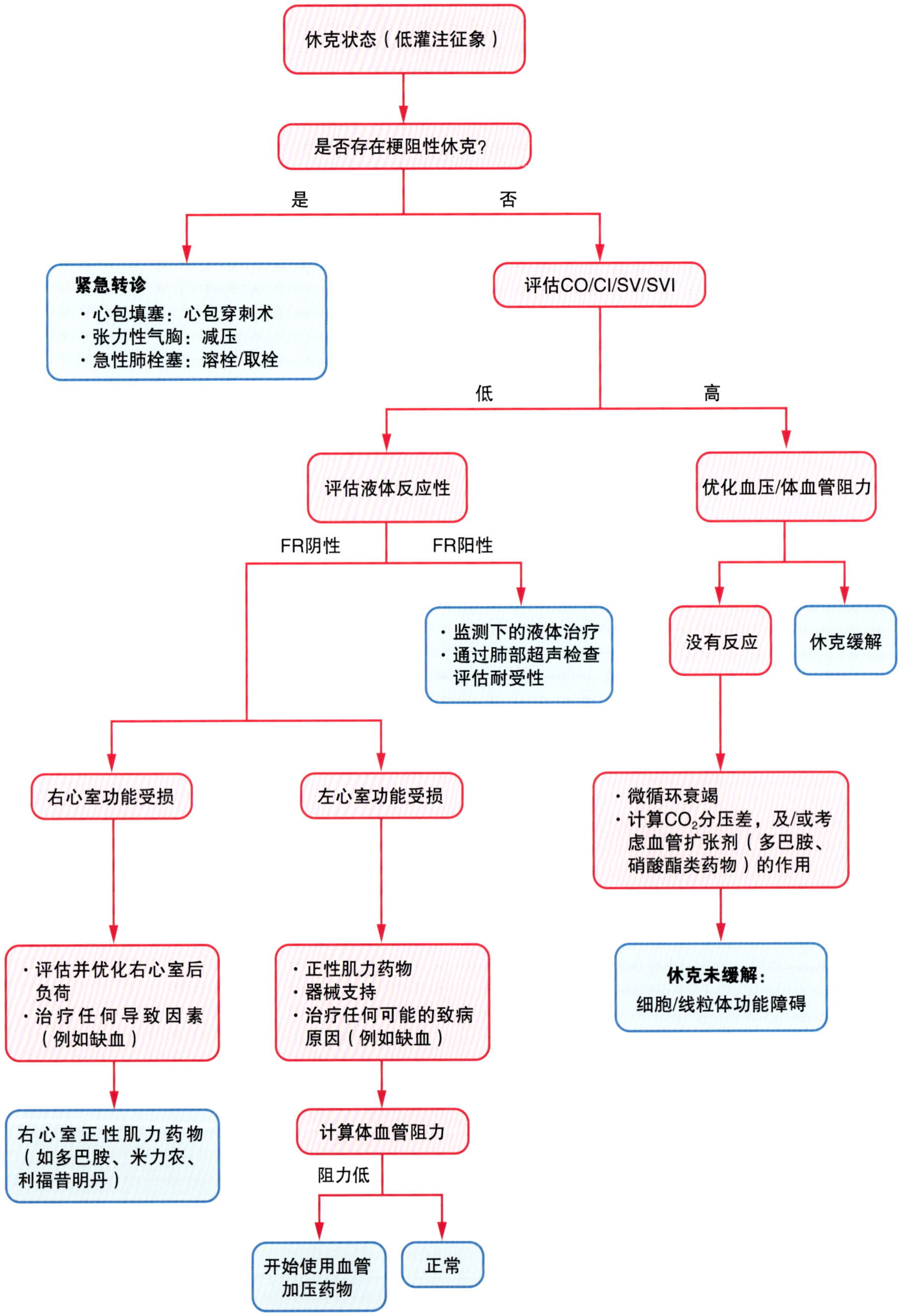

图23.3 全面超声心动图对休克状态的逐步评估方法：AMI：急性心肌梗死；AV：主动脉瓣；CO：心输出量；CVP：中心静脉压；IVC：下腔静脉；LV：左心室；LVEDA：左心室舒张末期面积；LVEF：左心室射血分数；LVOT：左心室流出道；MAP：平均动脉压；MV：二尖瓣；PLR：被动提腿试验；RV：右心室；RVEDA：右心室舒张末期面积；RWMA：区域壁运动异常；STE：斑点跟踪超声心动图；SV：每搏量；SVC：上腔静脉；TAPSE：三尖瓣环平面收缩期位移；TC：心碎综合征；TDI：组织多普勒成像；TR：三尖瓣反流；US：超声；VTI：速度-时间积分。

现在左心室肥厚或左室充盈不足且接受大剂量正性肌力药物支持的患者中。在许多情况下，如果没有进行超声心动图检查，梗阻性因素对休克的影响可能永远不会被发现，这对患者可能会造成严重后果。

第二步

第二步是量化**CO/每搏输出量（SV）**或心指数，超声心动图能够准确地完成这两项任务[6]。这一步骤有助于区分两种休克类型：高心输出量和低心输出量休克状态（热休克和冷休克）。低灌注伴高CO通常出现在分布性休克中。如果患者出现低血压和低全身血管阻力（SVR），临床医生应考虑使用血管收缩药物。否则，微循环和细胞/线粒体功能障碍可能是潜在的机制。

在大多数情况下，休克常常与心输出量降低有关，而心输出量是每搏输出量和心率的乘积。可以通过脉冲波多普勒（PWD）测量左心室流出道（LVOT）和速度-时间积分来计算每搏输出量：

$$SV=LVOT\ VTI \times LVOT\ cross\text{-}sectional\ area$$

$$CO= SV \times HR$$

$$SVR=（MAP-RAP/CO）\times 80$$

其中：SV—每搏输出量（mL）；LVOT—左心室流出道（cm^2）；VTI—速度-时间积分（cm）；CO—心输出量（L/min）；HR—心率（beats/min）；SVR—全身血管阻力（$dynes.sec/cm^5$）；MAP—平均动脉压（mmHg）；RAP—右房压（mmHg）。

左心室流出道速度-时间积分计算：经胸超声心动图经典上常用于此操作。同样的方法也可适用于右心室流出道（胸骨旁短轴切面）。食管超声心动图也能够使用［在食管中段长轴切面（LAX）中测量LVOT直径，并在经胃深部长轴切面中进行LVOT脉冲波多普勒（PWD）］[7]。

LVOT VTI大于18cm为正常，但这受许多因素影响，其中最重要的是心率（HR）[7,8]。并且，它已显示出对心力衰竭患者的预后价值[9]。由于LVOT在短时间内变化不大，连续的检查可以追踪VTI的变化，作为每搏输出量的替代指标。这种方法避免了在测量LVOT时出现错误，特别是在不同操作者进行连续研究时（即观察者间变异性）的情况下。

心率：需要排除缓慢心率作为潜在因素（例如，β受体阻滞剂或钙通道阻滞剂中毒、严重甲状腺功能减退症、脊髓损伤/麻醉等）。如果心率正常，接下来的步骤将是探究低每搏输出量的原因，因为每搏输出量受前负荷、后负荷和心脏收缩力的影响。

第三步

第三步是通过评估**液体反应性（FR）**来优化前负荷。在危重患者中，仅有50%（超过初始复苏阶段的阶段）存在液体反应性（FR+）[10]，研究显示，在50%的情况下，液体治疗都是盲目的[11]，因此POCUS可以改善当前的临床操作。

呼吸衰竭在休克患者中并不罕见，而过量液体治疗可能增加该风险。因此，在评估液体反应性的同时，特别是对于存在肺水肿风险较高的情况（如心源性休克、有心脏疾病史的患者、合并急性呼吸窘迫综合征的脓毒性休克），同时评估液体的耐受性将是一个明智的做法。

FR是指在给予500mL液体后，每搏输出量（SV/CO）增加10%～15%或速度-时间积分（VTI）增加10%[12]。需要特别注意的是，液体治疗的最大效果会在几分钟内显现，因此POCUS应该能够在1～3min内检测到潜在的反应[13]。一般来说，FR需要保留双心室功能（即心肌处于Frank-Starling曲线的上升段）。动态参数相比静态参数更为重要（例如液体推注、正压通气或被动抬腿所引起的百分比变化）。静态参数的示例包括肺毛细血管楔压和心室舒张末期容积。

动态心脏超声参数包括：

- 下腔静脉（IVC）可塌陷性（通过经胸超声检查评估）。
- 上腔静脉（SVC）可塌陷性（通过食管超声检查评估）。
- 左心室流出道最大多普勒速度（ΔV_{maxAo}）。

下腔静脉（TTE）和上腔静脉（TEE）的可塌陷性原理相同：当受到正压通气挤压时，静脉塌陷程度增大，表明进行容量扩张可能有助于增加前负荷。在机械通气的患者中，下腔静脉的截断值＞12%，上腔静脉的截断值＞36%[14]。自主呼吸患者的证据尚不清楚（下腔静脉的建议阈值＞42%）[15,16]。另外，通过观察液体快速输入或通过被动下肢抬高（PLR）提高下腔静脉压后，每搏输出量增加10%～15%，也能确认前负荷的增加。

一项研究表明，上腔静脉可塌陷性最具特异性，而主动脉瓣最大流速变化具有最高的敏感性[14]。然而，根据作者的经验，对于初学者来说，下腔静脉可塌陷性是最容易评估的（例如，评估上腔静脉可塌陷性需要经食管超声检查）。需要注意的是，低潮气量、低肺顺应性、高腹腔压力和胸腔开放状态可能会影响结果，因此在解读结果时应予以考虑。

当患者不再对液体有反应或无法再耐受液体时，尤其是非机械通气的情况下，应停止液体治疗。在这种情况下，肺部超声检查或左心室充盈压评估可能有所帮助（详见下文）。另一种方法是进行左心室充盈压的连续测量（例如E/e′）。

尽管有许多设备可以检测心脏容量反应性，但超声心动图具有特定优势：

- 在心律失常情况下可以使用下腔静脉可塌陷性[16]。
- 通过直接评估右心室功能，超声心动图避免了脉压变异的假阳性问题[17]。

接下来，在优化前负荷后，进行**左心室和右心室功能**评估（顺序无关紧要）。超声心动图是评估心脏的金标准，可以区分左心室与右心室功能障碍。

第四步

第四步是**评估左心室**。

左心室收缩功能：通常，左心室射血分数（LVEF）是评估左心室收缩功能最常用的参数。然而，在休克情况下，对其进行正确理解和解释是必要的[5]：

- LVEF反映了左心室的收缩功能，而CO反映了供应到其他器官的血液量。
- 即使LVEF轻度到中度下降，扩张的心脏因舒张末期容积增大而能够泵出足够的每搏量。
- 前负荷和后负荷是LVEF的重要决定因素。因此，在休克复苏过程中，其数值可能会受到明显影响。
- 尽管LVEF与严重败血症的不良预后没有明显的相关性，但斑点跟踪超声心动图检测到的更微妙的收缩功能变化显示出一定相关性（左心室整体纵向应变减少与死亡率增加相关）[18]。斑点跟踪超声心动图是一种心脏成像技术，它能够检测心肌应变并有助于克服LVEF局限性。它在重症监护领域的应用具有潜力，但它需要更多资源以及较高水平的技巧和经验，目前仍然主要是研究工具。

区分慢性和急性心力衰竭非常重要，因为可能需要进行急性干预措施。如果没有先前的心脏超声检查结果，左心室扩张和室壁变薄可能是慢性病变的特征。

如果开始使用正性肌力药物（如多巴酚丁胺），检测到每搏输出量增加20%可能被认为是正性肌力反应，尽管考虑到末梢器官灌注参数（例如乳酸、尿量、中心静脉血氧饱和度）可能更为有用[19]。

左心室舒张功能：超声心动图在检测左心室舒张功能方面具有独特优势[20]。在左心室舒张末期容积没有增加的情况下，充盈压是舒张功能障碍的标志[21]。左心室充盈压可以通过脉冲波多普勒和组织多普勒（E/A比值、E/e′比值）进行评估，并可指导液体耐受性。通常情况下，患有舒张功能障碍的患者对液体治疗的耐受性较差。E/A比值＞2和（或）平均E/e′比值＞14是左心房压力增加的征兆[21]。左心室舒张功能的评估将在第7章中有更详细的讨论。

肺毛细血管楔压（PCWP）：它是静态血流动力学参数之一。超声心动图可以通过分析二尖瓣流入道的脉冲波多普勒（最大E速度）和二尖瓣环的组织多普勒成像（最大e′速度）来计算PCWP和左心室充盈压[22]。

$$PCWP=1.24\times(E/e')+1.9$$

$$e'=(e'lateral+e'septal)/2$$

PCWP反映了左心室充盈压，尽管在开始液体治疗时并不十分实用，但有助于评估液体耐受性。

如果左心室功能受损，操作者应寻找潜在原因，其中包括：

- 急性冠状动脉综合征：出现区域性室壁运动异常。
- 急性心肌炎：整体运动减弱，有时伴有左心室壁增厚。
- 脓毒性心肌病：整体运动减弱，有时伴有左心室扩张；这也可能影响舒张功能和右心室。
- Takotsubo型心肌病（心碎综合征）：应激和过度儿茶酚胺可能导致心尖膨隆综合征，伴有心电图变化（有时可能涉及右心室）；典型表现为基底过度收缩、心尖膨隆，有时还伴有左心室流出道梗阻。
- 感染性心内膜炎：心瓣膜病变或主动脉根部脓肿。

第五步

第五步是**评估右心室**。右心室在血流动力学特性中扮演着重要的角色，优化其功能至关重要。右心室肌壁较薄，弹性较低，因此对于后负荷的突然改变非常敏感。肺部疾病（例如慢性阻塞性肺疾病或急性呼吸窘迫综合征）、血气异常（低氧、高二氧化碳）或正压通气，这些都可能会显著增加肺血管阻力（PVR），导致右心室压力过载、扩张、右心室缺血和衰竭。两个心室位于心包内，因此两者相互影响。右心室扩张可能导致左心室舒张功能异常。右心室每搏输出量的减少，结合左心室舒张功能障碍，最终可能导致心输出量减少。

检查右心室时，需要考虑三种情况：

1. 急性肺源性心脏病。
2. 右心室收缩功能不全。
3. 中度至重度三尖瓣反流。

急性肺源性心脏病的定义为：

- 右心室扩张：右心室和左心室舒张末期面积比＞0.6（RVEDA/LVEDA＞0.6）

和

- 室间隔运动异常。

在大多数情况下，这是由于肺栓塞或急性呼吸窘迫综合征所引起的。

- 肺栓塞（PE）：超声心动图能够确认肺栓塞的存在，但不能完全排除[23]。当肺动脉阻塞（经CT显示）

超过40%时，通常会出现右心室扩张。RVEDA/LVEDA＞0.6与肺动脉阻塞最相关[24,25]。急性肺源性心脏病的发生率取决于PE的部位：肺动脉近端PE为87%，肺动脉分支PE为13%[26]。在右心室扩张和功能障碍的情况下，主治医师应权衡应用溶栓治疗的利弊。

急性右心室衰竭导致右心室每搏输出量降低。肺动脉收缩压可能不能准确地反映肺栓塞和肺动脉阻塞的严重程度，因为肺血管阻力的增加被右心室每搏输出量的减少所抵消[24,27]。

$$\text{Pressure}=\text{Flow}\times\text{Resistance}.$$

区分急性肺栓塞和慢性肺动脉高压（如McConnell征和60/60征）同样十分重要[28]。

- 急性呼吸窘迫综合征：在严重急性呼吸窘迫综合征的机械通气患者中，多达50%发生急性肺源性心脏病[29]。处理方法包括降低右心室后负荷（例如使用肺血管扩张剂、肺栓塞治疗、采用俯卧位、调整机械通气参数以及避免低氧和高二氧化碳）。

右心室收缩功能不全。可通过以下方式进行评估：

- 三尖瓣环收缩期平面位移值（TAPSE）：正常值≥17mm。
- 右心室峰值舒张速度：利用组织多普勒成像测量，正常值≥9cm/s[30]。

若改善右心室后负荷后仍然存在右心室收缩功能异常，可考虑使用正性肌力支持。关于右心室的评估在第8章中有更详细的讨论。

三尖瓣反流：这可能由右心室后负荷增加（肺动脉高压）和右心室扩张引起。它可能导致高中心静脉压（器官静脉充血），减少静脉回流梯度，从而降低容量反应。

第六步

第六步是**计算外周血管阻力（SVR）**，用来评估是否需要开始或增加血管收缩药物。可使用以下方程进行计算：

$$\text{SVR}=(\text{MAP}-\text{RAP}/\text{CO})\times 80$$

其中：MAP为平均动脉压；RAP为右心房压力。

23.6 其他器官的超声检查

在急性情况下，结合床旁超声多器官检查和超声心动图可节省时间，并可以引导临床医生制定更为个体化的治疗方案。特别重要的例子包括以下内容。

- **肺部超声检查**有助于发现以下情况：
  - 气胸：确认张力性气胸导致血流动力学不稳定。
  - 肺充血：可能提示心源性休克和对液体的较低耐受性，尤其是在未插管的情况下。
  - 肺实变：辨别肺炎，它是脓毒症的潜在原因。
  - 胸腔积液：辨别脓胸，它是脓毒症的潜在原因。
- **血管超声**：用于评估肺栓塞和急性肺源性心脏病患者是否存在深静脉血栓。
- **腹部超声**：用于检测腹腔脓毒症、创伤、腹主动脉瘤破裂或异位妊娠患者的腹腔内液体积聚情况。
- **泌尿系超声**：评估膀胱状态，检测输尿管积水或梗阻，并计算肾脏阻力指数。

多器官超声检查的深度取决于操作者的技术水平和指导方针。全身超声已融入许多重点诊疗方案中，包括重症监护中的超声诊断模块（FUSIC）和Jean-François Lanctôt等的“超声引导生命支持”[31]。

23.7 POCUS引导血流动力学干预

在某些情况下，POCUS可以引导必要的血流动力学干预，包括：

- 机械循环支持。
- 心包穿刺术。
- 肺栓塞溶栓治疗。
- 人工心脏瓣膜溶栓监测。

23.7.1 感染性休克

感染性休克可能具有最为复杂的病理生理学特点：低血容量（相对或绝对）、血管扩张以及心肌功能障碍（例如脓毒性心肌病）可能相互作用。它存在五种不同的血流动力学模式：

- 高动力型。
- 持续液体反应型。
- 复苏良好型。
- 左心室功能障碍为主型。
- 严重右心室衰竭型[32]。

除了大血管紊乱外，微循环、细胞和线粒体功能也可能出现异常。

23.7.2 瓣膜病变

评估四个心脏瓣膜至关重要。在大多数情况下，这些病变是慢性的。但是，它们可能对血流动力学和治疗产生重要影响（例如，严重的二尖瓣或主动脉瓣关闭不全可能使左心室过度充盈，但血流却流向错误的方向）（表23.1）。

23.8 评估休克中POCUS的优势和局限性

23.8.1 优势

POCUS有针对性的研究可以广泛开展。其设置时间可以短至5min，优于大多数有创性和无创性血流动力学监测设备[4]。POCUS属于无创性检测并可应用于不同场景，如院前急救、急诊诊室、急诊病房、围手术期或重症监护病房，几乎没有副作用。除了指导休克管理外，POCUS血流动力学数据还可用于评估容量状态、协助围手术期优化、调整机械通气参数，并指导机械心脏支持。

许多设备可供选择，包括超便携的手持探头。购置设备后，维护和培训成本较低，这使得在资源有限（先进的血流动力学监测设备则较难获得）的环境下，增加了超声的使用率。超声设备有多种探头和软件可供使用，这意味着它可用于其他途径，例如血管通路、肺部疾病评估和腹部扫描等。

全面的检查通常在重症监护病房进行，操作时间较长（30～45min），需要熟练的操作者和更复杂的设备。超声心动图在发现特定病理方面独具特色，如心包填塞、左心室流出道梗阻和舒张功能障碍。通常采用经胸超声心动图（TTE），但有时可能需要经食管超声心动图（TEE），这应作为高级心脏超声检测认证的一部分。TEE通常可以提供更好的成像窗口，并对操作者的依赖性较小。

超声心动图的另一个优势是它能够同时作为一种诊断和监测工具。它能够诊断血流动力学不稳定的原因，并且可以分别评估心脏的右侧和左侧血流动力学变化，所以它比大多数监测设备（除肺动脉导管）更具有优势。

尽管在超声心动图方面，急诊科医师可能不如心内科和超声科医师熟练，但最显著的优点是能够立即将检查结果整合到患者的治疗方案中，因为在大多数情况下，操作者也是主治医师[5]。在新冠疫情期间，POCUS减少了转运的风险和交叉感染的可能性，同时为治疗团队提供了即时的数据。

23.8.2 局限性

超声心动图的局限性包括其非连续性和操作者依赖性（各个专业和国家的培训水平差异很大）。为了弥补非连续性，POCUS通常会采用连续的超声心动图检查，能够定期评估患者对治疗的反应。

最为重要的局限性是，在成像窗口质量不佳和操作经验不足的情况下对结果进行错误解读，缺乏经验的操作者可能会忽略重要的病变（例如，赘生物、室间隔缺损、未闭卵圆孔或重要的瓣膜病变）[5]。

23.8.3 质量指标

当进行培训、随访、重新解释和质量改进时，采用结构化报告和警觉的数字存储方法对于提高POCUS检查的效果十分重要。同时，报告POCUS检查时患者状态也是至关重要的，例如检查时是否存在机械通气、正性肌力药物、镇静等。

若已发现结构性病变，有必要在重症监护病房出院后进行重复超声心动图检查进行验证，这有助于确认病变情况，并为后续治疗提供更加准确的指导。

23.9 总结

POCUS已被证明在评估休克患者中具有重要作用。它的应用不仅局限于初始复苏阶段，还延伸至对患者的随访。因此，POCUS操作者需要遵循一套结构化的方法，以确保充分发挥其潜力。随着相关技术的不断进步，POCUS的受欢迎程度和价值也将不断提升。

徐松超 徐尚军 译 王 云 校

第24章

液体状态的床旁超声评估

Olusegun Olusanya & Ashley Miller

24.1 “容量状态”的概念

自1979年Max Harry Weil提出“休克单元”的概念以来，身体各腔室（血液、组织间隙、肺组织）的液体容量一直是危重症患者液体管理的核心概念[1]。成功的休克治疗需要调节这些容量，通过补充血浆和细胞外液、去除水肿或两者同时进行。

“容量状态”一词通常用于指代血管内容积，据估计，成年男性的血管内容量约为70mL/kg[2]。在某些情况下，是指全身水分（通常约为体重的60%）。“脱水”和“低血容量”均指容量减少状态；但是这两个术语并不等同。脱水通常用于表示体内水分的绝对不足；可以是高渗性脱水（如饮水不足时可见）或等渗性脱水（如腹泻丢失时可见）。脱水的定义复杂且不一致，依赖该术语可能导致不适当的干预。术语“低血容量”应仅用于指血管内容量不足。虽然这可能是等渗脱水的后遗症，但两者并不相同[2,3]。在本章中，我们将深入探讨这些概念，并讨论超声如何用于危重患者的容量管理。

24.2 全身水分及其间隙

如前所述，在成年男性中，全身水分约占体重的60%。体内水分以1∶2的比例分配到细胞外和细胞内液。细胞外液进一步分为组织间液（约占80%）和血管内液（占剩余的20%）（图24.1）。

有趣的是，血容量是参与氧气输送的液体体积。心脏作为容量泵促进血容量的循环，通常每分钟循环的总血容量作为心输出量。因此，氧供可以通过以下公式计算：

氧供=氧含量×心输出量

血容量在概念上可以进一步分为两个部分：

- 张力容量，即主动“加压”血管的静脉回流量。
- 非张力容量，即在运动或生理应激期间可通过调节血管张力来动员内脏静脉中的血液[4]。

综上所述，可以看出绝对“容量状态”的测量如何变得具有挑战性。测量哪个成分，全身水分、细胞外液、血浆容量或张力容量？

对此的详细讨论超出了本文的范围。为简单起见，在本章的其余部分，我们将重点介绍评估血

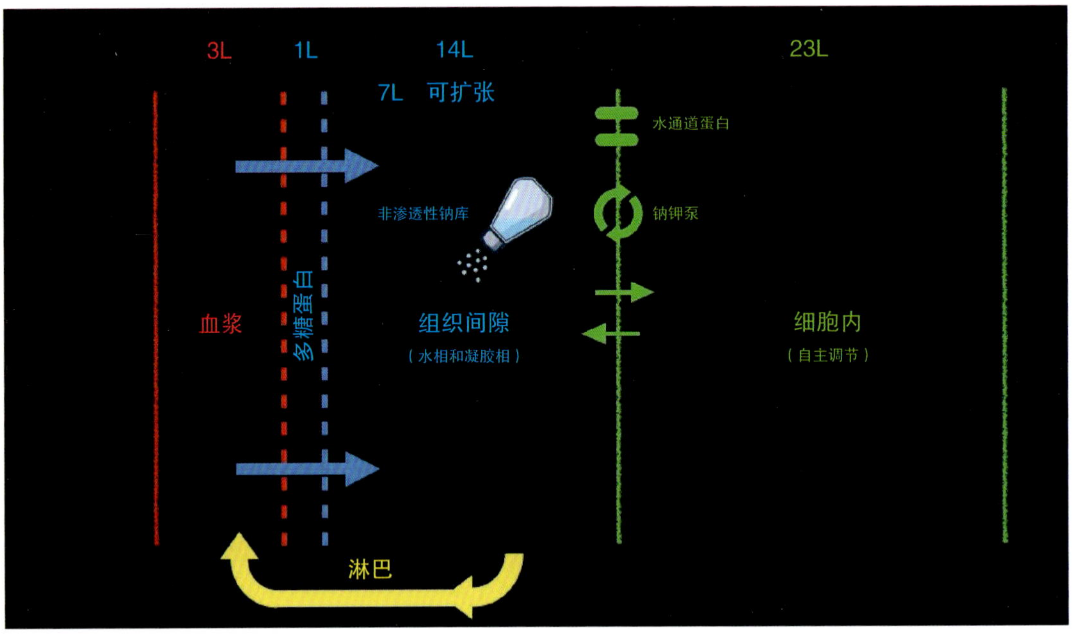

图24.1 体内水分及其组分。

浆容量和张力容量的方法。可以使用各种超声检查方式，包括超声心动图［经胸（TTE）和经食管（TEE）］、肺部超声和腹部影像学检查。熟练的操作者将结合多个参数，对危重患者进行准确评估和指导治疗。

24.3 容量状态的静态评估

如果我们将张力容量视为一个“储罐”，如图24.2所示，我们可以通过测量腔室的大小来估计可膨胀储罐中存在的流体量。

心脏成像将实现这一目的。直接心脏可视化（“目测”）可以给人一种容量状态的印象，尤其是对于有经验的操作者。低负荷容积导致心腔相对空旷，左心室变得动力亢进，室壁在收缩期相遇（或“接吻”）。下腔静脉和上腔静脉在一定程度上反映了静脉回流，当静脉回流量低时，下腔静脉塌陷。在容

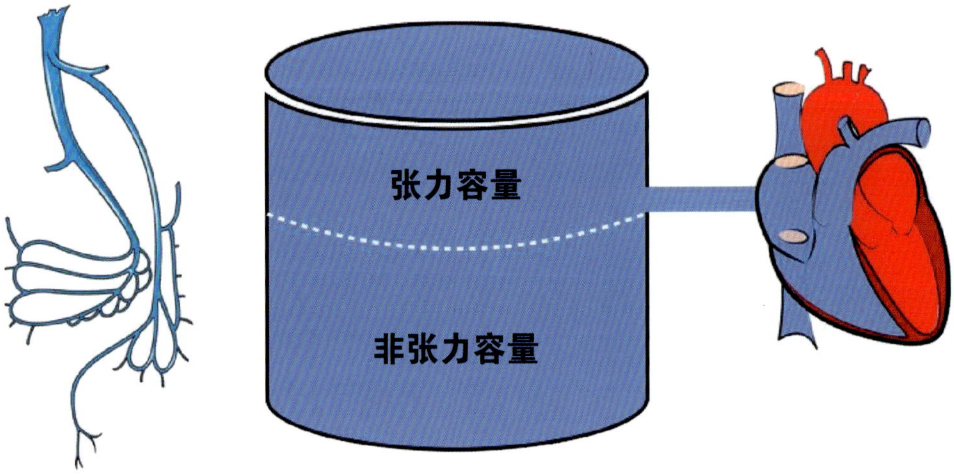

图24.2 全身水分及循环的Guytonian模型。

量超负荷的情况下，情况正好相反——心腔和腔静脉扩张。

对于那些具有超声心动图高级技能的人来说，这些状态可以量化。可以测量心室舒张末期面积，并且已被证明与低应激容量状态的相关性特别好[5]。可测量下腔静脉（inferior vena cava，IVC）直径，IVC呼气直径为<1cm与低张力容量相关[6]。超声心动图可通过2D方法（Teicholz、Simpson's methiod of discs法）、3D方法或多普勒法测量心脏每搏量。心脏动力亢进伴每搏量低强烈提示低张力容量状态。

在心脏外，使用超声经肝窗扫查很容易显示肝门静脉。门静脉绝对速度<20cm/s提示低前负荷；然而，这必须结合患者其他情况进行解释[7]。

24.4 液体反应性

用超声评估绝对容积是非常困难的；液体分布在多个腔室内，并非所有腔室都可以可视化。可以说，在ICU中，对于休克患者，我们对绝对的腔室液体容量不感兴趣，但我们想知道这种休克状态是否可以通过增加液体容量来改善，即所谓的“容量反应性”[8]。

当给予固定体积的液体（通常为250~500mL或10~20mL/kg）导致每搏量能够增加10%~15%时，表明患者具有“容量反应性”（图24.3、图24.4）[9]。为了证明这一点，需要心输出量监测仪，并且需要在液体输注期间观察患者，通常在5~30min内进行（容量负荷试验）。

超声检查非常适合评估液体输注期间的容量反应性。金标准是通过直接测量每搏量，测量容量负荷试验前后的心输出量[8,9]。在危重患者中，左心室流出道（LVOT）或右心室流出道（RVOT）多普勒是评估最准确的方法。为了充分评估这一点，可用Simpson's法或4D每搏量法准确测量LVOT直径。

测量每搏量有几种替代措施。LVOT或RVOT的速度-时间积分（VTI）和（或）峰值速度也会随着液体输注而增加，并且更易于测量。同样，可以使用升主动脉或降主动脉血流的峰值速度。对于超声心动图检查有困难的患者，可以监测外周动脉-颈动脉、肱动脉和股动脉峰值速度/VTI用于此目的[10,11]。重要的是要认识到液体容量反应是正常生理谱的一部分[12]；下文将对此进行进一步讨论。

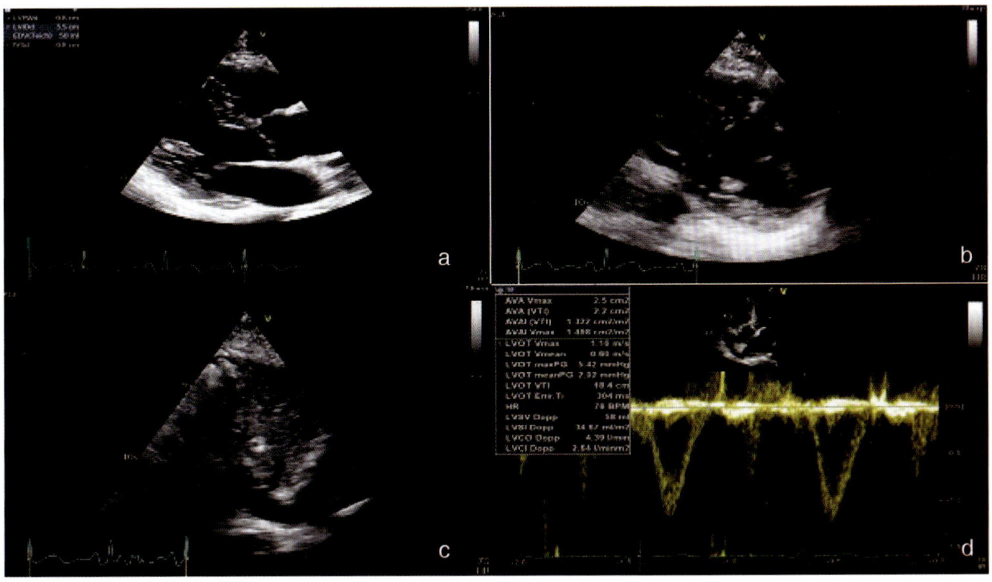

图24.3 正常循环状态。（a）和（b）正常左心室大小。（c）正常下腔静脉尺寸。（d）使用多普勒测量正常的每搏量；速度-时间积分（VTI）18.4cm，每搏量58mL，心输出量4.39L/min。

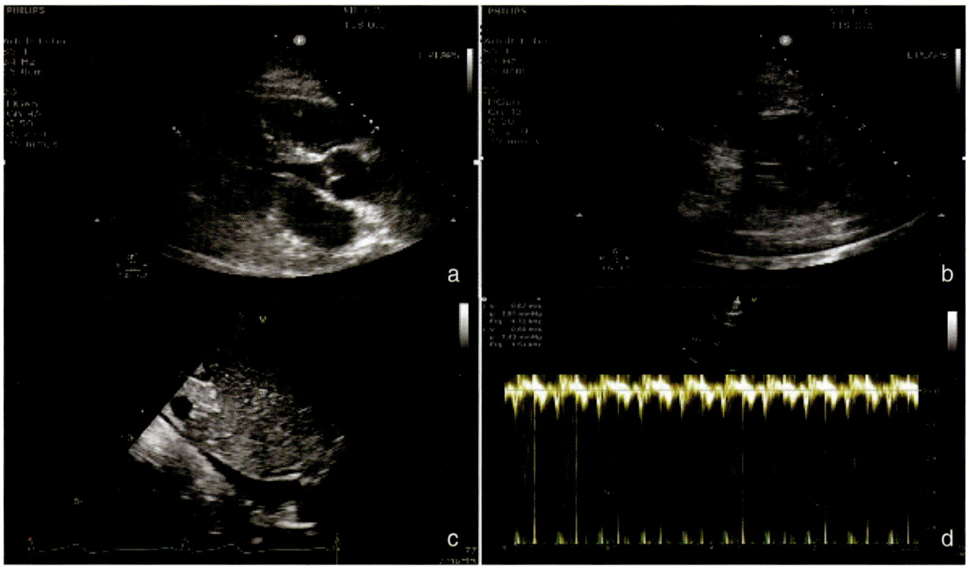

图24.4 液体高反应性可能。（a）和（b）显示左心室在收缩期有轻度塌陷。（c）塌陷的下腔静脉。（d）呼吸对左室流出道流速变异率的明显影响。

24.5　容量状态的动态测量

在低血容量和机械通气的患者中，心肺相互作用变得夸张，导致左右每搏输出量随吸气和呼气而出现明显变化[13]。这种“每搏变异率”（SVV）可以很容易地通过超声检查进行可视化。这包括在低扫描速度设置下使用脉冲波多普勒（PWD）测定LVOT或RVOT，在吸气和呼气相的峰值速度（或VTI）。SVV也可通过二尖瓣或三尖瓣流量来展现，也可通过测定心脏外的血管如颈动脉、肱动脉或股动脉流速实现[14]。

被动抬腿可自体输注约300mL下肢血液[15]。这种自体输血在患者恢复到原来的位置时被逆转，这使得被动抬腿试验可以在不输注液体情况下评估液体反应性，这极具吸引力。在被动抬腿实验时，使用超声能很容易地评估出每搏量的变化。

使用超声测定上腔静脉和下腔静脉以评估液体反应性的方法略有不同[16]。在机械通气的患者中，SVC（上腔静脉）会在肺部的吸气相扩张，并在呼气相时塌陷；IVC（下腔静脉）则相反。SVC扩张指数超过36%和IVC塌陷指数超过18%均可预测液体反应性[16]。尽管这种评估看起来很有吸引力，但遗憾的是，它们很有限——SVC最好通过TEE进行评估，而且这两个指标在清醒患者中的验证性很差[17]。

要使用心肺相互作用评估液体反应性，必须满足几个标准：患者必须以8mL/kg或更高的理想体重通气，胸部必须完整，没有腹腔内高压，并且必须处于窦性心律。这将排除了大多数重症患者[18]。如果潮气量较低，可以暂时增加潮气量，以检测液体反应性——即所谓的“潮气量挑战”。呼吸机的气流也可能在吸气末（或呼气末）中断，以夸大心肺相互作用，并可能暴露液体反应性[19]。

24.6　液体耐受和液体过量

由于液体反应性评估的局限性，尤其是在清醒患者中，有些人更喜欢“液体耐受性”的概念。与其

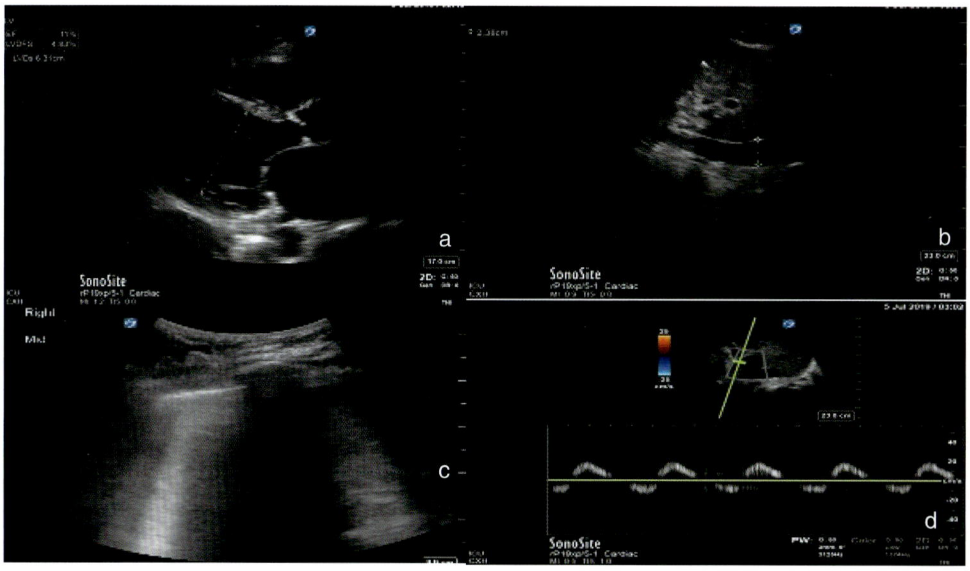

图24.5 容量过负荷时的循环状态。（a）明显扩张的左心室（6.31cm）。（b）下腔静脉扩张（2.38cm）。（c）肺脏超声显示B线。（d）搏动性门静脉伴舒张期逆向血流。

评估输注液体后每搏输出量是否可能增加，不如全面评估患者是否能安全耐受液体负荷，这可能是一种更实用、更有价值的方法[20]。

液体耐受性的评估包括评估液体的“停止点”——主要是寻找液体过量或接近过量的迹象。体液过多的体征可分为右心室改变、左心室改变和其他器官的改变（图24.5）。

24.6.1 右心系统的变化

液体超负荷导致静脉压升高，这在超声检查中，无论是直视下还是采用多普勒（PWD）都很容易检测到。静脉淤血可见于下腔静脉（IVC），其扩张超过2cm。颈静脉和肝静脉也扩张，PWD波形改变。门静脉速度发生变化，门静脉变得越来越搏动。脾脏、肾脏和脑血管等封闭器官中的静脉也会改变其流动模式并变得搏动[21]。

静脉充盈超声评分（VExUS）是最近的一种半定量系统，它使用IVC、肝静脉、门静脉和肾静脉来评估右心容量超负荷的程度。一项针对危重患者的研究显示，它与肾脏结局相关，进一步的研究正在进行中[22]。

实施VExUS可以分为以下主要步骤。

- **第1步——IVC评估**：IVC纵向直径应如前所述测量，如果为＜2cm，则可以停止检查，因为不存在明显的静脉淤血。如果IVC直径为≥2cm，则可能存在静脉淤血，应继续检查。
- **第2步——评估肝静脉血流**：一旦确定了三条肝静脉中的一条，就可将PWD放在肝静脉与IVC汇合处。PWD的结果可根据图24.6所示加以解释。
- **第3步——评估门静脉血流**：一旦确定，应将PWD置于门静脉上检测门静脉血流，结果可根据图24.6所示加以解释。
- **第4步——肾内静脉血流评估**：应在彩色血流多普勒辅助下识别肾叶间血管，然后将PWD置于信号最佳

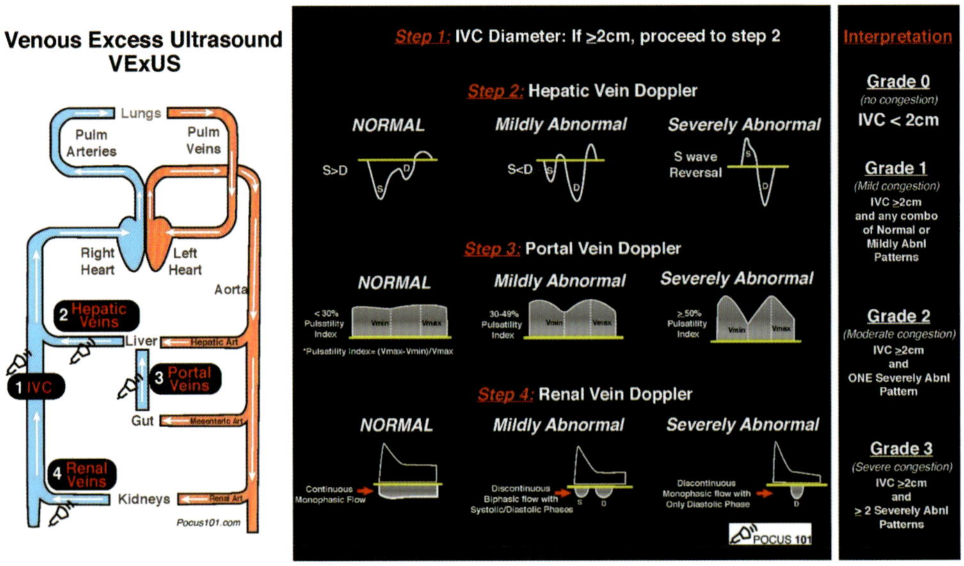

图24.6 Demonstration of how to perform and interpret VExUS. Reproduced with kind permission from www.pocus101.com/vexus-ultrasound-score-fluid-overload-and-venous-congestion-assessment/.

的血管上。多普勒信号的静脉成分在这里更为重要，并根据图24.6所示的波形进行解释。

- **计算VExUS评分：**然后将上述结果结合起来，如图24.6所示，得出从0级（无充血）到3级（严重拥堵）的VExUS评分。

24.6.2 左心系统的变化

容量超负荷可能导致左心房压力升高，这可表现为二尖瓣流入速度增加（“E波”高于1.2m/s提示容量超负荷）、左心房扩张或肺部超声检查显示B线[23]。

24.6.3 其他器官

超声可以检测皮下水肿、腹水和器官水肿（例如胆囊壁增厚），这些都是容量超负荷的征兆。因此，超声可用于指导利尿，越来越多的数据显示，超声评估方法优于传统标志物，如临床检查或基于体重的评估等[24]。

24.7 超声容量状态评估的缺陷

这些可分为图像采集错误、图像解释错误和临床整合错误（图24.7）。

24.7.1 图像采集

每搏输出量测量错误

应尽一切努力确保使用Simpson方法或LVOT VTI进行精确测量。由于计算的性质，任何误差（特别是LVOT直径的误差）都会被放大，导致每搏输出量被严重高估或低估[25]。

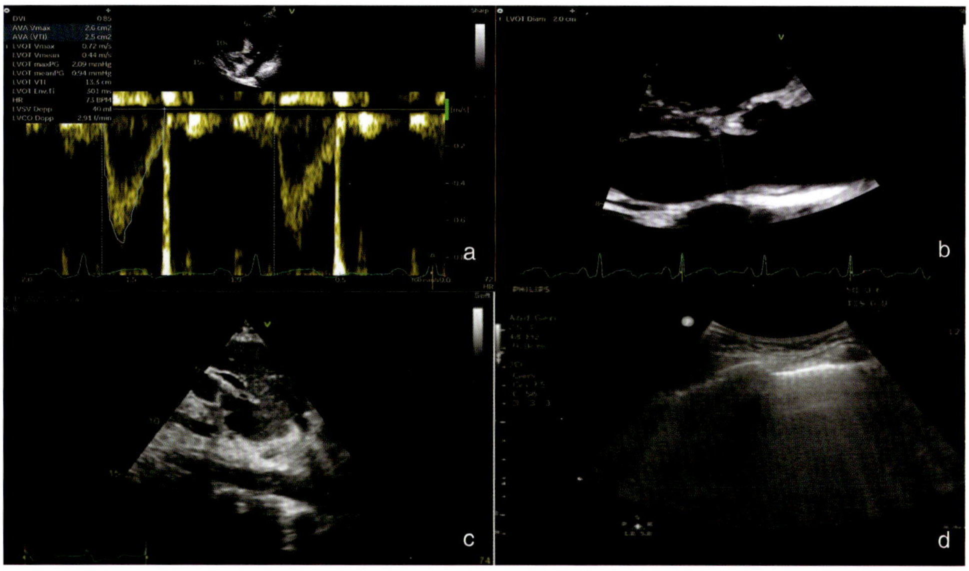

图24.7 液体评估中的陷阱。（a）和（b）每搏输出量评估准确性的重要性；这表明在左心室流出道（LVOT）中准确放置了脉冲波多普勒（显示闭合咔嗒声）、准确的迹线和在主动脉瓣尖水平测量的准确LVOT直径。（c）降主动脉—容易被误认为是IVC。（d）Covid-19患者的B线特征，很容易被误认为是肺水肿。

测量每搏输出量变化的错误

在被动抬腿或输注液体等干预措施后，重新评估每搏输出量以评估液体反应性，要求患者和探头处于几乎完全相同的位置，理想情况下应由同一操作者进行。其中任何一个变化都可能导致测量漂移和不准确[25]。

不正确的多普勒角

这可能会影响使用VTI和VExUS对每搏输出量的评估。应尽可能使用角度校正，并使用彩色血流多普勒（color flow doppler，CFD）来确保多普勒光标真正与血流方向对齐[25]。

24.7.2 图像解读

将IVC误认为是主动脉

这在极度低血容量患者中尤为重要，因为IVC可能难以辨识[26]。应注意确保识别出正确的血管：既可以通过解剖学关系（IVC可以通过其与肝静脉和右心房的汇合来识别），又可以通过CFD。

将IVC误认为是肝静脉

这可以很容易发生，因为所有三条肝静脉都连接到右心房。通过在长轴和短轴上评估IVC，可以避免这种错误，从而确保评估正确的血管。

将所有B线解释为液体超负荷

“间质综合征”可由其他几种疾病引起，包括感染、病毒性肺炎和肺纤维化[27]。需要密切关注患者的病史、胸膜线及是否存在渗出，以帮助量化。尽管如此，B线的存在应谨慎地进一步补液，因为这很可能与血管外肺水增多有关[28]。

24.7.3 临床整合

认为所有“液体反应性”都必须用液体治疗

这是最大的陷阱之一。约50%的正常健康人对液体有反应[12]。许多疾病可导致液体反应性假阳性（右心室衰竭、缩窄性心包炎、腹筋膜室综合征）。这可能导致不必要的液体给药并造成伤害。不仅如此，容量无反应状态是异常的——给予大量液体以达到这种状态可能会导致静脉充血和伤害。

只考虑单个参数

低血压患者出现扩张的IVC并不能完全排除扩容的潜在益处。例如，这在某些个体（例如运动员）中可能是正常发现，并且可以在过敏反应中看到。相反，在某些形式的容量超负荷中可见小的IVC，尤其是某些形式的交感神经介导的急性肺水肿。有必要采用整体方法来评估液体状态。使用所有可得到的参数加以分析来治疗患者，而不是仅通过单一的超声图像获得的信息。

24.8 总结

危重患者的容量状态难以定义和测量，此处的“容量状态”通常是指血液的“张力容量”。与其测量绝对容量状态，不如评估容量反应性、容量耐受性和容量过负荷更实用。超声非常适合评估上述三类容量特性。超声心动图是其中的主要手段，但也可以使用肺部超声和实体器官成像等手段。患者仅仅对容量有反应并不意味着他们需要液体。当所有其他方法都失败时，放下探头并成为一名临床医生。

苏 凯 译 王 云 陈治军 校

第25章

床旁超声在创伤评估中的应用

25

Dipak Mistry

床旁即时超声（POCUS）现已成为急诊科和大型创伤中心普遍使用的标准设备。它已被正式认可并纳入ATLS（Advanced Trauma Life Support，高级创伤生命支持）课程，并被英国皇家急诊医学院（Royal College of Emergency Medicine）纳为课程要求[1]。创伤超声检查最早起源于20世纪70年代的斯堪的纳维亚，作为一种识别交通事故患者是否存在脾损伤的方法[2]。随着时间的推移，该方法在美国发展为一种更全面的重点检查方法，主要以四个切面来确定腹部和心脏周围的游离液体。近期，通过观察肺窗以识别气胸和血胸的方法也纳入该标准，使其得到进一步的扩展。

25.1 创伤患者超声检查的灵敏度

几项研究表明，使用创伤超声（FAST）扫查评估腹腔出血的灵敏性为73%～99%，特异性为95%～100%[3,4]。向腹腔内注入液体的诊断性腹膜灌洗研究表明，腹腔内液体量在500～100mL时可被经验丰富的操作人员识别[5]。而可能由于没有明显的腹腔出血[6]，其扫查实质脏器损伤的敏感性会显著降低，约为40%。

25.2 计算机断层扫描与超声检查

POCUS不能完全替代对比增强计算机断层扫描（CT），后者仍然是创伤患者影像学检查的金标准，但POCUS可辅助医务人员对患者进行初步诊断并指导复苏。POCUS的主要优点是它可以在一分钟内于床旁快速完成，这使它可以作为一种快速分诊工具，在未能完成CT扫描的情况下根据血流动力学状态识别可能需要立即行急诊手术的患者。与仰卧位胸片相比，它提高了单纯性气胸的检出率[7]。没有电离辐射是POCUS的另一个优点，因此它可以谨慎地应用于儿童和孕妇。同时，现在手持便携超声设备很常见，可以在偏远地区或院前环境包括航空医学中使用。

25.3 超声在创伤诊断中的局限性

创伤POCUS的局限性在于，无论在胸腔、腹腔，还是心包，只能探查出游离液体的存在，当游离液体量过多时，便不能显示出血的来源。另一个局限则是，如果在创伤发生后即刻进行评估，如在城市周边偏远医院，或者缓慢出血的情况下，超声结果则可能出现假阴性。而且，它也不能对可能存在大量隐匿性出血的腹膜后空间进行成像。最后，还需要一个训练有素的，有强大能力进行图像采集和阅片的临床医生。研究表明，早期学习该技能的成长曲线较为迅速，但如果没有勤加练习，技能水平就会衰退。CT和即时超声扫描的比较见表25.1。

表25.1 创伤患者行CT与超声评估的优劣

CT扫描	超声
优势	**优势**
解剖的详细视图，包括腹膜后和骨结构	可根据清晰的流程快速进行（eFAST）
可联合静脉造影剂定位出血部位	无电离辐射
可用于术前计划或保守治疗的连续随访	在病情变化时可重复扫描
可与介入放射学方法相结合	可用于CT设备无法到达的地方，例如：偏远地区或院前环境
限制	**限制**
患者需在扫描时间内保持稳定状态	灵敏度依赖于操作者水平
由于电离辐射，孕妇和儿科患者需谨慎选用	eFAST应只用于阳性诊断指标
	在疾病早期或在不伴明显液体渗出的实质脏器损伤患者上可出现阴性结果
	可因患儿的游离液体体积相对较小而降低灵敏度

25.4 POCUS应在何时进行

在典型的院内创伤患者评估中，应根据医疗资源和环境情况在评估“循环”期间或了解初步病情并开始复苏后，进行创伤超声重点评估（eFAST）。通常，经验丰富的医务人员可以在1～2min内完成完整的流程。eFAST只能用于阳性诊断，即没有检测到游离液体或肺气肿不能排除损伤。对于那些怀疑有严重损伤的患者，即使eFAST扫描呈阴性，也应进行CT检查，以确定损伤情况或排除损伤。

25.5 eFAST切面扫查顺序

eFAST通常在仰卧位患者中进行，首先检查腹腔，最后检查胸腔。这样的扫查顺序是为了首先评估最相关的区域，从而获益最大化。腹部切面通常按以下顺序扫查：右上象限、左上象限、耻骨上切面、剑突下切面，最后是胸腔切面（图25.1、图25.2）。可以在特定情况下改变扫查顺序，例如孤立的穿透性胸部创伤，如刺伤，可在患者坐着时首先扫描胸部，以快速识别气胸、血胸及心包积血。

25.5.1 腹部切面：曲阵探头3～5MHz

右上象限（RUQ）视图

首先将探头放置在腋中线上，探头标记朝向头侧，自肝脏和肾脏之间的平面，即肝肾间隙（或称莫里森袋）开始扫查。随后轻轻倾斜或滑动探头，使其位于肋间隙，从而消除肋骨的声影，改善视野。这是评估仰卧位患者时最依赖的扫查区域，血液在肝和肾之间会呈无回声的黑色条状影。也可以扇形扫过肾脏轮廓，探查肝脏的内侧缘，在那里你可能会看到少量游离液体。最后将探头向头侧滑动，在肺底区

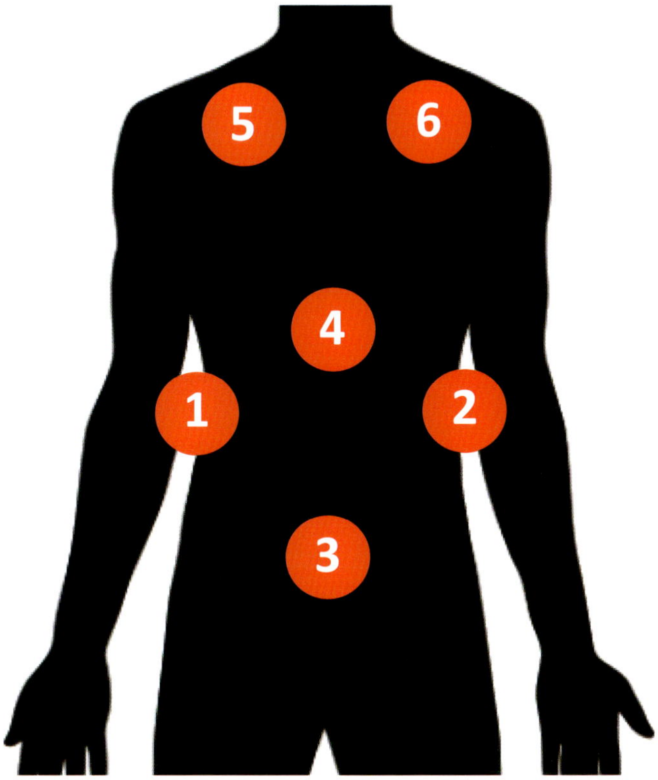

图25.1 典型创伤患者的eFAST切面扫查顺序。

成像，寻找血胸的证据。

左上象限（LUQ）视图

将探头置于T10水平的腋后线上，扫查脾肾之间的平面。同样通过肋间隙并随呼吸动态扫描以改善视野。游离液体在脾和肾之间呈无回声条状影，有时会聚集在膈肌或脾区下，因此应尽量扇形动态扫查该空间。最后再次将探头向头侧滑动检查肺底是否存在血胸。

耻骨上切面视图

耻骨上区域应分别进行横断面和矢状面扫查。液体通常聚集在膀胱后方的直肠膀胱凹陷或直肠阴道凹陷中。注意扫描膀胱顶上方，确保没有遗漏游离液体。在膀胱充盈时进行膀胱声窗探查较清晰，检测能力可得到提升；留置导尿管行膀胱减压时，少量的游离液体易漏查。对于女性患者，可允许容积50mL以内的生理性游离液体，但必须结合临床具体情况进行考虑，如果高度怀疑有损伤，则应在通过尿液或血清检测排除妊娠后进行CT检查[8]。

剑突下切面视图

将探头横向放于剑突下区域，缓慢放平探头，直到几乎与腹壁平行。使用肝脏作为声窗可观察到整个心脏。评估心肌收缩情况以及心脏是否被一圈无回声的液体包裹（图25.3）。旋转探头在矢状面上扫描可以看到下腔静脉，以帮助评估容量状态。这虽然不是典型eFAST的步骤，但它可以作为评估失血量的有效标志。剑突下切面的缺点是会因肠胀气及腹肌紧张导致视野受阻。在这种情况下，操作员可以要求清醒的患者轻轻地深吸一口气，这将使心脏更接近探头，或者使用单一的经胸切面，如胸骨旁长轴切面或心尖四腔心切面。

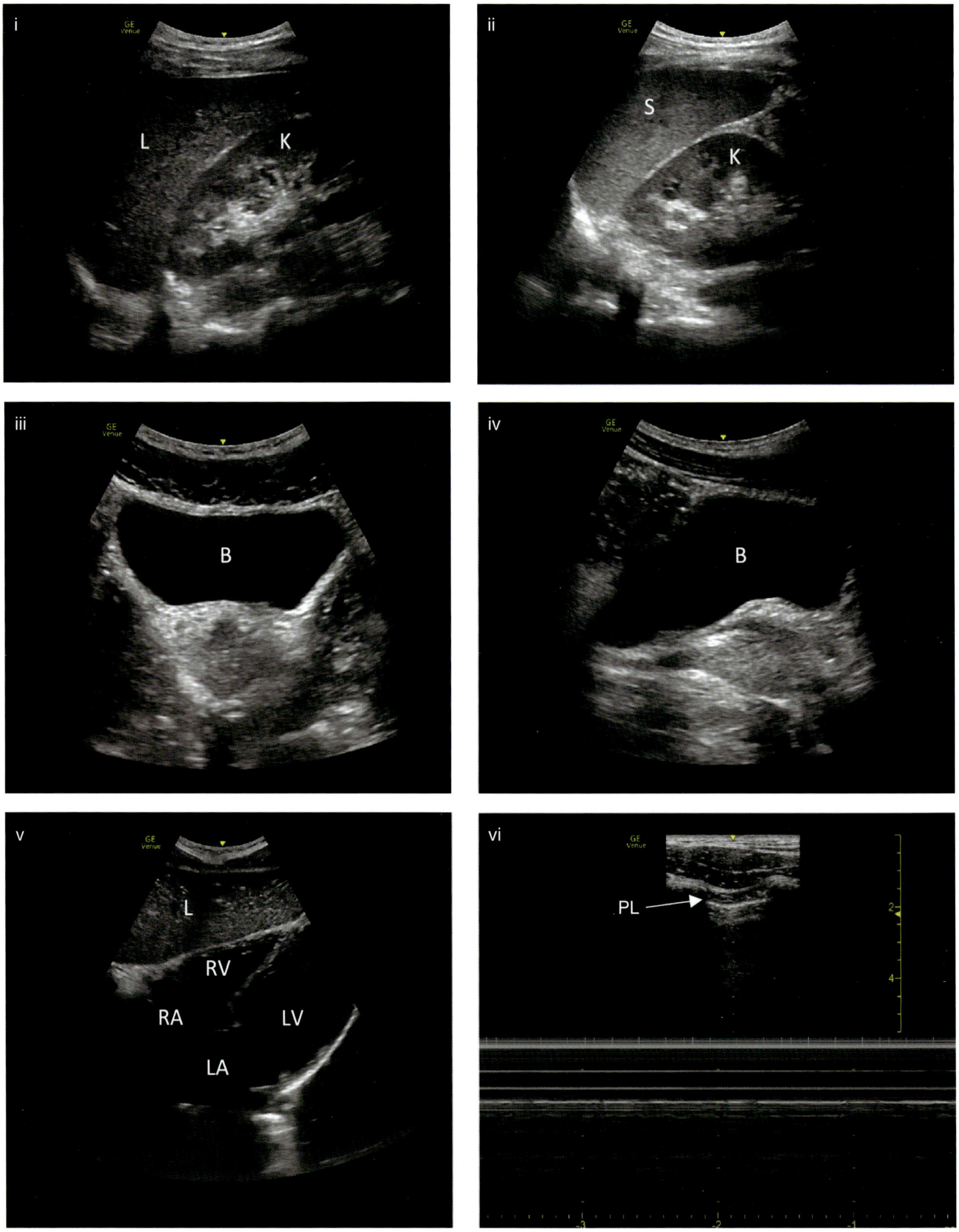

图25.2　一名男性患者的eFAST扫查图像。（i）右上象限切面。（ii）左上象限切面。（iii）耻骨上横切面。（iv）耻骨上矢状切面。（v）剑突下切面。（vi）B模式下肺窗显示的正常肺和海岸征。B-膀胱；K-肾；L-肝；LA-左心房；LV-左心室；PL-胸膜线；RA-右心房；RV-右心室；S-脾。

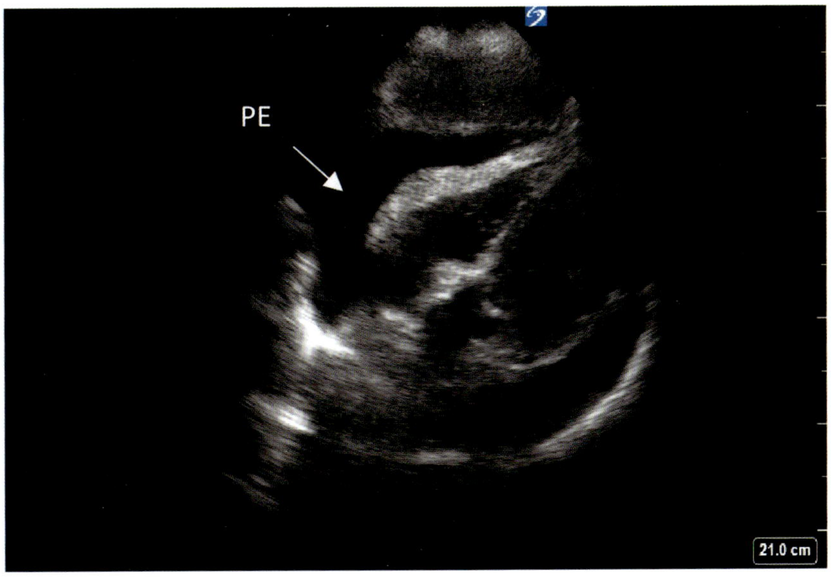

图25.3 剑突下超声心动图显示大量心包积液（PE）。

25.5.2 胸部视图：线性探头＞5MHz

肺窗

最后对胸部进行扫描，检查是否有气胸。使用高频线性探头以获得最佳分辨率，首先在锁骨中线第2或第3肋间隙进行矢状面扫描。有几种超声标志可以证实肺是正常的：①检查肺组织是否有滑动及B线是否存在，若缺失则提示气胸的可能。②可以在肋间隙通过M模式扫描来进一步证实。正常的肺会呈现出一种类似海岸征，上半部分是“海浪”，下半部分是“沙滩，这是胸膜线的混响伪影，其对声波具有高度反射性。在气胸时，“沙滩”标志被多条水平线代替，这种图像类似于条形码或平流层，因此也称为平流层征。

皮下气肿存在时会模糊声窗，难以诊断气胸。此外，还有其他导致肺运动减少的情况，如主支气管插管，可能会出现类似气胸的征象。扫查时不需扫描每一个肋间隙，但应至少包括三个重点声窗：心尖区、胸部的中间区域和肺底部。有关肺部超声的更多细节，请参阅第11章和第12章。

25.6 特殊应用病例：儿童创伤

eFAST可用于儿童和青少年。扇形探头与体表接触面积小，有利于对患儿的扫描。现在大多数超声机器都有针对儿科患者扫描图像的预设或自动优化。但eFAST在儿童创伤中的灵敏度仍较成人低约40%[9]。在创伤中应用POCUS时，必须注意两个重要因素。首先，相较于成年人，实质脏器损伤更常见于儿童，可不伴严重的腹腔出血。其次，儿童腹腔内游离出血量远小于成人，更不利于检测。即使有上述不利因素，若eFAST提示阳性结果，仍然可以为脏器损伤的诊断提供有用的信息。

在儿童中POCUS应用较少的另一个主要因素是其未被正式纳入儿科急救培训计划，但现在儿科创伤POCUS正越来越多地被非放射科医生采用。

25.7 特殊应用病例：孕产妇创伤

孕妇应慎用eFAST。相关的正式研究很少，但有报道称其灵敏度高达83%，特异性高达98%[10]。然而这些研究的样本量很小且操作医师为非常有经验的专业人员。

常见的临床场景是孕产妇在车祸中受到腹部钝器创伤。流程无须改变，但有些事项要加以注意。根据胎龄的大小，妊娠后增大的子宫可能会影响耻骨上平面的视野，限制其实用性。此外，必须认识到，eFAST无法准确地对胎儿进行评估或排除胎盘早剥，而胎盘早剥是钝器创伤中导致流产的最主要原因。对于怀疑有这种情况的患者，建议由产科医生进行共同评估，并进行24h胎心监测。

25.8 非创伤患者的eFAST

eFAST可用于非创伤患者以识别游离液体，也被称为游离液体重点评估（FAFF）（图25.4）。

例如对于怀疑异位妊娠破裂的患者可以进行FAFF。eFAST腹部视图可以提供一种快速简便的方法来识别腹腔内游离液体。这些患者通常由于年龄相对较小，很少表现出生理上的异常，此时对于游离液体量的动态实时观测将有助于推进手术的实施。此外，经验丰富的操作人员可能在耻骨上视图中识别异位妊娠。同样，eFAST腹部视图也可用于识别内科患者是否存在腹水。

该方案也适用于出现无诱因呼吸困难患者的鉴别诊断。利用剑突下声窗，对心脏进行全面扫描，检查是否存在心包积液。也可以通过胸部视图对肺部进行观察以寻找积液，或评估肺实质，以寻找是否有间质纤维化或负荷过重的迹象（更详细的解释见第11章和第12章）。

25.9 院前POCUS和eFAST

POCUS作为院前工具的应用范围正在迅速扩展。超声机尺寸的缩小促进了手持设备和多频探头的发展，使得POCUS能够在院前环境中使用。由于eFAST流程简单，POCUS现在多用于直升机紧急医疗服务、

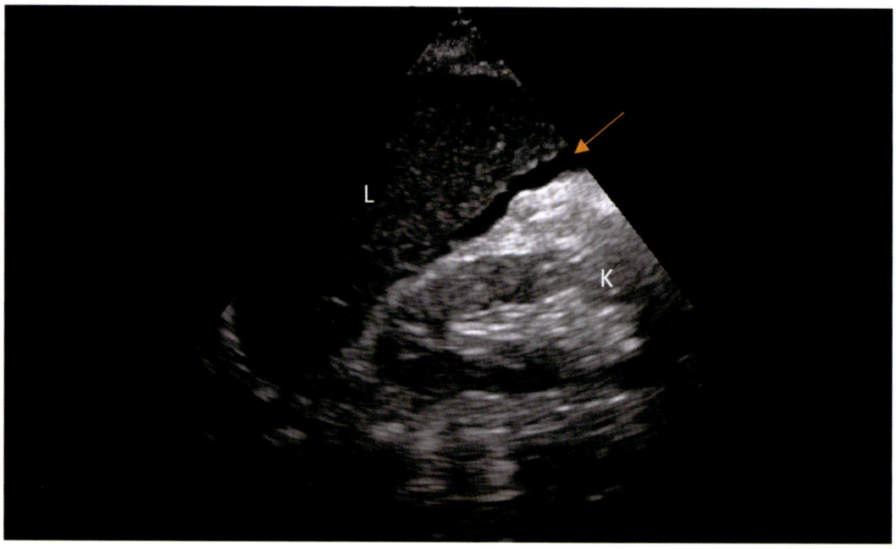

图25.4 肠穿孔患者的右上象限超声图像提示肝脏（L）和肾脏（K）之间有液体（橙色箭头）。

搜救小组和军方评估休克患者的辅助手段。它在帮助做出关键决策方面也发挥着广泛的作用，如在穿透性胸部创伤中进行开胸手术，指导在危重患者中实施诸如复苏性主动脉球囊阻断术（REBOA）等操作。

25.10 培训、能力和未来应用

在目前的英国医疗实践中，大多数eFAST扫描由急诊医生、放射科医生、麻醉医生、危重症医生操作，少数由创伤外科医生进行。各团队之间没有对于胜任能力的共识，但有研究证实非放射科医生可通过适当的训练很快掌握这项技能，达到与放射科医生相同的准确度。10次扫描操作即可掌握基础的扫描能力，大多数错误会在25～50次扫描操作后减少，并趋于平稳。随着专业培训机构采用的特定课程的开展，设备成本的降低，便携式设备的普及以及人工智能的辅助，使扫描变得更加容易，创伤POCUS应会继续获得广泛接受。

25.11 总结

eFAST是一种简单、强大的算法，其结合临床病史、检查结果和对可疑损伤适宜的指标，可以优化对创伤患者的临床决策。临床医生应记住，该流程应用于损伤的阳性诊断，并在有更确切的影像学检查结果或直接手术干预之前作为快速筛查工具。

陈沛杉 译　刘邵华 校

第26章

床旁超声在心脏骤停中的应用

26

Luke Flower & Pradeep Madhivathanan

床旁超声（POCUS）是心脏骤停中的一项宝贵工具，英国复苏委员会最新指南进一步确认了它可以发挥的重要作用[1]。其核心优势在于其无与伦比的能力，能够快速识别可逆性原因，并提供对心脏功能的实时评估。

在本章中，我们将讨论POCUS在协助诊断心脏骤停中的应用，探讨其在预后判断中的价值，并分享我们提出的处理这类情况的流程。

26.1 使用超声诊断心脏骤停

POCUS在心脏骤停中的主要用途是识别和治疗可逆性病因。在正确的操作下，它可以帮助快速识别多种危及生命的病理状况[2]。重要的是要记住，所有的超声波发现都应该与临床病史和检查结合起来解释。

26.1.1 心包填塞

心包填塞是指在液体或血栓在心包腔内积聚，导致心包压力超过心脏腔室的压力。由此产生的心室充盈受损和心输出量减少导致血流动力学失衡，可能引发心脏骤停。心包填塞中的心包压力效应，可采用心脏超声进行视觉和定量测量（这些在第10章中有深入讨论）。

应该在所有可用的视窗中评估心包液的体积，以全面估计其大小和影响。在心包腔内，液体通常表现为黑色的无回声带，而血栓则表现为高回声结构（图26.1）。

重要的是要认识到，积液的积累速度通常比其大小更重要。大量积液可能会慢慢地发展，而不会对血流动力学产生影响，而小但迅速积累的积液可能会导致心脏骤停[3]。

由于内部压力较低，右心房（RA）通常是首先受影响的腔室。塌陷首先在舒张期出现，RA的塌陷持续时间与心包填塞的存在有关。心脏周期中超过1/3时间的RA塌陷对心包填塞具有100%的敏感性和特异性[4]。

随着积液的增加，它对心脏腔室施加的外部压力会增加。如果这个压力超过了右心室（RV）压力，那么它将导致RV塌陷。这最初在舒张早期出现，然后会进展在呼吸周期的大部分时间里出现。一旦RV塌

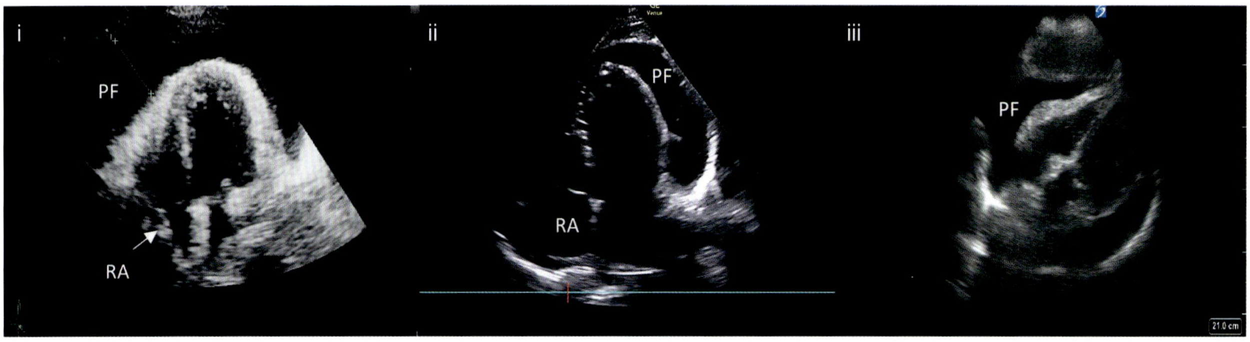

图26.1 （i）显示大量心包积液伴有右心房塌陷的心尖四腔视图。（ii）显示大量心包积液但无右心房塌陷的心尖四腔视图——表明这是一个慢性积液。（iii）显示心包积液的剑突下视图。PF-心包液；RA-右心房。

陷开始，心室充盈、心搏量和心输出量会减少，随后出现血流动力学不稳定。

评估心包填塞更高级的方法包括：

- 测量呼吸周期中右心室和左心室直径的变化［从胸骨旁长轴（PLAX）和胸骨旁短轴（PSAX）视窗］，超过5%的变化表明受到了影响。
- 下腔静脉（IVC）扩张，同时随呼吸的变异减少。在24.3节中也提到了相关注意事项。
- 呼吸期间心室内流量的呼吸变异。使用脉冲波多普勒在心脏瓣膜上计算整个呼吸周期内心室血流速度。二尖瓣血流速度变异度＞25%、三尖瓣血流速度变异度＞40%、主动脉和肺动脉瓣血流速度变异度＞10%表明生理性心包填塞[5]。

尽管如此，重要的是要记住，心包填塞是一种临床诊断。虽然经胸心脏超声（TTE）可能有助于诊断，但心包填塞的超声心动图征象也可能出现在血流动力学稳定的患者中，因此临床相关性至关重要。在心脏骤停时，如心包腔内存在心包积液应考虑心包穿刺术。

26.1.2 肺栓塞

心脏超声在评估疑似大面积肺栓塞（PE）时可以是一个极为有用的工具。然而，它的优势在于作为一个确诊而不是排除性检查，其阴性预测值为40%～50%[6]。重要的是，如果在血流动力学不稳定的患者中未见到RV压力过负荷的迹象，则不太可能是PE的原因。

经胸心脏超声（TTE）被欧洲心脏病学会（ESC）和英国胸科学会推荐为疑似PE的首选检查。ESC还指出，如果计算机断层扫描肺血管造影（CTPA）无法立即进行或不可行，并且存在RV压力过负荷的迹象，则可能需要对疑似PE进行治疗。

PE的心脏超声征象在第8章第8.8.4中有更深入的讨论，但表26.1和图26.2突出了一些常见的发现。其中大多数是由于RV流出阻力增加所致，包括扩大的RV、McConnell征（以中间自由壁的无动力和心尖壁的高度收缩力为特征）、室间隔变平、RV功能障碍以及血栓的发现等。在评估RV流出阻力增加的迹象时，重要的是要考虑其他潜在原因，例如张力性气胸或已确诊的肺动脉高压等。

在心脏骤停中肺栓塞（PE）的诊断仍然是持续讨论的话题。以前的教学认为扩大的右心室（RV）类似于PE的诊断，然而，多项研究表明，在几乎所有原因的心脏骤停中RV都可能扩大[7-9]。有人建议，在大面积PE的情况下，RV相对更加扩大，但这在心脏骤停期间不能准确依赖。血管POCUS也可以用来评估与

表26.1 Echocardiographic signs of pulmonary embolism

Echocardiographic sign	Comments
Enlarged RV – measure in PLAX/A4Ch	Seen in around 25% of PEs; multiple other causes
McConnell's sign (akinetic free wall with hyperdynamic apex)	Poor sensitivity (20%), potentially high specificity (close to 100%)
Flattening of the interventricular septum	High sensitivity (81%), low specificity (41%)
Distended non-collapsing IVC	Multiple caveats (see Section 24.3)
Direct clot visualization in the RA, RV or RVOT	Not commonly seen
RV dysfunction (i.e. TAPSE <17mm)	Non-specific, may aid in prognostication; requires more training than basic FTTE
Systolic notching of the pulmonary artery ejection waveform	Requires more training than FTTE
60:60 sign (pulmonary acceleration time <60msec, RVSP <60mmHg)	Low sensitivity (25%) but high specificity (>90%); requires more training than basic FTTE

A4Ch – apical four-chamber; FTTE – focused transthoracic echocardiography; IVC – inferior vena cava; PE – pulmonary embolism; PLAX – parasternal long-axis; RA – right atrium; RV – right ventricle; RVOT – right ventricular outflow tract; RVSP – right ventricular systolic pressure; TAPSE – tricuspid annular plane systolic excursion.
Reproduced from J. Intensive Care Soc., 2021;22:230, with permission from Sage Publishing.

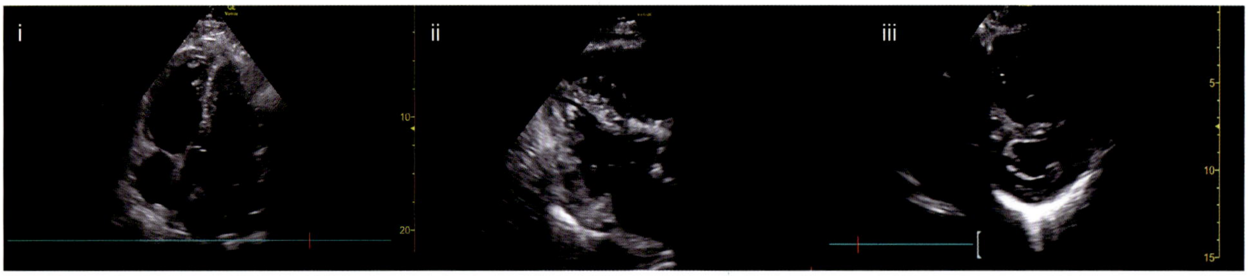

图26.2 肺栓塞的心脏超声征象。（i）心尖五腔心切面显示McConnell征。（ii）胸骨旁长轴视图——扩大的右心室伴有室间隔向外膨出。（ii）胸骨旁短轴视图——扩大的右心室伴有室间隔向外膨出和左心室的“D”形征。

PE相关的深静脉血栓的存在。这应按照第18章第18.2节所述的技术进行，尽管如果心肺复苏（CPR）正在进行，这可能在技术上具有挑战性。

总之，评估PE的心脏超声应在临床病史和检查的背景下使用，并同时考虑其他梗阻性休克的原因。

26.1.3 心室功能衰竭

虽然在心脏骤停中可能无法评估心脏功能，但在心脏骤停前后的情况或评估无脉电活动（PEA）时，这可能是有用的。第7章和第8章中提到的方法可以用来评估局部室壁运动异常或严重全面功能障碍的存在。这些发现可能表明心脏骤停的缺血性原因，并强调了与心脏病专家讨论的必要性。

26.1.4 低血容量

在心脏骤停情况下，准确评估患者的液体状态可能极具挑战性。然而，在极度低血容量和PEA的情况下，可能可以进行粗略评估。下腔静脉（IVC）可能为我们提供患者血管内液体压力的一些洞见，但应谨慎解读。小而可塌陷的IVC在心脏骤停期间是不寻常的发现，可能表明液体缺乏状态[2]。

另一个常见的心脏骤停发现，如本章第26.1.2中所述，是心室腔扩大。小心室的存在，特别是在PEA情况下，可能表明极度低血容量，应考虑进行液体负荷试验[2]。更多关于液体状态评估的细节可在第24章中找到。

26.1.5 张力性气胸

张力性气胸是心脏骤停的一种潜在可逆的因素，可以通过POCUS轻松识别并治疗。第11章和第12章中讨论的技术在心脏骤停情境中仍然适用。

在通气过程中，应使用不影响按压质量的声窗双侧观察胸膜。应仔细检查胸膜线，以确保肺滑动现象，并可使用M模式确认“海滩征”（肺滑动的一个征象）的存在；肺滑动的缺失，提示可能存在气胸，通常被称为“平流层”征象（图26.3）[10-12]。

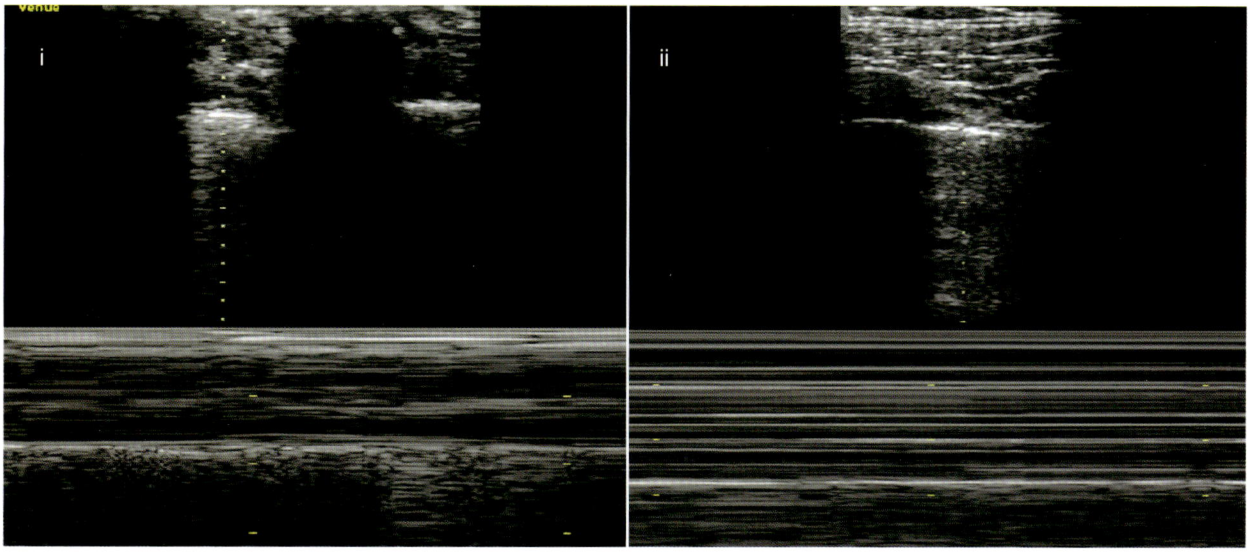

图26.3 气胸的肺超声特点。（i）M模式下可见肺滑动，显示出“海滩”征象。（ii）肺滑动的缺失，表现为“平流层”或“条形码”征象。

请注意，多种其他病理情况，如支气管内插管或肺大泡的存在，也可能导致肺滑动减少。共识建议是寻找“肺点”（肺停止滑动的点）并确认没有肺脉搏，以增加诊断的信心[11,13,14]。

张力性气胸的另一个心脏超声征象是从剑突下四腔心切面可以看到垂直位的心脏，而在胸骨旁切面和心尖切面看不到此征象，且紧邻心脏部位立即可见A线轮廓[15]。在这种情况下，应考虑张力性气胸，并进行肺超声检查。

26.2 POCUS脉搏

POCUS脉搏被提出作为手动脉搏触诊的辅助手段。临床医生在准确识别无脉电活动（PEA）方面并不擅长，高达75%的情况下诊断错误。这可能是由于手动脉搏触诊的不可靠性，许多因素（例如较高的体质指数）显著影响其准确性[16,17]。

根据第18章第18.2节中提到的技能，可在脉搏检查时将超声探头放置在颈动脉或股动脉上，以评估脉搏的存在。这种方法提供的结果同样快速且比手动触诊更可靠，可能有助于预后判断。

26.3 心脏骤停的预后判断

在心脏骤停的预后判断中，POCUS的新角色是通过识别真实的潜在心律来进行。结合使用超声脉搏和聚焦TTE似乎识别了一组“伪PEA”患者，这些患者与仅通过手动触诊诊断的PEA相比，存活率显著提高。有自发心脏运动（SCM）的“伪PEA”患者的入院存活率增加了7倍（55%对8%）[16,17]。

在心室停搏中，使用聚焦TTE发现35%的患者有SCM。SCM的存在将他们的存活率提高了一倍多（24%对11%）。缺乏自发心脏活动与显著降低的出院存活率（3.8%对0.6%）和自发循环恢复的减少机会（OR 12.4）相关[16,17]。因此，虽然不能单独使用，心脏骤停期间使用POCUS可能有助于我们估计存活机会，并就是否停止CPR做出决策。

26.4 经食管心脏超声

心脏骤停期间使用TEE的情况正在增加，尽管其应用主要因缺乏必要的技能和设备而受到限制。它可以作为有用的诊断辅助工具，特别是对于心脏声窗难以观察的患者，并有助于避免对CPR的长时间中断。它可以提供持续的心脏视图，从而优化胸部按压，实时显示心脏腔室，允许调整手部位置以确保最佳充盈和排出[18,19]。随着体外心肺复苏利用率的增加，心脏骤停期间的TEE和TTE在协助插管和启动机械支持方面可能也会扮演更重要的角色[20,21]。

26.5 整合所有内容

在大多数心脏骤停情况下，最容易获取的心脏超声形式是经胸心脏超声，可增加肺部和血管超声的检查。为了给读者提供在心脏骤停中使用POCUS的流程，我们创建了图26-4所示的流程框架。与所有POCUS的使用一样，超声发现并不能替代彻底的病史采集和检查，任何干预或临床情况变化后都应考虑重复超声扫查。

26.6 总结

在心脏骤停中，POCUS的重要性现已被广泛认识，并反映在几个生命支持流程中。它为临床医生提供了无与伦比的能力，以快速、非侵入性和可靠的方式诊断和治疗多种心脏骤停原因。然而，仍然至关重要的是，POCUS的发现应在临床情况的背景下解读，并作为彻底的病史和检查的延伸，而不是替代品。

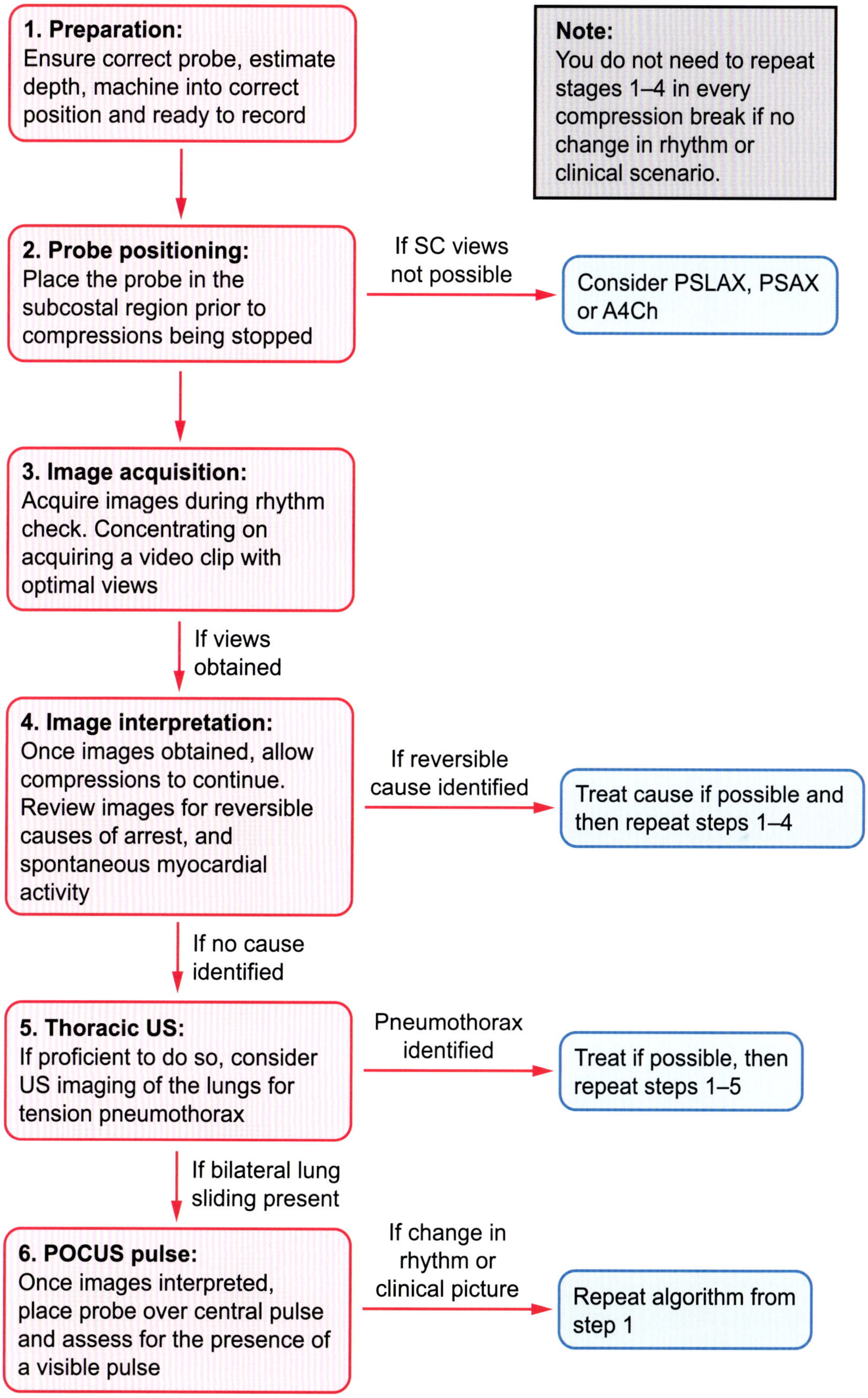

图26.4 Suggested approach to the use of echocardiography in cardiac arrest. A4Ch – apical four-chamber; PLAX – parasternal long-axis; PSAX – parasternal short-axis; SC – sub-costal; US – ultrasound.. Reproduced from J. Intensive Care Soc., 2021;22:230, with permission from Sage Publishing.

郭瑞娟 译 王 云 王贤裕 校

第27章

27

POCUS在ICU获得性虚弱中的应用

Sunil Patel & Zudin Puthucheary

危重症患者在住院期间和之后出现重症监护病房获得性虚弱（ICUAW）是相当普遍的现象。ICUAW是一个复杂的过程，其病因通常涉及多因素，这使得实时诊断变得更加困难。本质上，ICUAW是分解代谢和合成代谢失衡而导致的肌肉流失。更为复杂的是，重症监护病房（ICU）患者人群通常病情复杂，既往合并各种并发症。尽管如此，ICUAW可以发生在所有患者中，严重程度各异。

ICUAW不仅延长患者机械通气和ICU住院时间，同时也是导致五年后机体活动受限的主要原因[1]。尽管目前在ICU相关医疗技术和特定疾病的新疗法方面取得了显著进展，ICUAW仍然是ICU生存者中重要的致残原因。

在早期危重疾病中，ICUAW的诊断是相当困难的。患者通常处于深度镇静和机械通气的状态，因此无法配合标准的临床评估，尤其是关于力量状态的评估。因此，目前的方法是在可能的情况下结合临床检查、各种意志测试和专业神经生理学的诊断，这通常需要在患者进入ICU后数周内进行。不幸的是，ICUAW通常在危重症早期发生，影响呼吸肌和骨骼肌。因此，确实需要开发新的方法和诊断工具，以实现对ICUAW的早期识别，从而引导早期干预和早期预防。

超声检查在许多方面要优于计算机断层扫描以及磁共振检查，后两者既有辐射风险，又因需将危重症患者转运至成像室而具有困难，因此很难作为可重复性的前瞻性检查手段。此外，肌骨超声可以提供定量和定性数据，对于识别显著消瘦的起始阶段至关重要。从长远角度上来讲，一些定量测量方法可以用作成功脱机的预测手段（见下文）[2,3]。超声在ICU中应用的有效性和高重复性使其在诊断ICUAW中更为吸引人。

27.1　肌群

在ICU患者中，对骨骼肌和呼吸肌的评估主要集中在相对浅表肌群上（因其具有良好的图像分辨率），这使得对其主体或功能变化的可靠量化、重复和研究成为可能。因此，尽管躯干深部肌群体积较大，但在ICU患者中研究起来并不容易。

股四头肌（股直肌、股外侧肌、股中间肌和股内侧肌）是大腿前侧的一大肌群（图27.1）。在健康状态下，它们在所有负重姿势和运动中都非常活跃且至关重要，因此被广泛认为是评估危重症患者和其他

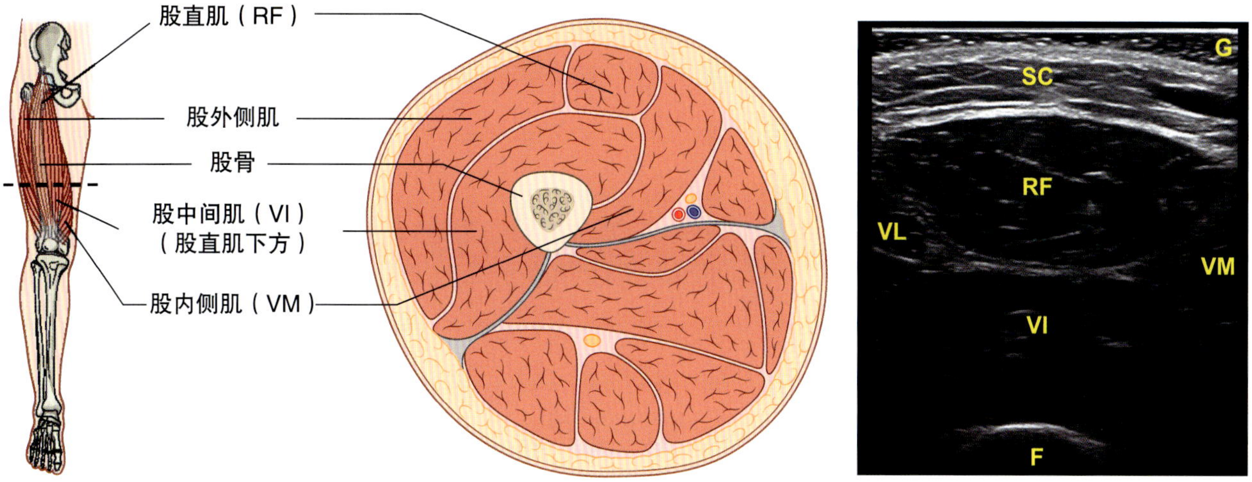

图27.1 股四头肌的超声扫查。大腿前侧肌群包括四块肌肉：股直肌（RF），股外侧肌（VL），股中间肌（VI）和股内侧肌（VM）。横截面解剖在中间图中显示。右侧图像为对应肌肉的超声成像。每个肌肉可通过高回声的筋膜进行区分。股骨（F）位于这些肌肉的深层，是一个有用的解剖参考点，并有助于调整超声探头的位置。为了避免图像因过度压力而变形，应最大限度地减少对可视化凝胶（G）层的压迫。皮下脂肪位于股直肌的表面。SC-皮下组织。

慢性呼吸疾病中肌肉消耗的标准手段。相比之下，呼吸肌群较小。膈肌作为最主要的呼吸肌，在危重症患者中功能障碍相当普遍。在机械通气期间，“休息肺”往往导致通气“过度辅助”长达50%的时间，并可能导致呼吸机相关的膈肌功能障碍（VIDD），即机械通气相关的膈肌力量能力的丧失。膈肌超声已在健康受试者中已被认定为可行，同样在机械通气患者中也是可行的，并且在ICU临床试验中具有很高的可重复性[4-6]。

膈肌超声最好用于评估自主活动，因此最好在自主呼吸模式下进行。然而，在完全机械和部分辅助通气模式下仍然可以进行呼气末膈肌增厚的评估[7]。一些患者可能会动用辅助呼吸肌（适当和不适当），如胸锁乳突肌、肋间肌或斜方肌，还有部分患者甚至可能出现矛盾的腹式呼吸。这使得研究ICUAW相关的更小的非膈肌呼吸肌显得尤为重要。

本章将讨论股四头肌（特别是股直肌）和膈肌，并介绍一种辅助呼吸肌，副胸间肌。

27.2 基础知识

27.2.1 设置和探头选择

ICUAW中进行肌骨超声检查最好使用高频线性探头（例如至少9MHz，最好大于12MHz）。健康的、正常的成年肌肉呈低回声，并由高回声筋膜包围（图27.1）。一旦获得适当的声窗，需要选择适用于每个肌群的标准化深度和增益，以确保在能够对同一患者的图像进行长时间的标准化比对，从而进行不受时间变化影响的可靠定量比较。如果图像缺乏测量标尺，则应使用常见的测径器函数功能，结合适当的软件进行离线分析。

如果图像被纳入正式研究，则应用特殊的图像标签系统，例如研究侧、研究日期等（见第27.3节）。建议保留一个扫描日志，记录扫描时遇到的困难以及研究持续的时间。如果研究特别具有挑战性，可能会出现定量异常。随着病情进展，危重症患者超声扫查可能会产生许多技术困难，这些困难将影响图像质量（例如液体状态、在监测部位附近的手术切口、皮肤破裂等）。

27.2.2 解剖学

对关键肌群浅表肌肉的解剖学知识必不可少（图27.2）。这确保了不同操作者在不同患者间的超声检查结果的可靠性和可重复性。

27.2.3 患者体位

接受机械通气的患者通常呈30°仰头，以防止呼吸机相关的并发症。这是进行呼吸肌超声评估的理想体位。然而，根据疾病的严重程度，一些体位如俯卧位（ARDS）和完全仰卧位（创伤）可能导致定量评估的差异，并在某些情况下使研究变得不可能。此外，肋间引流管和手术部位通常位于侧胸壁上，可能妨碍探头的体表接触。引流管、导管和侵入性血管设备通常固定在膈肌附近，应严格遵循其护理原则，但这可能阻碍充分/一致的解剖标志和视图，甚至可能妨碍成像。在研究股直肌时，大腿应处于髋部中立位置，并在膝下放置一个枕头作为支撑，以防止肌肉收缩。总之，对每一个独立的患者保持相同的体位至关重要，有利于实现可靠的前后比较。

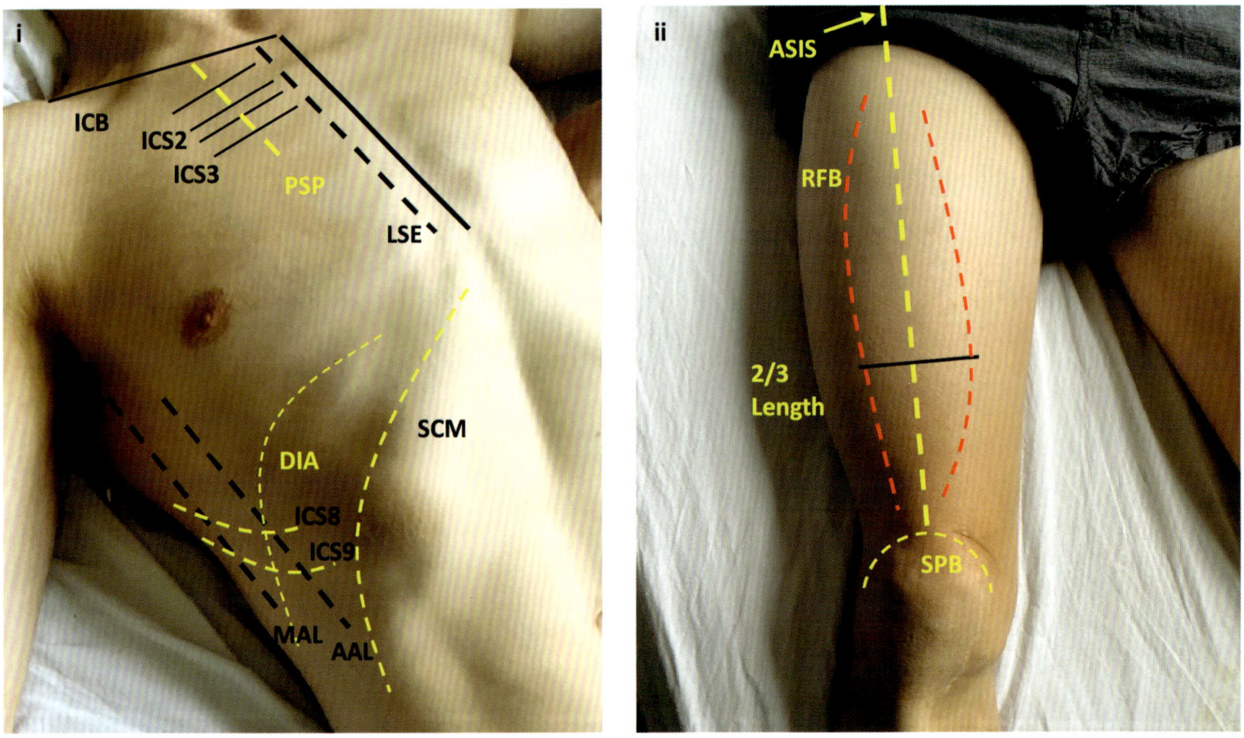

图27.2 ICUAW肌肉骨骼超声的重要体表解剖。（i）膈肌和胸骨旁体表解剖。（ii）股四头肌超声的下肢解剖。AAL-腋前线；ASIS-髂前上棘；DIA-膈肌；ICB-锁骨下缘；ICS2-第2肋间/胸骨旁间隙；ICS3-第3肋间/胸骨旁间隙；ICS8-第8肋间隙；ICS9-第9肋间隙；LSE-胸骨角侧缘；MAL-腋中线；PSP-胸骨旁肋间肌成像点；RFB-股直肌块（用红色虚线标出）；SCM-肋弓下缘；SPB-髌骨上缘。

27.3 设定流程和可靠性测试

目前关于肌骨超声在ICUAW和危重症疾病中的应用标准或指南尚未成立，因此，相关研究技术、研究方法，以及研究结果的解读仍然是一个开放的领域。在进行临床研究之前，应该寻求专家意见并查阅相关文献，了解技术和方法的最新进展。在正式的研究开战之前，建议进行预实验或可行性试验，以确保超声技术的可靠性，并将这些结果连同清晰的方法论一同发表。此外，应使用足够的样本量，并参考有关可重复性研究的统计方法[8]。在进行超声图像采集时，应当取三张图像，图像间变异性应小于7.5%。应计算组内和组间相关系数（ICC）以提供测量和操作者之间的统计可靠性。通过Bland–Altman图形的视觉表示，突出系统误差和潜在偏倚。虽然ICC > 0.75表示一致性良好，但在临床影像研究中通常报告的ICC > 0.9。0.9的ICC可以解释为90%的总变异在受试者之间而不是在操作者之间。为了在可行性研究中进一步降低偏倚，可以确定并标记解剖标志，或者由操作者独立确定。

图像信息应匿名化，并由对所有数据不知情的独立人员进行离线分析。应使用相同的超声机器和探头，深度和增益设置应报告给所有图像。最后，图像分析应在相同的软件应用程序上执行。

27.4 ICUAW中重要的肌群

27.4.1 膈肌

膈肌作为最主要的呼吸肌，在没有机械通气的情况下，一直保持持续活动。近年来，对于呼吸肌相关的膈肌功能障碍进行了大量研究，并提出了“膈肌保护通气”的概念[9]。

进行超声膈肌厚度分数（DTF）评估时，需将高频线性探头放置在右侧或左侧第8肋间空隙或第9肋间空隙，介于腋前线和腋中线之间（图27.2）。这个位置代表膈肌胸壁对合区。在此处，膈肌呈现为一个无回声结构，上方是高回声的胸膜，下方是高回声的腹膜（图27.3）。使用B模式和M模式下计算呼气末期膈肌厚度变化以评估DTF（图27.3）。最大吸气发生在M模式迹线的峰值处，呼气末期发生在下一次吸气周期开始之前的最低点。使用10mm/s的慢扫描速度获取三次连续且视觉一致的呼吸周期。

膈肌的体积和活动是两个最重要的评估角度。功能残气量下正常的膈肌厚度范围为1.8 ~ 3mm。厚度小于2mm通常用于定义肌萎缩，DTF变化超过10%提示气管拔管失败、ICU停留时间延长和气切风险增加。该技术已在健康受试者中得到广泛验证，在机械通气患者中是可行的，并在ICU临床试验中被发现具有高度的可重复性。膈肌的超声评估最好在自主呼吸时进行。然而，在完全机械和部分辅助机械通气模式下，甚至在处于神经肌肉阻滞阶段时，仍然可以进行膈肌厚度评估[12]。膈肌的两种最常见的测量方法是：

1. DTF——计算公式如下：

（吸气末期厚度–呼气末期厚度）/呼气末期厚度

2. **膈肌移动距离（DEX）**——定义为膈肌在自主呼吸中的移动距离。

DTF通常用作非机械通气、自主呼吸患者和机械通气患者吸气力的定量分析。预测成功拔管的DTF阈值是多样的，但通常大于30% ~ 35%（然而，正常范围从28% ~ 95%不等）或不超过10%的变化。DEX通常在自主呼吸试验期间或脱机机械通风时进行测量，以帮助预测拔管的可能性（图27.4）。在机械通气模式下进行DEX测量较不实用，因为机械控制和真实膈肌收缩的效果无法分离。DTF已被证明与多种专业诊断（包括颤触性气道内压和跨膈压）具有良好的相关性。

DEX的测量使用低频（＜6MHz）凸阵或心脏探头，放置在右侧腋前线第8肋间隙或第9肋间隙，或者在锁骨中线肋弓下（图27.4）。向外侧移动时，探头应垂直于胸壁，指向内侧和头侧以扫查膈肌。由于膈肌的向内和向后运动之间几乎没有区别，为了增强可重复性，最好使用M模式中的光标并尽可能使其垂直于膈肌（图27.4）。吸气性膈肌运动是朝向探头的，因此在M模式中产生向上的偏转。建议使用10mm/s的慢

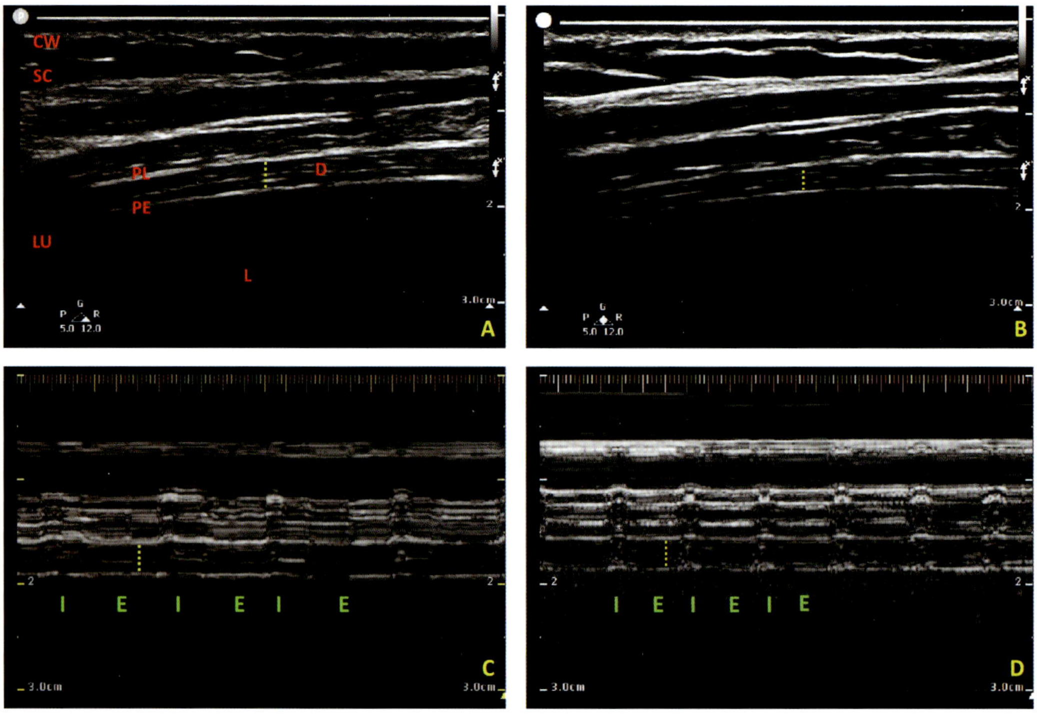

图27.3 膈肌厚度。一名54岁男性因严重急性呼吸窘迫综合征接受部分辅助机械通气治疗。所有记录的呼吸都是自主呼吸。E代表呼气末膈肌厚度，I代表吸气末膈肌厚度。（A）拍摄于入院第0天，（C）为（A）对应的M超成像。在（C）中，E=2.6mm，I=2.8mm（DTF=7%）。相比之下，第7天（B和D）的呼气末厚度为E=2.2mm，I=2.3mm（DTF=4%）。呼气末厚度变化为15%。已记录了三个完整的呼吸。（A）和（B）中的虚线垂直线描绘了M型线的轨迹以及在（C）和（D）中分别产生的M型成像。虚线垂直线是呼气末厚度点。CW–胸壁；D–膈肌；E–呼气；I–吸气；L–肝脏；LU–肺；PE–腹膜；PL–胸膜；SC–皮下脂肪。

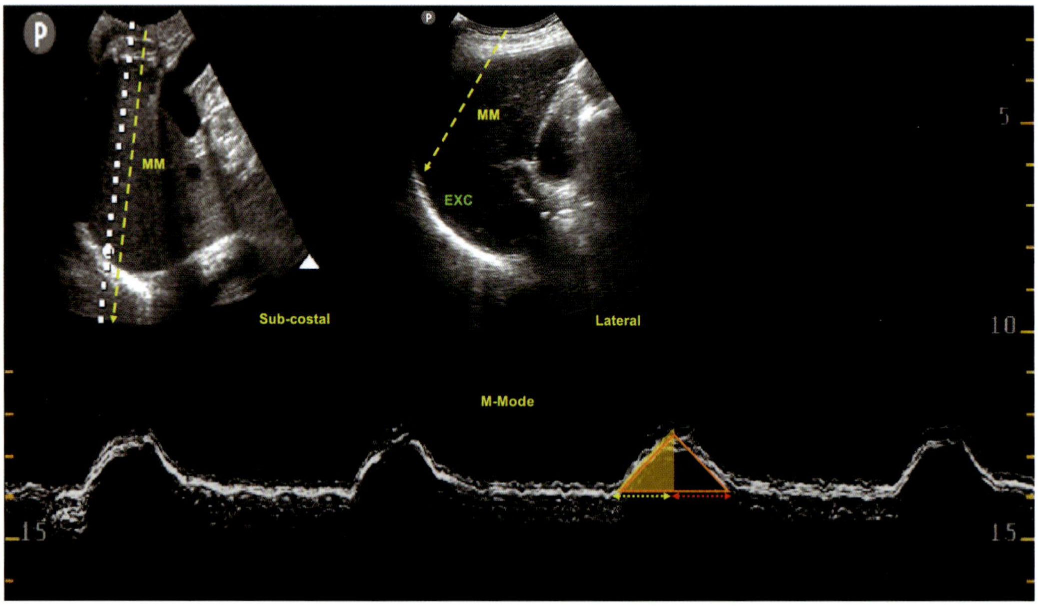

图27.4 一名47岁男性从重症急性呼吸窘迫综合征中恢复，接受一下呼吸参数进行自主呼吸实验：FiO_2 0.3，PEEP 5，5min PS 0。在肋弓下入路中（左上），M型线（MM）直接指向膈肌。在侧路中（上中），M型线不够线性。尽管轨迹有差异，但最终的M型图像（下方示踪）提供了一致的定量数据。此处的M型示踪显示了三次完整的呼吸。双头红色箭头代表呼气时间，双头黄色箭头代表吸气时间。橙色三角形的斜率=膈肌的收缩性，三角形的振幅/高度是活动幅度。在这个例子中，自主呼吸试验期间DEX=1.4cm。

扫描速度，以记录多个连续且视觉一致的呼吸。然后可以使用M模式图像离线计算移动幅度（cm）（波幅）、吸气时间（s）、收缩（cm/s）（斜率）和呼吸周期（s）（图27.4）。由于脾脏遮挡，声窗较小且需要将探头位置放在后方，因此通常很难扫查左侧膈肌。通常不需要记录双侧膈肌功能，因为对右侧膈肌的成像可以提供有关全部膈肌功能的可靠信息。然而，特殊情况是当疑似膈神经损伤或膈肌麻痹时，在这种情况下，当然应该进行对侧膈肌扫查。如果外侧入路无法获得清晰扫查视图时，则可以尝试肋弓下入路，将探头放置在锁骨中线的肋缘下，向上扫查膈肌后部（图27.4）。在健康志愿者的平静呼吸中，男性报告的正常DEX值为1.1～2.5cm，女性为1.0～2.2cm。在危重症患者中，自主呼吸试验期间预测拔管失败的DEX临界值为＜1.1cm。

27.4.2 股四头肌

在健康人群中，股四头肌经常参与机体活动和负重，在机体功能中发挥着重要作用。相较于其他肌群，股四头肌在疾病（无论是急性还是慢性）期间更容易出现萎缩。研究表明，患有慢性呼吸系统疾病（如COPD）的患者的股直肌肌块较小，股直肌萎缩后患者更易出现肺功能下降、低机体活动降低，加重疾病发展。

ICUAW的超声研究主要集中在股四头肌上。股直肌横截面积（RFCSA）（图27.5）与肌肉力量密切相关（通过同时进行的自主和非自主测试来确定，既适用于慢性疾病也适用于ICUAW）。针对ICU的研究表明，肌肉重量迅速下降，在7天内RFCSA下降10%与器官功能衰竭增加、机械通气时间延长、ICU住院时间延长以及ICUAW和活动受限的发生率增加相关。腹直肌体积的定量测量可以采用解剖横截面积、肌肉厚度（尽管研究表明这种方法不太可靠）和（或）肌肉体积。还可以通过评估肌肉的羽状角、筋膜长度和回声强度/回声密度等方式获取有关肌肉结构和质量的信息，但在此我们仅关注解剖横截面积的测量。感兴趣的读者可以检索相关的高质量综述文章进一步学习[10,11]。

为了完成腹直肌成像，患者应在合适的床/沙发上保持头部30°仰卧的姿势。膝盖应放松，以避免人为收缩。将高频线性探头放置在大腿前侧的标记点上。通常，这个标记点被认为是髂前上棘和髌骨上突之间距离的2/3位置（图27.2），但也有报道采用3/5和1/2的位置。轻轻按压探头以防止受压肌肉区域变形，同时平衡水肿可能扭曲图像的效果。必须确保探头垂直于该点放置，且在任何平面上都不产生角度，否则可能导致肌肉外观显著变化。股骨可作为良好的解剖标记点。

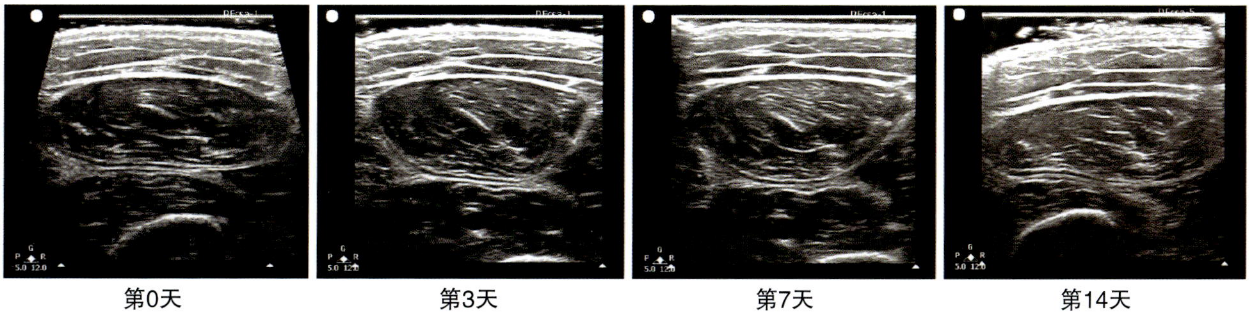

图27.5 股直肌超声。来自一名因严重难治性呼吸衰竭入院，正在接受体外膜氧合治疗的54岁男性的高频超声（12MHz）成像。各个图像的增益和深度设置保持相同。在第0天和第14天之间，股直肌横截面积（RFCSA）下降了20%（517mm^2至414mm^2）。保持皮肤和肌肉的曲度以及皮肤和探头之间可见的凝胶层厚度，以提供最佳的图像质量。

27.4.3 胸骨旁肌

肋间肌（ICM）包括两组明显的肌纤维。最外层是肋间外肌，在吸气过程中活跃，与膈肌和辅助呼吸肌共同作用，支持吸气过程。内层肌肉是肋间内肌，其肌纤维与肋间外肌走行方向相反。因此，外侧肋间肌具有两层，而腹侧仅有一层。腹侧肋间肌内侧最厚的部分通常被称为胸骨旁肋间肌。

胸骨旁肋间肌在呼吸机撤离和康复中应用的作用尚不清楚，但已作为评价ICUAW的一项重要指标而广受关注。在疾病急性期，由于胸骨旁肋间肌位置表浅且高度活跃，提示其在危重症患者中具有显著意义。Cala等对这一肌肉群的超声成像和生理功能进行了详细的描述，有兴趣的读者可查阅相关研究深入了解该肌肉的相关信息。

胸骨旁肋间肌用于诊断ICUAW可以从肌肉厚度、横截面积，以及回声强度的几个角度进行。该项技术可将高频线性探头纵向放置在肋间隙（通常是第2肋间隙或第3肋间隙），在距离胸骨角边缘外侧2～3cm的位置（图27.6）。探头应垂直于皮肤放置，并施加适量的凝胶和轻微压力。捕捉多个完整的呼吸周期的视频，并进行最大吸气和呼气时的厚度测量（可以是视觉上或使用M模式）以及横截面积的计算（图27.6）。目前尚不清楚在机械通气期间，胸骨旁肋间肌活动与ICU愈后之间的关系。为增强检测的可重复性，可以在患者身上标记上下肋骨线，并在距离胸骨角边缘外侧2～3cm的位置划定一条线。选择要成像的胸骨旁肋间肌的位置可能会有所不同。如果解剖位置被遮挡（例如来自伤口、敷料等），则可成像较低的肋间隙。可以测量多个胸骨旁肌进行比较，但有必要确保比较同一肌肉的数据，因为不同水平上的胸骨旁肌收缩力可能存在差异。

27.4.4 回声强度和基本定性评估

回声强度与不同组织声阻抗的差异有关。这是一种评估肌肉质量的方法。正常肌肉因其组织中低纤维和脂肪含量而表现出低回声强度。在危重症患者中，研究发现回声强度的变化与股四头肌组织坏死密切相关，这为危重症患者肌肉坏死的临床评估提供了一种完全无创的工具[13]。通常，回声强度的测量采用灰度分析，可在大多数图像软件包中实现。回声强度值受设备影响，同时深度、增益和频率设置也会对其产生影响。

27.5 流程向导

肌骨超声在ICUAW的研究中蓬勃发展，然而，需要正式的基于证据的指南。如果读者计划制定相应流程并在临床研究中使用肌骨超声。我们建议您具备超声的基本知识并对所需设备的功能有充分的了解。

1. 对解剖学的基本知识是必不可少的，读者应该在正式应用之前投入足够的学习时间并进行充分的临床实践。
2. 在正式研究之前，在健康人和患者群中设置流程，以确定数据收集、后勤方面的障碍，预测每位患者的研究时间。
3. 确保同一台机器的持续可用性，并在不同机器之间严格执行流程。
4. 不要在同一患者（最好在患者之间）更改设置——这是为了增强患者自身比较。然而，由于体形

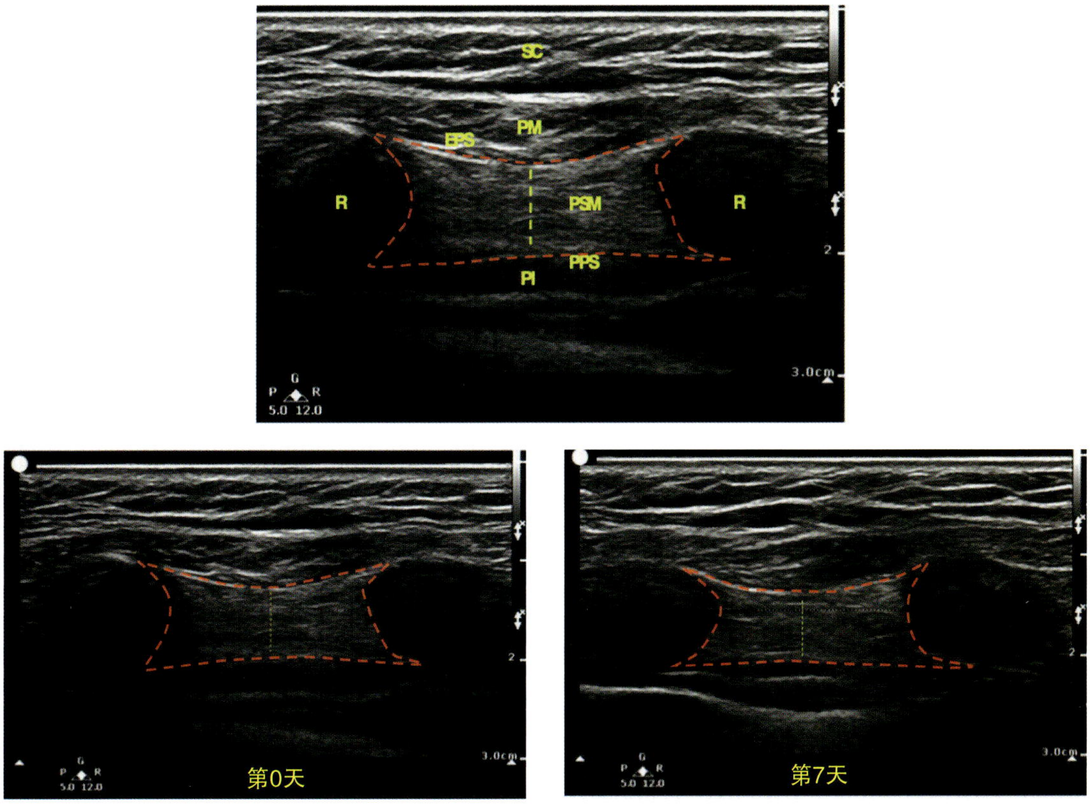

图27.6 胸骨旁肋间肌超声成像。高频探头纵向放置在第3肋间隙。皮下组织（SC）位于胸大肌（PM）肌肉的表面和上方。胸骨旁肋间肌（PSM）是一个双凹结构，由浅表的外侧胸骨旁表面（EPS），下方的胸骨旁胸膜表面（PPS）和双侧的肋骨（R）包围。红色虚线框出的面积。胸骨旁肋间肌（垂直黄色虚线）的厚度从PSM中心到EPS和PPS中点。胸膜（Pl）通常是最深的结构。在这个案例中，该男子第0天的PSM面积为1.44cm^2；到第7天，下降15%，为1.22cm^2。同样，第0天的PSM厚度（垂直虚线）为5.4mm，第7天为4.8mm（下降11%）。

差异，增益和深度在不同的患者之间极有可能不同，因此这通常是不可避免的。

5. 在图像获取后立即将所有图像保存到安全驱动器。
6. 使用相同的软件包以标准“规范化”的方法分析图像。
7. 尽可能记录B模式视频成像，以方便在线下进行动态评估。
8. 在初始阶段与专家共同审查图像，确保技术和数据捕获是正确的。
9. 在正式研究之前和期间执行上述详细的可靠性测试，以确保实验的持续性。
10. 对于一项研究，最多使用两位操作者，两位操作者都应当具备充分的知识体系以及临床操作经验。
11. 在所有发表的作品中充分介绍方法。

27.6 总结

ICUAW是危重症患者中常见的并发症，与患病率和死亡率高度相关。ICUAW早期诊断至关重要，但也面临挑战。POCUS可作为一种早期识别ICUAW、评估肌肉消耗和ICU预后的方法。

李慧莉 译 王云夏 瑞 校

第28章

重症超声的教学

28

Jonathan Aron & Sarah Morton

我们如何在重症监护环境中教授或学习床旁超声技能？本书的其他章节展示了床旁超声的重要性，并描述了在重症监护环境中使用超声探头可以实现的目标，但如果没有学习过相关知识，这就只能是个愿望。因此，本章可能是本书中最重要的一章。超声教育正逐步纳入医学教育，但目前存在以下两个障碍：超声教育是资源密集型的；并且需要维持技能的熟练，这其中有很大的缺口需要我们去填补。这些也是我们作为重症医生学习超声和持续实践时面临的两个主要障碍[1]。因此，本章旨在概述当前的课程、可用的认证流程以及床旁超声教育的未来。

28.1 课程

重症医学院（Faculty of Intensive Care Medicine）当前的（2021年版本）重症课程希望学员能够：

- 使用超声技术进行血管定位。
- 了解超声的适应证和局限性。
- 识别出能够因超声引导放置胸腔引流管而受益的患者。
- 了解超声和多普勒效应的基本原理[2]。

关于超声心动图，希望学员了解经胸超声心动图和经食管超声心动图对于休克患者的适应证和局限性。虽然这不会直接增加床旁超声相关的知识，但未来的课程设计者有可能进一步强调其重要性。在重症医学科主任面试中，越来越多的人期望候选人具备一定的床旁超声知识。这再次凸显了对床旁超声教育不断增长的需求。

英国皇家麻醉学院（Royal College of Anaesthetist）在课程的各个部分都提到了床旁超声，包括特定的高级心胸知识和技能部分以及区域麻醉[3]。在特定的高级心胸技能部分，它指出想要完成高级心胸麻醉培训的麻醉医生应掌握“围手术期经食管超声心动图图像采集和解释的熟练技术以及经胸超声心动图的基本技术”。在急诊医学和急性病处理中，临床医生应该能够使用超声及解读其发现，包括创伤超声重点评估（focused assessment with sonography for trauma，FAST）扫描和超声心动图等[4,5]。急诊医学课程还希望临床医生能够在处理不可电击的心脏骤停时使用超声心动图，着眼于检测室壁运动和寻找无脉性电活动的可治疗原因。对于心脏专科，有一个超声心动图课程工具，其中详细介绍了整个专业培训的预期进展。有意思的是，重症医学院和重症协会（Intensive Care Society）于2019年6月发布的重症指南指出，“在患者床边必须随时准备好经胸超声心动图”，因此超声心动图的需求可能会增长。

28.2 我们如何教授床旁超声

学习重症超声检查较为耗时，包括四个独立的领域：

1. 超声解剖学和“正常情况下应该是什么样子？”
2. 识别疾病进程的模式.。
3. 获取图像所需的实用技能。
4. 将床旁超声整合入临床决策中。

每个部分所需的教学和学习内容都不同，对一个部分有效的方法可能并不适用于另一个部分。例如，第1部分和第2部分在一定程度上可以通过在线材料和电子资源进行教授。第3部分是最需要实践的，需要（现场）课程和一对一的指导。这也是最耗时的部分，对于学习者和培训者来说是极其稀缺和宝贵的。我们还必须意识到每个学习者都会有所不同；有些人会很快掌握可靠获取图像所需的技能，而另一些人则需要更长的时间。

28.2.1 获得经验

模拟训练对于掌握实践技能很有帮助，也是最初学习经食管超声心动图等技术的最安全方法；研究表明，这种学习方法可以快速有效地提高没有经验的学员的知识[7]。超声心动图模拟器有助于提升图像获取技术和病变识别能力（因为软件可以演示病理状态）。由于临床带教时间非常宝贵，因此我们鼓励学习床旁超声时，先花尽可能多的时间使用电子资源帮助学员获取基础知识，以便在进行临床互动时，学员可以专注于培养他们的实践技能。同时，扫描患者的实践经验也是非常重要的，带教老师最初可以采取面对面的临床教学，逐渐转向间接指导[8]。处理重症患者难免遇到面临各种额外的挑战，必须学习技术来克服这些挑战，例如：

- 在机械通气期间使用较高的呼气末正压导致图像质量恶化。
- 护理翻身计划。
- 床边设备的移动。
- 控制感染的要求。

因此，受训者遇到的案例必须紧密结合临床，并且这些情况应纳入带教老师们提供的反馈中。

28.2.2 伦理困境

在利用床旁超声提升实践经验的学习过程中，存在一些需要考虑的伦理问题：

- 我们是否应该仅仅为了学习而进行扫描？
- 我们能否接受因培养临床医生的超声技能而给患者带来的不适？
- 是否有合适的质量控制和管理体系来促进学员的学习？
- 临床数据是否按照当地规定以适当的方式存储？
- 如果学员获取了他们自己尚不能解释但可能具有临床意义的图像，是否有办法确保这些图像能得到及时的评估？

在训练范围内学习扫描至关重要；许多错误，是由于对未达到最佳成像质量的图像进行解释或超出了重点扫描的本质而对图像进行过度解释（或确实是超出扫描者的能力）造成的。必须教导学员，使用床旁超声的一个关键要素是了解他们能力的局限性，并且不要超越这一点，否则短期内可能会对患者产生负面影响，长期可能会导致患者对医生失去信任。资源同样稀缺——学员能否获得适当的设备来促进学习？超声机器是否以正确的方式使用和存放？是否有关于清洁探头的正确方法的教育？这些都是学员、带教老师以及管理人员必须考虑的因素。

28.2.3 将检查发现的情况纳入临床决策

第4部分（将床旁超声纳入临床决策）可能是关注度最低、却或许是最为重要的方面。这一领域很少有正式的教学，尽管在这一方面欧洲超声心动图资格证（European Diploma of Echocardiography，EDEC）的做法或许最为接近临床工作。重要的是，除了获取图像和识别病变的技术之外，临床医生还应该将其整合到他们的临床工作中。将超声扫描结果与临床实际相结合的能力也与个人的相关临床经验（即他们的资历）有关。这也许就是为什么EDEC资格要求英国的学员先通过会员考试，而在欧洲则要求学员完成专科培训。此外，应该认识到，像超声心动图这样的技能不仅用于诊断，也适用于对患者进行动态评估和监测。方法之一是在整个课程中逐步加强学习。例如，一项高级重症监护超声课程显示，最初学员们将注意力集中在进行重点扫描，然后逐渐获得进阶的切面并识别其病变，从而提升了对于图像扫描的自信心；再进一步，结合图像和临床信息完成基于案例的深入讨论。随着技术和技能的进步，考虑如何将床旁超声融入临床实践，对患者的利益而言至关重要。

28.3 课程、考试和认证

如前所述，学习超声等新的实践技能通常需要一对一教学。目前有各种课程及相应各种考试和资格证书（表28.1）。对于培训者的期望尚无明确指导，因此有时总是难以取舍，金钱和时间成本也是如此。绝大多数入门课程侧重于正常的超声解剖和获取图像的技能。以此为起点，临床决策将随着时间的推移而展开，并融入他们的培训中。

28.3.1 英国重症超声认证

重症界最著名的权威之一是重症重点超声证书（focused ultrasound for intensive care，FUSIC）。FUSIC认证系统内有以下模块：心脏［以前称为重点重症超声心动图（focused intensive care echocardiography，FICE）］、重点经食管超声心动图、血流动力学评估、肺、腹部、血管和神经系统超声等。该认证适用于所有临床医务人员，包括医生、护士或其他医疗保健专业人员。心脏模块可能是完成时间最长的（至少50个标准病例），但所有模块都必须有自己的病例数量要求。每个模块都有一个流程，用于在重症协会注册、确定导师和主管、参加批准的课程、完成登记（针对最低数量的病例）并进行评估。多个机构提供经批准的课程，可通过直接联系重症协会或进行网络搜索获得信息。我们鼓励潜在的学生寻找具有最多实践练习的课程，以便他们在扫描患者之前提高获取图像的实践技能。

英国超声心动图协会（British Society of Echocardiography，BSE）为急性不适患者的床边超声心动图评

表28.1 Summary of critical care and transoesophageal echocardiography training pathways

Accreditation	Level of scan	Logbook	Written exam	Practical exam	Other requirements	Website link
FEEL	Basic	50 scans	No	No	1 day course	www.resus.org.uk/
FUSIC – Heart	Basic	50 scans	No	No	1 day course	www.ics.ac.uk/
BSE Level 1	Intermediate	75 scans	No	Yes	None	www.bsecho.org/
BSE ACCE	Advanced	250 scans[1]	Yes	Yes	None	As BSE Level 1
BSE TOE	Advanced	125 scans[2]	Yes	Yes	None	As BSE Level 1
EACVI TOE	Advanced	125 scans[3]	Yes	Yes	None	www.escardio.org/Sub-specialty-communities/European-Association-of-Cardiovascular-Imaging-(EACVI)
EDEC (TOE and TTE)	Advanced	100 TTE and 35 TOE	Yes	Yes	Recognized intensivist, course attendance	www.esicm.org/education/edec-2/
NBE Advanced PTE	Advanced	300 interpreted & 150 performed	Yes	No	1 year cardiothoracic anaesthetic fellowship	www.echoboards.org/
NBE CCE	Advanced	150 scans	Yes	No	1 year CC training dedicated to CCE or 750 hours CC experience	As NBE Advanced PTE
ANZCA	Goal directed (Basic)	40 scans	Yes[4]	No	None	www.anzca.edu.au/education-training
ANZCA	Comprehensive (Advanced)	200 scans	Yes[5]	No	None	As ANZCA Basic
CICM	Basic	30 scans	Yes	No	Attend CICM accredited course	www.cicm.org.au/Trainees/Training-Courses/Focused-Cardiac-Ultrasound
CICM	Advanced	450 scans – additional 50 TOE for combined accreditation	Yes[6]	No	None	As CICM Basic
CICM	Expert	No	No	No	7 years advanced CCE practice, education, training, or research experience	As CICM Basic

Reproduced from J. Cardiothor. Vasc. Anesth. 2021;35:235 with permission from Elsevier.

[1] = 125 scans if BSE or EACVI TTE/TOE accredited, [2] = 75 scans if BSE or EACVI TTE/TOE accredited, [3] = 75 scans if EACVI TTE certified, [4] = demonstrated by university post-graduate certificate, [5] = demonstrated by university post-graduate diploma, NS NBE, BSE or EACVI, [6] = demonstrated by completion of nationally or internationally recognized exit examination.

CC – critical care; CCE – critical care echocardiography; TTE – transthoracic echocardiography; TOE – transoesophageal echocardiography.

28.3.3 急诊医学超声认证

对于急诊医学而言，核心（1级）超声课程涵盖FAST扫描、腹主动脉瘤评估、生命支持中的重点超声心动图（Focused Echocardiography in Life Support，ELS）和超声引导下的血管通路建立[9]。在此基础上，您可以继续学习2级（高级床旁）超声课程，其中包括评估深静脉血栓形成和肺部超声等。在进行2级超声检查之前，执业医师应按照1级标准进行至少12个月的操作，并且他们将能够每周进行3～5次超声检查，并按照2级练习者的要求记录实践日志。

上述课程和认证是英国较为知名的课程和认证，但也确实存在其他课程和认证。在线课程是面对面课程的一个替代选择，能够让学习者对超声物理学及其可获得的切面有一个初步了解。有些在线课程是免费的，例如，通过医疗保健在线途径（e-Learning for Healthcare）提供的重症超声和基础超声课程，但其他课程则需要收费。选择课程令人烦恼，可以向同事询问他们自己的建议和经验。

28.4 师资和可持续性

正如我们已经描述的，通常需要一对一的辅导来促进床旁超声学习。随着课程数量的增加，教师也必须达到足够的水平。这点实现起来很难，经常会出现教师短缺的情况。除了课程的带教老师之外，上述许多认证过程还需要导师，因此时间成为了宝贵的资源。与其他教师密集型课程（例如确保未来教师达到预期标准的高级生命支持课程）不同，在床旁超声项目中目前没有类似的教师培训计划。这成了床旁超声教育的一个障碍，必须在未来几年克服。

鉴于术语的多样性，例如“滑动”“旋转”“倾斜”和“摆动”，因此所有教师必须有一致的规范，以便所有学员从一开始就正确学习。一些课程已经开始实施自己的计划，例如，如果你通过一家医院获得资格，希望你会回来教授课程或指导未来的教师。伦敦南部重症超声协会通过他们的第一门教学课程，为未来的教师们提供指导，并确保在课程结束时提供个性化的反馈。然而，主要是充满热情的教师在继续推动床旁超声改革[10]。

我们还必须认识到全国各地都存在资源不均衡的情况；床旁超声的热衷者往往倾向于聚集于同一地区。鉴于床旁超声在重症医学学院课程中尚未强制要求，因此有些医院的学员很难找到获得床旁超声资格所需的支持。最终，就目前情况而言，需求超过了现有的教育机会，我们希望这一点在未来几年内能够开始改变。

28.5 技能维护

与任何实际操作一样，在临床医生感到自己能够胜任的时候（也就是有完成任务所需的能力之后），保持这些技能就变得很重要。前面阐述的认证过程有助于临床医生达到一定的能力，认证可以证明临床医生的资质。然而，我们必须认识到自己的局限性，并在自己感到不确定时寻求专家的帮助。如上所述，许多认证过程都要求在认证后维护日志，这与临床医生的所有重新验证过程类似。事实上，对于皇家急诊医学学院（Royal College of Emergency Medicine）的2级超声从业者来说，如果没有维护这些日志或保持实践水平，他们只能认为自己是“凭借过去的经验而成为1级从业者”。提供教学或担任指导角色是另一种维持技能的方式。床旁超声流程各个阶段的质量控制和管理至关重要，而维护床旁超声技能亦在其中。

28.6 社交媒体教育

社交媒体平台不仅促进了床旁超声教育，也有助于疾病模式的识别。如果您在谷歌中输入“YouTube POCUS”，则会检索出超过500万次点击。上传用于培训的视频和图像的能力非常有价值，然而，验证这些视频的质量和准确性可能颇为困难，因此需要格外谨慎。网络研讨会和播客是可以促进教育的额外在线工具。许多皇家学院（Royal Colleges）和学会都有自己的YouTube频道，提供与床旁超声相关的视频，从而保证了视频的质量。例如，欧洲重症医学会、皇家急诊医学学院、重症学会和皇家医学会（Royal Society of Medicine）等。

在推特上，#POCUS和#FOAMus是常用的标签，用来分享临床床旁超声实践中每天获取的广泛图像，以便临床医生可以互相学习经验。许多临床医生在推特上发布了有关床旁超声的图像和学习内容，并拥有广泛的关注者。很多内容或许是您在临床实践中永远不会看到的罕见情况，这些图像可能非常宝贵。尽管如此，还是要再次提醒，上传的信息和图像缺乏质量控制。

28.7 未来

床旁超声还在持续成长和逐步发展，超声心动图不再只是心脏病专家的工具，超声也不再仅仅是放射科医生的工具。技术的不断发展也将有助于床旁超声的扩展，因为更小的探头变得更便宜，因此可以用于更多的领域。未来，每个人的智能手机上可能都会安装一个超声探头。

随着超声技术的成本变得更加低廉，床旁超声有望越来越多地融入医学院的教学中。学生在进入医学院时可能不再购买听诊器，而是购买超声探头。尽管如此，重要的是要认识到所有超声成像都必须在临床背景下进行解释，无论获得的图像有多好，如果临床医生不知道如何处理它们，它们就毫无意义。

对于我们这些在职的医生，像急诊医学（包括院前急救）、麻醉、急性病处理和重症医学等专业的医生来说，我们必须在工作中简单地学习超声。英国皇家学院对于专业发展的期待，以及与这些期望相对应的课程体系，预计将变得更为明确。虽然这一过程需要时间和持续的努力和付出，但对我们的患者来说，潜在的好处是巨大的。

兰浩宁 译　朱欣艳　温　洪 校

参考文献

请用电子设备扫描下方二维码，参考文献的序号与正文标注的序号相对应，以供查阅

扫一扫即可浏览
本书参考文献

《社会网络分析方法与案例》

邵鹏 李梦蕾 著

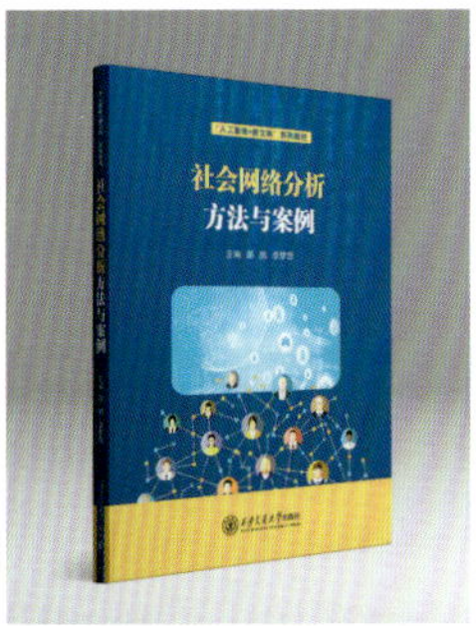

社会网络分析是一种跨学科的研究方法，为理解和解释社会结构与个体复杂关系提供了独特视角。社会网络分析既是发现现实问题的途径，又是分析科学问题的方法。从研究方法视角出发，需要通过网络分析方法开展研究的领域也属于社会网络分析关注的范畴。因此，数字社会中的在线社交网络只是社会网络分析研究领域的一部分，社会网络分析还涵盖国际贸易关系网络、上市公司连锁董事网络、科研合作网络、医院科室会诊网络等。由于社会网络分析的研究领域具有跨学科的特点，各研究领域与社会网络分析的结合方式又存在差异性，这给学习者带来了困难。为了实现“学以致用”，学习者不仅要学习社会网络分析的基本理论与方法，还需要深入了解社会网络分析在具体研究领域中的应用。

《社会网络分析方法与案例》一书采用“方法 + 案例”的结构呈现社会网络分析的相关实用性知识。其中，方法部分有 6 章，分别是社会网络分析导论、现实中的社会网络、社会网络分析的研究、社会网络的数据、社会网络的特征和社会网络可视化；案例部分有 6 章，分别是关键词共现网络、合作联合网络、上市公司网络、人员流动网络、经济贸易网络和网络同群效应。

《社会网络分析方法与案例》一书主要具有以下特色：其一，知识模块化，方法步骤化。本书的 2—6 章按照现实发展、理论文献梳理、研究数据搜集、研究数据分析、数据可视化的逻辑，系统性地向读者提供了社会网络分析学习的知识模块。读者既可以按顺序阅读，也可以根据需要进行选择性、针对性阅读。其二，案例丰富，内容实操性强。本书的 7—12 章共包括 15 个案例，这些案例选题具有前沿性，案例内容具有实操性，包括数据获取、数据描述、网络构建等模块。其三，资料数字化，教研有支撑。本书开发了课程数字化资料包，不仅便于教学使用，还能够为社会网络分析领域的研究者提供练习素材。

《社会网络分析方法与案例》是由邵鹏、李梦蕾共同完成的，由西安交通大学出版社出版。邵鹏是西安工程大学管理学院副教授、硕士生导师、经贸系主任，研究生精品课程“社会网络分析”负责人、AI 创新虚拟实验室负责人；李梦蕾是陕西国际商贸学院国际经济学院教师。本书中的案例选自作者与合作者实际开展的研究，西安工程大学选课学生以及历届“社会网络数据可视化大赛”的参赛者也为本书提供了建议和素材。尽管在编写过程中力求清晰准确，但难免有疏漏与不足之处，作者恳请广大读者批评指正。

创新科技

INNOVATION SCIENCE AND TECHNOLOGY

微信公众平台

地址：河南省郑州市政六街 3 号
邮编：450003
电话：0371-65997771
网址：www.cxkjcm.com

ISSN 1671-0037
9 771671 003256 03>
定价　30.00 元